Psychosoziale Versorgung bei Mukoviszidose
Ergebnisse einer multizentrischen Studie

STUDIEN ZUR JUGEND- UND FAMILIENFORSCHUNG

Herausgegeben von Prof. Dr. Franz Petermann

Band 12

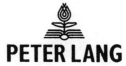

PETER LANG

Frankfurt am Main · Berlin · Bern · New York · Paris · Wien

Gerald Ullrich

Psychosoziale Versorgung bei Mukoviszidose
Ergebnisse einer multizentrischen Studie

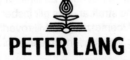

PETER LANG
Frankfurt am Main · Berlin · Bern · New York · Paris · Wien

Die Deutsche Bibliothek - CIP-Einheitsaufnahme

Ullrich, Gerald:

Psychosoziale Versorgung bei Mukoviszidose : Ergebnisse einer multizentrischen Studie / Gerald Ullrich. - Frankfurt am Main ; Berlin ; Bern ; New York ; Paris ; Wien : Lang, 1993
  (Studien zur Jugend- und Familienforschung ; Bd. 12)
  Zugl.: Hannover, Med. Hochsch., Diss., 1992
  ISBN 3-631-45748-0

NE: GT

D 89
ISSN 0178-0212
ISBN 3-631-45748-0
© Verlag Peter Lang GmbH, Frankfurt am Main 1993
Alle Rechte vorbehalten.

Das Werk einschließlich aller seiner Teile ist urheberrechtlich geschützt. Jede Verwertung außerhalb der engen Grenzen des Urheberrechtsgesetzes ist ohne Zustimmung des Verlages unzulässig und strafbar. Das gilt insbesondere für Vervielfältigungen, Übersetzungen, Mikroverfilmungen und die Einspeicherung und Verarbeitung in elektronischen Systemen.

Printed in Germany 1 2 4 5 6 7

"Somewhere in the shadows, between the lifegiving promise inherent in spectacular medical progress and the ominously pale reminder of medical helplessness intrinsic to premature death, live a significant minority of chronically ill children and adolescents.
'Halfway children' they are called; their existence is precariously contingent on a complex system of hospital care, pharmacological additives, surgical corrections, and artificial devices all designed to rehabilitate broken bodies and to prolong condemned lives"

(Richard A. Geist, 1978, S.4)

Vorbemerkung

Die vorliegende Untersuchung basiert auf den Ergebnissen und Erfahrungen eines vom Bundesministerium für Arbeit und Sozialordnung finanzierten, dreijährigen multizentrischen Modellprojekts zur psychosozialen Versorgung von Mukoviszidosekranken und ihren Angehörigen, über dessen Resultate ich als koordinierender und fachlicher Leiter des Projekts an anderer Stelle (ULLRICH et al., 1992) bereits im Detail berichtet habe.

Die vorliegende Arbeit rekapituliert - als Dissertation an der Medizinischen Hochschule Hannover - die Hauptergebnisse dieses Modellprojekts und versucht, diese im Zusammenhang anderer Forschungsbefunde und -konzepte zu diskutieren und zu bewerten. Diese aus der Rückschau vorgenommene Einordnung des Modellprojekts und seiner Ergebnisse soll auch formal, d.h. in der Gliederung, zum Ausdruck kommen: während insbesondere für experimentelle Arbeiten charakteristisch ist, daß sie aus der kritischen Analyse vorhandener Forschungsarbeiten eine spezifische Fragestellung *ableiten*, die dazu adäquate Methodik exemplifizieren, deren Resultate beschreiben und schließlich im Rückgriff auf die wissenschaftliche Literatur diskutieren, ist aus Gründen der Projektgeschichte selbst ein erheblicher Teil solcher Vorarbeiten in der vorliegenden Studie erst *nachträglich* möglich gewesen. Die Arbeit wird daher entlang der tatsächlichen Entwicklung des Projekts über die Vorgehensweise und die Ergebnisse berichten, während grundsätzliche Erwägungen zur Problematik der Evaluation oder zum Stellenwert und zur Einordnung der Studie, die erst aus dem kritischen Rückblick auf das Modellprojekt resultieren, an das Ende der Arbeit (Kapitel F) gestellt sind.

Genau genommen berührt die vorliegende Studie drei voneinander unabhängige Themenkomplexe, die mit unterschiedlichem Gewicht im Verlauf der Arbeit zur Sprache kommen werden:
1. Psychosoziale Aspekte (Forschung) bei Mukoviszidose
2. Psychosoziale Versorgung somatisch Kranker und Mukoviszidosekranker im besonderen
3. Evaluation psychosozialer Versorgung.

Auf die Art sozialwissenschaftlicher Beiträge zur Mukoviszidose inklusive der auf Versorgung bezogenen Beiträge wird einleitend (Kapitel B) Bezug genommen. Dies wird die Besonderheiten und den Stellenwert des vorliegenden Modellversuchs unabhängig von konkreten Evaluationsbefunden deutlich werden lassen.
Eine Bilanz des Modellprojekts jeweils unter dem Gesichtspunkt der psychosozialen Versorgung somatisch Kranker und im Hinblick auf das Problem der Evaluation

psychosozialer Versorgungsprogramme wird im Schlußkapitel unternommen.

In Anbetracht des Umfangs der multizentrischen Studie sollte es nicht überraschen, daß auch diese daraus hervorgegangene Arbeit einen beträchtlichen Umfang hat. Ich hoffe, daß die Inhalte ebenso wie ihre Präsentation die Lektüre erleichtern und die Mühe lohnen werden und daß die Gedanken und Resultate solche Forschungsarbeiten stimulieren, die sich um einen Brückenschlag zwischen eherner Wissenschaft und klinischer Praxis bemühen, anstatt deren allzu häufige Nicht-Vermittelbarkeit noch zu verstärken.

Ohne die Mithilfe zahlreicher Personen wäre eine so umfangreiche Studie selbstverständlich niemals möglich gewesen. Ihnen allen gilt mein aufrichtiger Dank.

Besonders erwähnen möchte ich Herrn Prof. Dr. med. H. von der Hardt, ohne dessen energische Initiative und kontinuierliche Protektion das Modellprojekt nicht zustandegekommen wäre. Ebenso habe ich stellvertretend für alle Projektmitarbeiter und für die beteiligten Zentren Frau Herzog zu danken, die als Schirmherrin der Deutschen Gesellschaft zur Bekämpfung der Mukoviszidose entscheidenden Anteil an der Bewilligung des Modellprojekts hatte.

Weiter gilt mein Dank den betroffenen CF-Familien und den CF-Ärzten der beteiligten Zentren sowie besonders den psychosozialen Mitarbeitern des Projekts für deren Bereitschaft zur Teilnahme an der systematischen Dokumentation. Herrn Dr. rer. nat. L. Kühn danke ich für die Starthilfe bei der datentechnischen und statistischen Bewältigung der Studie. Dank gilt auch Herrn Dr. rer. biol. hum. N. Rückert und Herrn Dr. phil. Th. Uhlemann für deren kritische Anmerkungen zum Manuskript.

Mein besonderer Dank gilt Herrn Dipl.-Sozialwiss. J. Gronholz, der als wissenschaftliche Hilfskraft meine Arbeit als Koordinator des Modellprojekts und dessen systematische Dokumentation tatkräftig unterstützt hat und der auch Teile meiner Dissertation kritisch gelesen hat.

Schlußendlich und ganz besonders zu Dank verpflichtet bin ich Frau Dr. med. G. Steinkamp, die sich als Leiterin der CF-Ambulanz Hannover von Beginn an für das Gelingen des Modellprojekts engagiert hat und die mir sowohl bei der Abfassung des Projektberichts wie auch bei der Erstellung der Dissertation mit Geduld, mit kritischem Sachverstand und mit ihrer Überzeugung, daß trotz aller Mängel das Projekt selbst wie seine wissenschaftliche Bearbeitung ein wertvoller Beitrag sein werde, unschätzbare Hilfe geleistet hat.

Hannover, Mai 1992

Inhaltsverzeichnis

A. **Medizinische Aspekte der Mukoviszidose** 1
  1. Terminologie 1
  2. Genetik und Pathophysiologie 1
  3. Organmanifestationen 2
  4. Symptomatik 4
  5. Therapie 5
  6. Verlauf und Prognose 6

B. **Sozialwissenschaftliche Beiträge zur Mukoviszidose** 9
  1. Beiträge zu psychosozialen Aspekten 9
    1.1. Entwicklung der psychosozialen CF-Forschung 9
    1.2. "Psychosocial Functioning" 12
    1.3. Beiträge zu weiteren Themen der Forschung 14
    1.4. Kritische Auseinandersetzung mit dem Stand und der Methodik der CF-Forschung 18
  2. Beiträge zur psychosozialen Versorgung 25
    2.1. Versorgungsstrategien und Versorgungskonzepte 25
    2.2. "Bausteine" psychosozialer Versorgung 29

C. **Die multizentrische Versorgungsstudie und ihre Evaluation** 33
  1. Entstehung und Vorgeschichte des Modellvorhabens 33
  2. Zur Methodik der Begleitforschung 36
    2.1. Die Basisdokumentation 39
    2.2. Das Screening 45
    2.3. Die Verlaufsdokumentation 46
    2.4. Die retrospektive Dokumentation 48

D. **Ergebnisse der Begleitforschung** 51

1. Psychosoziale Charakterisitika als Hinweis auf einen Versorgungsbedarf:
   Ergebnisse der Basisdokumentation 51

   1.1. Allgemeine Charakterisierung der Stichprobe 51

   Gesamtzahl (51); Durchschnittsalter (51); Geschlechterverhältnis (52);
   Sozio-ökonomischen Zusammensetzung der Stichprobe (53); Nationalität (55); Alter bei Diagnosestellung (56); Behandlungsbeginn (56);
   Behandlungszeiträume (57); Einzugsgebiete (58)

   1.2. Stabilität der Familie 59

   Sozio-ökonomische Belastungen (60); Eheprobleme und
   Scheidungen (63); Größe der Familie (64); CF-erkrankte und
   verstorbene Geschwister (65); Erkrankungen anderer Familienmitglieder (66)

   1.3. Belastungen durch die Behandlung 67

   Häusliche Therapie (67); Ambulante Sprechstunde (71); Stationäre
   Behandlung (71)

   1.4. Verselbständigung heranwachsender Patienten 73

   Schulische Ausbildung (74); Berufsausbildung und Berufstätigkeit (76);
   Arbeitslosigkeit (78); Lebensunterhalt (79); Lebensform (80);
   Behindertenstatus (81)

   1.5. Belastungen der persönlichen Entwicklung 82

   Soziale Begleitumstände (82); Abweichungen des körperlichen
   Erscheinungsbildes (82); Komplikationen der CF (87)

   1.6. Konventionelle (psychiatrische) Kriterien 89

   Auffälligkeiten des Patienten (89); Störungen seitens der
   Familienmitglieder (89); Non-Compliance (90)

2. Inanspruchnahme und Merkmale psychosozialer Dienste.
   Ergebnisse der Dokumentation psychosozialer Versorgung 94

   2.1 Vorbemerkung zu den Ergebnissen der Begleitforschung 94
   2.2. Ergebnisse zum Screening 96
   2.2.1. Ergebnisse zur Gesamtstichprobe 96

   Nutzung einzelner Versorgungsformen (96); Muster psychosozialer
   Versorgung (97)

2.2.2. Differentielle Gesichtspunkte 99

Zentrumsspezifische Analyse (99); Altersspezifische Versorgungsschwerpunkte (101); Geschlechtsspezifische Differenzen (101); Soziale Begünstigung (101)

2.3. Ergebnisse der Verlaufsdokumentation 102

2.3.1. Allgemeiner Überblick 102

2.3.2. Versorgungsintensität 104

2.3.3. Adressaten der Versorgungsangebote 105

2.3.4. Versorgungsschwerpunkte: Ort der Versorgung 106

2.3.5. Versorgungschwerpunkte: Art der Versorgung 108

2.3.6. Differentielle Gesichtspunkte 109

Alterspezifische Versorgungsschwerpunkte (109); Sozial belastete Familien (112); Versorgung untergewichtiger Patienten (114); Neu diagnostizierte Familien (114); Soziale Begünstigung (116); Entwicklung der Versorgung im zeitlichen Verlauf (116); Einfluß der Behandlungsbiographie (117)

2.3.7. Auslastung der Dienste 117

2.4. Ergebnisse der retrospektiven Dokumentation 120

2.4.1. Allgemeine Übersicht 120

Soziodemographische Merkmale der Stichprobe (120); Behandlungszeiträume (121); Anzahl der Kontakte (122)

2.4.2. Kontaktaufnahme und Anlaß 122

2.4.3. Adressaten der Versorgung 123

2.4.4. Konzeption der Versorgung 125

Personelle Organisation (125); Stellenwert einzelner Versorgungsformen (126); Rolle der Klinik (127); Thematische Schwerpunkte (128)

2.4.5. Handlungsbedarf und Handlungserfolge 130

Einschätzung des Bedarfs (130); Veränderungen im Rahmen der Betreuung (131); Hinweise auf noch bestehenden Versorgungsbedarf (132); Externe Hilfen (133)

2.4.6. Schwierigkeiten und Belastungen der psychosozialen Versorgung 134

Schwierigkeiten (134); Behandlerfehler (135); Sicherheit der Einschätzung (135)

E. Diskussion der Ergebnisse 139

F. Kritische Betrachtungen im Rückblick 157
   1. Die multizentrische Studie unter dem Gesichtspunkt wissenschaftlicher Evaluation 157
   2. Die multizentrische Studie unter dem Gesichtspunkt psychosozialer Versorgung in der Medizin 165

Literaturverzeichnis 175

Anhang 189
   Verzeichnis der Tabellen im Text 189
   Muster einer "Basisdokumentation" 191
   Übersicht über Datenquellen 202
   Definitionen und Erläuterungen zu den Signaturen 203
   Muster "Psychosozialer Behandlungsbericht" 206

MEDIZINISCHE ASPEKTE DER MUKOVISZIDOSE

TERMINOLOGIE

Mukoviszidose ist eine angeborene Multiorganerkrankung, die erstmals 1938 von ANDERSON beschrieben wurde. Gebräuchlich und im internationalen Schrifttum üblich ist der synonyme Ausdruck Zystische Fibrose (Cystic Fibrosis; CF). Beide Bezeichnungen spielen auf unterschiedliche, jeweils charakteristische Facetten des pathologischen Geschehens an: "Mukoviszidose" auf die verminderte Viskosität des Schleims und "Zystische Fibrose" auf den zystischen Gewebeumbau der Bauchspeicheldrüse infolge einer Verlegung der Drüsengänge durch zähflüssigere Sekrete (daher ursprünglich auch Zystische Pankreasfibrose).

GENETIK UND PATHOPHYSIOLOGIE DER MUKOVISZIDOSE

Mukoviszidose oder CF ist die häufigste angeborene, bislang unheilbare Erkrankung des Kindesalters in der kaukasischen Bevölkerung. Der Erbgang der CF ist autosomal rezessiv, ihre Häufigkeit regional unterschiedlich. In der Bundesrepublik wird die Häufigkeit der CF mit ca. 1:2500 Neugeborene angegeben, wobei ca. jede 20. Person als Überträger der CF anzusehen ist (STEPHAN et al., 1985). RAEBURN (1983) berichtet für Großbritannien eine Inzidenz von 1:1600 bis 1:2300 Lebendgeburten, in Schweden liege sie mit 1:3000 deutlich niedriger. Noch seltener sei CF mit 1:8000 in Finnland, ebenso seien afrikanische und orientalische Populationen sehr viel seltener betroffen. Die höchste Rate wurde mit 1:620 für südafrikanische Buren angegeben (vgl. STEPHAN et al., 1985).
Im Jahre 1989 wurde erstmals der Genlokus der CF festgestellt und publiziert (vgl. RIORDAN et al., 1989). Es handelt sich um eine Veränderung auf dem langen Arm des Chromosom 7. Das von der Veränderung betroffene Genprodukt ist ein Transporteiweiß, CFTR (*Cystic fibrosis transmembrane conductance regulator*), das aus ca. 1500 Aminosäuren besteht. Bei CF ist dieses Genprodukt durch das Fehlen einer oder mehrerer Aminosäuren gekennzeichnet. Die Genforschung konnte inzwischen nachweisen, daß neben der häufigsten Genmutation, dem Fehlen einer Aminosäure (Phenylalanin) an Position 508 des Proteins (Delta F508), zahlreiche weitere Genmutationen für die Mukoviszidose verantwortlich gemacht werden können (JOHANSEN et al., 1991). Über den klinischen Stellenwert dieser unterschiedlichen genetischen Defekte bei CF herrscht derzeit noch Unklarheit.

Die Pathophysiologie der CF wurde und wird durch die genetische Forschung weiter vorangebracht. Bisherige Befunde haben als zentralen pathophysiologischen Prozeß bei CF eine Veränderung im Chloridkanal exokriner Zellen identifiziert. Diese Veränderung im Chloridkanal führt zu einer Störung des Salztransports und sekundär des Wassertransports der Zelle. Infolgedessen kommt es an allen exokrinen Drüsen zu einer veränderten Sekretproduktion (wasserarme und dadurch zähflüssigere Sekretion), die wiederum - je nach Ausmaß und Ort der Störung - zahlreiche zumeist schwerwiegende Folgeprobleme hervorruft, die dann das klinische Bild der Mukoviszidose bestimmen.

ORGANMANIFESTATIONEN BEI MUKOVISZIDOSE

Die sekretorischen Veränderungen der exokrinen Drüsen manifestieren sich vielgestaltig und von Fall zu Fall sehr unterschiedlich. Auf die wichtigsten Aspekte sei kurz näher Bezug genommen:
1. Schweißdrüsen
Veränderungen des Schweißes (erhöhter Natrium- und Chloridgehalt) sind klinisch kaum von Bedeutung, jedoch sind sie hier erwähnenswert, insofern der "Schweißtest" bis heute das verläßlichste Instrument zur Diagnose einer CF darstellt (vgl. KUZEMKO et al., 1983). Genetische Untersuchungen stellen lediglich Hilfsmittel im (seltenen) Falle nicht pathologischer Natriumkonzentrationen im Schweiß bei gleichzeitig klinisch begründetem CF-Verdacht dar. Interessant ist, daß eine alte "Volksweisheit" dieses diagnostisch beweisende Merkmal der CF vorwegnimmt: "Das Kind stirbt bald wieder, dessen Stirne beim Kuss salzig schmeckt!" (vgl. ROCHHOLZ, 1857; zit. n. GAPPA, 1989).
2. Bauchspeicheldrüse und Verdauung
Gravierende klinische Konsequenzen hat demgegenüber die exokrine Pankreasinsuffizienz, die mangelnde Funktion der Bauchspeicheldrüse, die bei ca. 85% der Patienten nachweisbar ist (vgl. KOLETZKO et al., 1989). Sie ist für die Charakterisierung der CF als "Gedeihstörung" in der Anfangszeit ihrer Behandlung ausschlaggebend gewesen, insofern die Zerstörung des Pankreasgewebes zu einer gravierenden Malabsorption mit den ehemals (und heutzutage für unbehandelte Patienten) typischen massigen, fetthaltigen und übel riechenden Stühlen beiträgt. Die Pankreasinsuffizienz ist heutzutage gut durch Enzymsubstitution behandelbar. Je nach Ausprägung der Insuffizienz und je nach der individuellen Nahrungsaufnahme müssen bis zu 50 Kapseln am Tag allein für die Enzymsubstitution eingenommen werden.
Das mangelnde Gedeihen der CF-Patienten ist aber auch heute noch ein Problem, das heutzutage jedoch nicht primär auf die Malabsorption zurückgeht, sondern mit einer

mangelhaften Kalorienzufuhr verbunden ist. Zu diesem Mangel kommt es nicht zuletzt aufgrund des bis zu 50% erhöhten Kalorienbedarfs bei gleichzeitig wegen infektbedingter Appetitlosigkeit reduzierter Nahrungsaufnahme (vgl. HUANG et al., 1988). Schließlich kann es aufgrund von sekretorischen Veränderungen der Darmschleimhaut zu einer Verdickung des Stuhls kommen und so bei einem Teil der (älteren) Patienten zu Obstipationen bis hin zur Symptomatik des Mekoniumileus-Äquivalent, die eine vitale Bedrohung darstellen kann (vgl. HODSON, 1984).

3. Bronchialdrüsen und Atemwege

Während beim Neugeborenen noch keinerlei (morphologische) Veränderungen der Bronchialschleimhaut feststellbar sind, kommt es später durch den Basisdefekt der CF zu Veränderungen der Bronchialsekrete, insofern ein zähflüssigerer Schleim gebildet wird (vgl. ZACH, 1990). Dieser Bronchialschleim kann nicht so gut abtransportiert werden, er behindert die Atmung und bildet einen Nährboden zur Ansiedelung von Bakterien, die ihrerseits zur progressiven Zerstörung des Lungengewebes beitragen. Veränderungen und Zerstörungen des Lungengewebes werden insbesondere bei zusätzlicher Infektion der Lunge mit Pseudomonas aeruginosa vorangetrieben (ZACH, 1990). Diese Infektion selbst ist kaum zu vermeiden, und sie ist durch antibiotische Therapie lediglich zu hemmen, persistiert ansonsten chronisch in der Lunge. Untersuchungen zur Verbreitung der Infektion mit Pseudomonaden in der CF-Population zeigten, daß im frühen Erwachsenenalter bereits 75% infiziert waren und im Alter von 28 Jahren praktisch alle Patienten (DAVIES, 1983). Die Pseudomonas-Infektion wird von DAVIES (1983) als ungünstige Prognose für den Verlauf der CF bezeichnet und macht mehrmals jährlich stationäre Antibiotikatherapien erforderlich sowie Inhalationen innerhalb der häuslichen Therapie nötig, um den Verfall des Lungengewebes zumindest hinauszuzögern. Gleichwohl kommt es zumeist im Verlauf von Jahren zu einer schwerwiegenden respiratorischen Insuffizienz mit Ruhedyspnoe und Zyanose. Dies hat dementsprechend weitreichende Beeinträchtigung bei allen Aktivitäten des alltäglichen Lebens zur Folge, die körperliche Anstrengungen einschließen. Die respiratorische Insuffizienz, die im Spätstadium eine Rechtsherzinsuffizienz (Cor pulmonale) nach sich zieht, stellt bei weitem die wichtigste Todesursache bei CF dar (vgl. BATTEN et al., 1983). So waren von den 112 Todesfällen, die im Brompton Hospital (London) zwischen 1965-1983 aufgetreten waren, 97% durch pulmonale Probleme bedingt (vgl. PENKETH et al., 1987).

Neben den genannten Veränderungen wird die Symptomatik der CF durch Komplikationen und Folgeprobleme bestimmt, die zumindest kurz benannt werden sollen: relativ häufig, nämlich bei ca. 30% der Patienten, besteht eine Fettleber, bei etwa 20%

wurde eine fokale biliäre Zirrhose beschrieben und bei 5% der Patienten besteht eine multilobuläre Leberzirrhose mit portaler Hypertension (vgl. HUANG et al., 1988). Neben Störungen der Leberfunktion oder -morphologie tritt bei ca. 5% der Patienten infolge der Pankreaszerstörung ein Diabetes mellitus auf, der dann jedoch häufig besser (d.h. diätetisch) behandelbar ist, als dies sonst für Diabetes im Jugendalter gilt. Eher seltene Komplikationen der Atmungsorgane stellen Pneumothorax und Hämoptoe dar, die jedoch klinisch bedrohlich werden können. Das Auftreten eines Pneumothorax stellt den Behandler heutzutage vor größere Probleme, insofern er bei der Behandlung des Pneumothorax berücksichtigen muß, daß operative Eingriffe an der Lunge Kontraindikationen für die im Spätstadium einzig lebensverlängernde Maßnahme der (Herz-) Lungentransplantation darstellen können (vgl. HÖPER et al., 1989).

SYMPTOMATIK DER MUKOVISZIDOSE

Die klinische Symptomatik der CF ist nach Symptomen der Atemwege und der Verdauung zu unterscheiden. Unter den Symptomen der Atemwege sind vor allem der (chronische) Husten, die vermehrte Schleimproduktion sowie rezidivierende Bronchitis zu nennen. Häufig werden daher Kinder ohne zusätzliche gravierende Verdauungsprobleme als asthmatisch oder als chronisch bronchitisch krank fehldiagnostiziert. Im späteren Verlauf der CF treten Verformungen des Brustkorbes (Faßthorax) und Trommelschlegelfinger hinzu, es entwickelt sich eine Atemnot, die eine verminderte Belastbarkeit bedingt. In fortgeschrittenem Zustand kommt es zur Blaufärbung der Lippen und zur Kurzatmigkeit selbst in Ruheposition.
Symptome der durch CF veränderten Verdauung sind massige, übel riechende, zum Teil fettglänzende Stühle, die Stuhlfrequenz ist deutlich erhöht. Auch Blähungen treten häufig auf; mitunter kommt es zu einem vorgewölbten Abdomen. Die Kinder etnwickeln einen riesigen Appetit und fallen durch ihre gleichzeitige Gedeihstörung bis hin zur Kachexie besonders auf. Diese Symptome klingen nach Einleiten der angemessenen Behandlung rasch ab. Unter der Behandlung kann es dennoch zu Verdauungsstörungen kommen, vor allem wenn die Enzymtherapie nicht optimal auf die konkrete Ernährung des Patienten angepaßt ist oder unzureichend befolgt wird.

THERAPIE DER MUKOVISZIDOSE

Zumindest im Überblick soll kurz auf die Therapie der Mukoviszidose eingegangen werden, nicht zuletzt weil sie den von anderen chronischen Erkrankungen bekannten Rahmen z.T. erheblich überschreitet. Zu unterscheiden sind Strategien der Basistherapie und solche, die sich auf Komplikationen und Sonderprobleme der CF richten (im Folgenden wird Bezug genommen auf die Überblicksarbeiten von STEINKAMP, 1992a-c).

Zur täglichen Basistherapie zu rechnen sind die Einnahme von Enzympräparaten bei jeder Mahlzeit zur Kompensation der Pankreasinsuffizienz, Vitaminpräparate, um einem Mangel an fettlöslichen Vitaminen entgegenzuwirken, täglich zweimalige Inhalation zur Sekretverflüssigung sowie insbesondere die Physiotherapie, die als Klopf- und Lagerungsdrainage die Hilfe Dritter erforderlich macht oder als Autogene Drainage (bei älteren Patienten) selbständig mindestens zweimal täglich durchgeführt werden sollte. Bei Infekten ist die Einnahme oraler Antibiotika erforderlich. Hinzu kommt bei Patienten mit chronischer Pseudomonasinfektion die mehrmals pro Jahr durchzuführende stationäre i.v.-Antibiotikatherapie.

Für die weit verbreiteten Probleme einer ausreichenden Kalorienzufuhr (bei erhöhtem Ruheenergieumsatz, vermutlich bedingt durch die Atemmehrleistung; vgl. VAISMAN et al., 1987) müssen entweder kalorienreiche Nährstoffkonzentrate zwischen den Mahlzeiten getrunken oder durch Magensonden nachts infundiert werden.

Bei schwerer erkrankten Patienten ist die Sauerstofftherapie zu nennen, bei der die Patienten (zumeist nachts) mindestens 12 Stunden zusätzlich Sauerstoff über eine Nasenbrille aufnehmen. Diese Abhängigkeit von zusätzlicher Sauerstoffzufuhr vergrößert sich in fortgeschrittenen Phasen der respiratorischen Insuffizienz bis dahin, daß der Kranke nur noch kurzfristig ohne diese Sauerstoffzufuhr auskommt. Zusätzlich intensiviert sich bei diesen Patienten die tägliche Physiotherapie, es müssen bronchodilatorische Medikamente und oft auch Antibiotika inhaliert werden.

Auch bei einigen Sonderproblemen der CF ergeben sich weitreichende und zum Teil eingreifende therapeutische Konsequenzen, die zusätzlich zur Basistherapie beachtet werden müssen. So kann eine Insulintherapie bei ausgeprägtem Diabetes mellitus notwendig werden, die Einnahme von Kortison bei Vorliegen einer allergischen bronchopulmonalen Aspergillose, oder stationäre Aufenthalte z.T. für eingreifende Maßnahmen bei Pneumothorax, Atelektasen oder Varizenblutungen.

Die Therapie der Mukoviszidose erfordert somit die Mithilfe Dritter sowie ein extremes Maß an therapeutischer Disziplin und Kooperation seitens der Betroffenen, um das zeitlich aufwendige und therapeutisch komplexe Behandlungsprogramm zu erfüllen und so den Verlauf der progressiven Erkrankung günstig zu beeinflussen.

VERLAUF UND PROGNOSE DER MUKOVISZIDOSE

Die Mukoviszidose ist zwar eine angeborene und bislang nicht heilbare progressive Multiorganerkrankung, die dennoch individuell sehr unterschiedliche Ausprägungen und Verläufe aufweisen kann.
So ist schon die klinische Manifestation der Erkrankung variabel: ein Teil der Patienten (ca. 10%; vgl. HODSON, 1984) wird direkt nach der Geburt durch Vorliegen eines Mekoniumileus auffällig, die Mehrzahl im frühen Kindesalter aufgrund von Malabsorptionssymptomen und/ oder frühen pulmonalen Symptomen, und einige wenige Patienten werden erst im Erwachsenenalter als CF-Kranke diagnostiziert. Die individuelle Variabilität der CF zeigt sich auch darin, daß ein Teil der Patienten nahezu keine pulmonalen Probleme hat, dafür aber z.b. an einer Leberzirrhose leidet, bei anderen dagegen fast ausschließlich Lungenveränderungen vorliegen. Unklar ist, in welchem Maße diese Ausprägungen genetisch bedingt sind. Gesichert ist derzeit lediglich, daß der häufigste genetische Defekt (Homozygotie für Delta F508) mit einer Pankreasinsuffizienz einhergeht (vgl. KEREM et al., 1989).

Nach der zutreffenden Diagnose (in ca. 50% der Fälle bis zum 3. Lebensjahr; vgl. KUZEMKO et al., 1983) und der Einleitung der Therapie kommt es in der Regel zu einer raschen Besserung der Symptomatik. Die Pankreasinsuffizienz ebenso wie der sich zumeist erst im Erwachsenenalter bei einem Teil der Patienten manifestierende Diabetes mellitus lassen sich in der Regel gut kontrollieren. Dies gilt nicht für die Lungenerkrankung und für die (seltenere) Leberzirrhose, die beide tödliche Organveränderungen darstellen.

Das terminale Stadium der Erkrankung , das in den meisten Fällen durch schwere respiratorische Insuffizienz gekennzeichnet ist (vgl. BATTEN et al., 1983), erreicht die Mehrzahl der Patienten heutzutage erst im Erwachsenenalter. Vor dem sonst unvermeidbaren Erstickungstod kann der Patient dann nur noch durch eine (Herz-)Lungentransplantation gerettet werden, die seit 1984 bei CF-Patienten mit bislang zufriedenstellendem Erfolg praktiziert wird (vgl. GEDDES et al., 1989). Allerdings wurden bei besonders schweren Verlaufsformen der CF, in denen die Indikation zur Lungentransplantation bereits im Kindes- und Jugendalter festgestellt werden mußte, eher skeptisch stimmende Daten publiziert (vgl. WARNER, 1991), die die Vertretbarkeit dieser Maßnahme zumindest für das Kindesalter in Frage stellen.

Während zu Zeiten der Entdeckung der CF 80% der Patienten im ersten Lebensjahr verstarben (vgl. HODSON, 1984), überlebten in den 70er Jahren 50% der Patienten bis in die Pubertät (vgl. BATTEN, 1983) und heutzutage erreichen mindestens 50% das Erwachsenenalter (vgl. MEARNS, 1986). Die Alterspyramide verändert sich bei CF so kontinuierlich zugunsten erwachsener Patienten, was DAVIES (1983) zu Recht als "therapeutic triumph" bezeichnet.

Mit den so hinzugewonnenen Lebensjahren, insbesondere mit der inzwischen zumindest für einen Teil der Betroffenen geschaffenen Möglichkeit, ein (selbständiges) Erwachsenendasein zu führen, haben sich für die Behandlung neue Fragen gestellt, die nicht zuletzt die Lebensqualität und die Krankheitsbewältigung in der Adoleszenz und im Erwachsenenalter betreffen.

Die Betonung psychosozialer Aspekte sowohl in der Forschung wie in der Versorgung bei CF ist also ein Ergebnis der medizinischen Behandlungserfolge.

SOZIALWISSENSCHAFTLICHE BEITRÄGE ZUR MUKOVISZIDOSE

Die Darstellung sozialwissenschaftlicher Beiträge wird sich zunächst auf Arbeiten konzentrieren, die im Laufe der inzwischen fast dreißigjährigen Forschung zu psychosozialen *Aspekten* der CF vorgelegt wurden. Im Anschluß daran werden solche Arbeiten vorgestellt, die explizit Fragen der psychosozialen *Versorgung* thematisieren. Von sozialwissenschaftlichen Beiträgen wird hier insofern die Rede sein, als zwar eine große Zahl der Arbeiten *psychologische* Untersuchungen sind, keineswegs aber alle. Die neutrale und allgemeine Bezeichnung "sozialwissenschaftlich" erscheint deshalb angemessener.

> "Eine Psychologie minus den Tod wird niemals die volle Glaubwürdigkeit haben, noch wird sie völlige Reife erlangen."
> (KASTENBAUM, 1984; zit. n. HOWE, 1987, S. 3)

BEITRÄGE ZU PSYCHOSOZIALEN ASPEKTEN

ENTWICKLUNG DER PSYCHOSOZIALEN CF-FORSCHUNG

Wie auf individueller Ebene die Aufgeschlossenheit des Arztes für psychosoziale Aspekte des somatischen Leidens sich häufig erst nach dem Erwerb einer zulänglichen somatischen Basiskompetenz (in praxi) manifestiert, findet auch für die wissenschaftliche Beschäftigung mit CF erst mit etlicher Verzögerung eine Berücksichtigung psychosozialer Fragestellungen statt. So stellen ALLAN et al. (1974) am Ende einer explorativen Interviewstudie fest, daß nunmehr, nachdem das "medical treatment is now fairly standardized", eine kritische Würdigung der psychosozialen Implikationen stattfinden müsse, für deren Relevanz sie in ihrer Studie zahlreiche Belege fanden (1974, S. 144). Kritischer äußern sich DENNING et al. (1976), wenn sie feststellen, daß erst 1959, also 21 Jahre nach der Erstbeschreibung der CF, psychosoziale Aspekte öffentlich auf einem "Annual Meeting of the American Public Health Association" thematisiert worden seien. In den 60er Jahren hätten zwar einige Arbeiten dieses Thema aufgegriffen, die wissenschaftliche Beschäftigung mit CF sei gleichwohl "disease centered" insofern gewesen, als nach ihrem Überblick sich nicht einmal 3% aller wissenschaftlichen Arbeiten diesem Problemkreis gewidmet hätten (1976, S. 127f.).
Die Bibliographie der gesamten vor 1973 veröffentlichten CF-Literatur erwähnt ca. 40

Arbeiten, die im weitesten Sinne psychosoziale Aspekte der CF berühren (vgl. HOLSCLOW, 1974). Diese Entwicklung des wissenschaftlichen Interesses an psychosozialen Aspekten der CF läßt sich auch anhand der für die vorliegende Studie gesichteten ca. 250 CF-Publikationen nachvollziehen, selbst wenn die Sammlung keinen Anspruch auf Vollständigkeit erheben kann (zumal für die Zeit nach 1972 m.W. bislang keine annähernd vollständige Bibliographie erarbeitet wurde): 7 Arbeiten stammen aus der Zeit bis 1970, 64 Arbeiten von 1970 bis 1980, davon allein 24 in dem nach wie vor lesenswerten Kongreßband von PATTERSON et al. (1973), und 141 Arbeiten in den 80er Jahren einschließlich 1990, worin sich das rapide gestiegene Interesse an psychosozialen Fragen der CF spiegelt.

Eine Entwicklung sozialwissenschaftlicher Beiträge zur CF läßt sich jedoch nicht allein quantitativ, als Zunahme von Publikationen zum Thema feststellen, sondern vor allem auch in methodischer Hinsicht. In der Frühphase standen klinische Eindrücke engagierter Pädiater und konsiliarisch tätiger Psychiater, Sozialarbeiter und Psychologen sowie klinisch-explorative Studien im Vordergrund, in denen zum Teil ohne nähere Beschreibung der Stichprobe und Vorgehensweise Angaben zu psychosozialen Implikationen der CF gemacht wurden. Hierzu zählt die vielzitierte Arbeit von TURK (1964), die in einer Untersuchung an 25 Familien ein "web of silence" um die Erkrankung und damit eine ausgeprägte Störung der familiären Kommunikation feststellte, die auch von anderen Untersuchern bestätigt wurde (vgl. MADOR et al., 1989). Den methodischen und inhaltlichen Stand der damaligen Diskussion reflektiert sehr gut der bereits genannte Sammelband von PATTERSON et al. (1973), der überwiegend sogenannte (klinisch-) impressionistische Arbeiten enthält. Zu nennen ist aber vor allem die bislang gründlichste (Interview-)Studie zur CF von BURTON (1975). Anhand der von ihr untersuchten 57 Familien beschreibt sie ein beispielloses Panorama psychosozialer Implikationen der CF. Es entsteht so ein exemplarischer Einblick in die durch CF veränderte *Lebenswelt* der Familien.

Auf weitere Studien jener Zeit sei kurz hingewiesen.
In einer an 26 Kindern im Alter bis 9 Jahren durchgeführten psychiatrischen Untersuchung stellten CYTRYN et al. (1973) einen hohen Anteil (42%) von "moderately" oder "severely disturbed" Kindern fest. In einer der frühesten Arbeiten zu jugendlichen und jungen erwachsenen Patienten erwähnt TEICHER (1969) eine Häufung von Selbstmorden und bekundeten Selbstmordabsichten. LEFEBVRE (1973) berichtet in ihrer Interviewstudie an 30 jungen Erwachsenen gravierende Störungen der familiären Kommunikation in Bezug auf die CF: 2/3 der Befragten bezeichnet die Kommunikation als "restricted" oder "non-existent". Dieselbe Autorin stellt auch gravierende Beschädigungen der sexuellen Identität der Patienten fest, die überwiegend meinten, kein Interesse an sexuellen Beziehungen zu haben, was auch BOYLE et al. (1976) anhand von Befunden projektiver Tests bestätigen.
Gravierende familiäre Störungen als Reaktion auf das CF-Kind beschreiben u.a. MEYEROWITZ et al. (1967) in einer explorativen Interviewstudie, in der sie in 10% der Fälle eine Lähmung des Familienlebens und in

17% eine Tendenz zu Feindseligkeiten bemerkten. Im ähnlichen Sinne fanden BELMONTE et al. (1973) im Rahmen einer damals begonnenen Unterstützung der Familien durch einen Sozialarbeiter insbesondere bei Familien mit mehreren CF-Kindern ein nicht korrigierbar hohes Maß an Demoralisierung. KULCZYCKI et al. (1973) sprechen - bezogen auf die Besonderheiten des amerikanischen Gesundheitssystems - von einem finanziellen Alptraum, in den die Familien durch die CF geraten seien.

Ohne auf weitere Details dieser frühen Arbeiten näher einzugehen, kann zumindest der Trend ihrer Ergebnisse beispielhaft mit der skeptischen Einschätzung von DENNING et al. (1976) angedeutet werden: "The experience from this (research, G.U.) has, however, demonstrated clearly that as the life span increases, so do psychological and social problems of the patient and his family. At times they reach such severe proportions that the responsible physician may well ask himself if his comprehensive medical program, albeit successful, is too high a price to pay for the tremendous emotional upheaval it has produced in a given family (...) For only if that adolescent or young adult and his family can truly reap the benefits of an increased life span by enjoying a healthy emotional attitude can we justify our doctrines of therapy" (S. 129).

Diese dramatische Einschätzung steht, wie sich zeigen wird, in scharfem Kontrast zu späteren Forschungsarbeiten und wird derzeit - wenn überhaupt - wohl in dieser Form nur (noch) für einen Spezialfall der CF-Therapie so gesehen, nämlich für die seit 1985 praktizierte (Herz-) Lungentransplantation bei terminalen CF-Patienten (vgl. hierzu die ungewöhnlich eindringliche Stellungnahme von WARNER, 1991).

War die Frühphase psychosozialer Beiträge zur CF durch zunächst a-methodische bzw. impressionistische Beiträge und daran anschließende klinisch-explorative Studien (mittels Interview und projektiver Testtechniken) gekennzeichnet, verschoben sich die wissenschaftlichen Aktivitäten insbesondere seit den 80er Jahren auf *kontrollierte Studien*, in denen z.T. durch Einbezug unterschiedlicher Vergleichsgruppen, durch standardisierte Erhebungsinstrumente und komplexe statistische Analysen Erkenntnisse über die psychosozialen Implikationen der CF gewonnen bzw. produziert wurden (vgl. MRAZEK, 1985; DUSHENKO, 1981; LAVIGNE, 1983).

Welche Themen dabei aufgegriffen oder auch vernachlässigt wurden und inwiefern diese Entwicklung einen Erkenntnisfortschritt darstellt, werden die nachfolgenden Abschnitte zeigen. Es soll dabei im Vordergrund stehen, Schwerpunkte und Merkmale der sozialwissenschaftlichen Beschäftigung mit der CF aufzuzeigen.

"PSYCHOSOCIAL FUNCTIONING"

Wenn für einen Überblick über Themenbereiche sozialwissenschaftlicher Beiträge zur CF hier "psychosocial functioning" (oder synonym auch "psychosocial adaptation") als erster Ordnungsgesichtspunkt genannt wird, so liegt dies vor allem daran, daß unter diesem Stichwort eine Vielzahl von Beiträgen explizit (schon im Titel) oder im Verlauf der Arbeit Stellung nimmt. "Psychosocial functioning" bezieht sich in der überwiegenden Mehrzahl auf den Patienten selbst, zum Teil aber auch auf gesunde Geschwisterkinder (vgl. BRESLAU et al., 1981 oder GAYTON et al., 1977) oder - dann als "family functioning" - auf die Familie (vgl. LEWIS et al. 1982, STEINHAUSEN, 1981). Was psychologisch-inhaltlich unter "functioning" zu verstehen ist, wird in *kaum einer* Arbeit theoretisch sinnvoll begründet oder hergeleitet. Es überwiegen vielmehr "operationale" Definitionen in dem Sinne, daß "functioning" zu verstehen ist als die relative Unauffälligkeit der untersuchten Probanden im jeweils zugrundegelegten Testinstrument oder bzgl. psychiatrischer Diagnosen (ICD, DSM III) und im Vergleich zu einer Normstichprobe oder einer (oder mehrerer) Vergleichsstichproben. Auffälligkeit oder Unauffälligkeit bestimmt sich in diesen Untersuchungen also *immer* über *herkömmliche* und in anderen (zumeist psychiatrischen) Kontexten bewährte bzw. benutzte Kategorien und Verfahren. Die Möglichkeit, daß psychische Auffälligkeit bzw. seelisches Leid unter dem Eindruck einer chronischen, zumal progressiven Erkrankung evtl. anders verarbeitet wird oder zum Ausdruck kommt, wird insofern (methodisch) übergangen.

Die Mahnung des inzwischen verstorbenen Psychiaters des CF-Zentrums in London (Brompton Hospital), Dr. Pinkerton, stellt diesbezüglich eine große Ausnahme dar: In einer Diskussionsanmerkung wendete er sich ausdrücklich gegen eine voreilige Festlegung der Methodik und Beschreibung auf konventionelle psychiatrische Kategorien, in dem er feststellte: "Our experience with adult cystic fibrosis is that it affects the patient's *lifestyle* so radically as to pose its own problems in adjustment as distinct from formal psychiatric disorder" PINKERTON, 1985, S. 1363; Hv. G.U.)

Das Spektrum einzelner Aspekte der unter dem Stichwort "psychosocial functioning" subsummierbaren Arbeiten ist relativ weit gespannt; charakteristisch ist die Suche nach bzw. Überprüfung von eventuellen psycho-sozialen Auffälligkeiten der Patienten, ihrer Angehörigen oder der ganzen Familie. Überwiegend nehmen diese Arbeiten Bezug auf die dramatischen Bilanzen der frühen Studien, die sie in der Regel *widerlegen* oder in nur deutlich eingeschränkter Form bestätigen (vgl. Übersichten bei LAVIGNE, 1983; MADOR et al., 1989; DUSHENKO, 1981; LEVISON et al., 1987). In selteneren Fällen wird die Überprüfung des (Dys-) Functioning explizit als ein Argument für eine stärkere bzw. systematische psychosoziale *Betreuung* der CF-Patienten vorgetragen (hier vor allem bei STEINHAUSEN, 1981, und HÜRTER, 1990), wenngleich dieser Gesichtspunkt bei allen

Arbeiten implizit hineinspielt. Das heißt, die Überprüfung des "psychosocial functioning" entspricht zumindest indirekt der Beurteilung eines spezifischen *Bedarfs* für psychosoziale Versorgung: je häufiger Verhaltens- und psychische Auffälligkeiten sind, um so notwendiger erscheint eine psychosoziale Versorgung (und umgekehrt).

Auf einige dieser Arbeiten sei zur Veranschaulichung näher eingegangen.
GAYTON et al. (1977) untersuchten 43 Familien (Kinder im Alter von 5-13 Jahren) mit einer sehr umfangreichen Batterie aus paper-and-pencil und semiprojektiven Testverfahren. Differenziert wurde nach dem "family funtioning", nach elterlicher Psychopathologie (bestimmt über MMPI), nach dem Selbstkonzept sowie psychischen und Persönlichkeitsauffälligkeiten der CF-kranken Kinder im Vergleich zu den Normstichproben der benutzten Instrumente sowie im Vergleich zu den Werten für die mituntersuchten Geschwisterkinder.
Die Ergebnisse zum "family functioning" entsprachen durchschnittlich zu erwartenden Werten; unter einer besonderen Instruktionsbedingung, nämlich die 80 Fragen zum "family functioning" auch dahingehend zu beantworten, wie es wäre, wenn das Kind keine CF hätte, zeichneten die Eltern ein (hypothetisches) Bild der Familie, das (noch) stärker auf "family adjustment" und "family satisfaction" hindeutete. Die Werte für elterliche Psychopathologie blieben weitgehend im Normbereich, bei Müttern wurden häufiger erhöhte Depressionswerte ermittelt, bei Vätern war das Bild psychopathologischer Auffälligkeiten inhomogener und verwies auf insgesamt häufigere Auffälligkeiten, die die Autoren mit der ökonomischen Stress-Situation der Väter in Verbindung bringen. Die Werte für das standardisierte ebenso wie für die beiden semiprojektiven Testverfahren (Kinder) zeigten bei *keiner* der Skalen Auffälligkeiten gegenüber den Normwerten der Instrumente. Die Autoren schlußfolgern deshalb, daß die eigene Studie klar gezeigt habe, "that the conception of chronically ill children as invariably and significantly disturbed and their family handicapped, is not true for cystic fibrosis" (S. 893).

Einen direkten Vergleich mit verschiedenen Kontrollgruppen nahmen DROTAR et al. (1981) vor, indem sie das "psychosocial dysfunctioning" einer Gruppe von 91 3-13jährigen CF-Kindern mit dem einer gemischten Gruppe (vorwiegend asthmakranker) Patienten, mit gesunden Geschwisterkindern der CF-Patienten und mit gesunden Kindern einer parallelisierten Kontrollgruppe verglichen. Unterschieden wurde nach der elterlichen (wohl i.d.R. mütterlichen) Einschätzung der Kinder und dem Lehrerurteil anhand spezifischer Symptomchecklisten. Auch sie fanden keine bemerkenswerten Abweichungen zwischen den Gruppen sowie den internen Normwerten der Testinstrumente und diskutieren den Unterschied ihrer Resultate im Vergleich zu den Befunden der frühen Studien als Folge überlegener, weil quantifizierender und standardisierender Methodik, äußern allerdings auch den Vorbehalt, daß durch medizinische Fortschritte die Stichprobe ihrer Untersuchung tendenziell gesünder war als dies für die frühen Studien der Fall gewesen sein könnte. Ihr Résumée lautet: "This finding suggests that the average school-aged child with cystic fibrosis has age-adequate adjustment to home and to school and that cystic fibrosis need not pose major disruptions to life adjustment" (S. 340).

Eine der größten Studien stammt aus der Arbeitsgruppe des CF-Zentrums in Toronto (COWEN et al., 1984). In ihr wurden 176 adoleszente und erwachsene Patienten mit zwei Fragebogen nach dem Ausmaß psychischer Störungen sowie dem Selbstbild untersucht, wobei als Maßstab die internen Normen der eingesetzten Instrumente dienten.
Im Hinblick auf psychische Störungen ("emotional disturbance") ergaben sich alters- und geschlechtsspezifische Zusammenhänge. Für beide Geschlechter zeigte sich jeweils die Altersgruppe der 16-20jährigen wesentlich weniger belastet als die über 20jährigen. Zugleich konnten für CF-Patientinnen über beide Altersgruppen hinweg deutlich häufigere Auffälligkeiten festgestellt werden. In der (belasteteren) Gruppe der älteren Patienten zeigten 59% der Frauen gegenüber 22% der Männer mäßige bis schwere Störungen (die sich ohne genauere Kenntnis des Verfahrens und wegen fehlender Angaben der Autoren nicht näher

spezifizieren lassen). Die Auswertung der Selbstbild-Daten erbrachte im wesentlichen mit den Normwerten übereinstimmende Resultate; Abweichungen wiesen sogar eher in eine positive Richtung ("greater consistency and integration of self-concept", S. 372). Allerdings deutete sich für die erwachsenen Patienten eine höhere Tendenz zur Spaltung und Verleugnung an, die die Autoren als Element der *erfolgreichen* Bewältigung der Krankheitsbelastungen ansehen und die erklären könne, weshalb "adults very ill with CF often satisfactorily handle daily tasks" (S. 372).

Die Autoren gehen sogar noch einen Schritt weiter und werfen die Frage auf, ob nicht "the reported social isolation of aging patients with CF and their need to be seen positively by a shrinking circle of outsiders for purposes of enhancing self-esteem make the exploration of psychologic state and the expression of anger seem *counterproductive*" (S. 374; Hv. G.U.), was zusätzliche Bedeutung für die Bewertung eines Bedarfs für psychosoziale Versorgung bei CF hätte.

Im Unterschied zur Frühphase der CF-Forschung, also der "Entdeckung" psychosozialer Aspekte bei CF, findet im Hinblick auf das "psychosocial functioning" von den späten 70er Jahren an ein wiederholt geforderter Wandel der Methodik dergestalt statt, daß überwiegend (Untersucher-) objektive und quantifizierende Instrumente zum Einsatz gelangen. Dies führt dazu, daß sich im Vergleich mit unterschiedlichen Kontrollgruppen das ursprüngliche "pessimistic profile" (LAVIGNE, 1983) erheblich korrigiert (vgl.a. DUSHENKO, 1981).

Welche thematische Bandbreite durch die sozialwissenschaftlichen Beiträge der letzten zwanzig Jahre jenseits des inhaltlich unscharfen Begriffs des "psychosocial functioning" entstanden ist,
sollen die folgenden Ausführungen veranschaulichen.

BEITRÄGE ZU WEITEREN THEMEN DER FORSCHUNG

Die folgenden Themen psychosozialer CF-Forschung können kein vollständiges Bild der Forschungsaktivitäten vermitteln. Sie sollen vielmehr die Bandbreite der zumeist neueren Arbeiten aufgezeigen und deutlich machen, welche inhaltlichen Schwerpunkte sich jenseits der Diskussion um "psychosocial functioning" herausgebildet haben.

Ein noch eng mit dem "psychosocial functioning" verbundener Gesichtspunkt ist der der **Verselbständigung und Unabhängigkeit** heranwachsender und erwachsener CF-Patienten, insofern er in der Mehrzahl durch die Überprüfung typischer Etappen der Loslösung vom Elternhaus (eigener Unterhalt und Haushalt, Partnerschaft usw.) Berücksichtigung findet und so dem Gedanken gelungener oder mißlungener Rehabilitation entspricht.

Eine aktuelle Studie von SHEPHERD et al. (1990), in der auch auf die wichtigsten vorangegangenen Studien verwiesen wird, kommt zu dem Ergebnis, daß CF-Patienten im Vergleich mit einer Kontrollgruppe Nicht-erkrankter in nahezu allen Bereichen vergleichbare Ergebnisse erzielten. Eine genauere Analyse ergab jedoch Hinweise auf eine heterogene Struktur der Patientengrupppe: die eine Gruppe (43%) "enjoys as much autonomy as healthy adults" (in Bezug auf sozio-ökonomische Aspekte, soziale Kontakte und Partnerschaft), "but another (30percent, which is significantly larger than the corresponding subset in the healthy comparison group) remains in highly dependent roles" (S. 1316), wobei sich *kein* Zusammenhang mit somatischen Parametern nachweisen ließ.

Im Hinblick auf das Thema "Selbständigkeit" ist vor allem auf die Arbeit von SINNEMA et al. (1988) hinzuweisen. In einer Interviewstudie an 64 CF-Patienten (im Vergleich mit asthmakranken, kleinwüchsigen Gesunden und unauffälligen Gesunden) konnte gezeigt werden, daß CF-Patienten häufiger mit Gesunden übereinstimmten, als von diesen abzuweichen. Die Autoren konnten aber vor allem deutlich machen, daß eine Differenzierung in inhaltlich zu bestimmende Aspekte der "independence" dringend geboten sei und daß *"general* statements about (in)dependence or (im)maturity do not make sense" (S. 64; Hv. G.U.).

Inhaltlich mit dem Thema der Verselbständigung in gewisser Weise eng verbunden ist eine weitere Fragestellung der CF-Forschung, nämlich der **"Patient Transfer"**, also die Überleitung erwachsener CF-Patienten in die Innere Medizin. Bedeutsam ist diese Überleitung insofern, als erwachsene CF-Patienten weit überwiegend noch von Pädiatern und in Kinderkliniken behandelt werden. Dadurch versäumt es die Innere Medizin, das früher einmal gültige Bild von der CF als einer in der Adoleszenz zum Tode führenden Krankheit zu korrigieren und die eigene Behandlungsverantwortung zu erkennen.

WARWICK et al. (1977; n. DAVIES, 1983) machten schon in den 70er Jahren anhand hypothetischer Berechnungen auf die zukünftig große Zahl erwachsener CF-Patienten aufmerksam, die dann auch eine beutendere Gruppe (chronisch Kranker) in der Inneren Medizin sein würden. Auch ROSSI et al. (1981) halten den Transfer für unbedingt erforderlich, der jedoch einer sehr gründlichen Vorbereitung in der Inneren Medizin bedürfe, damit diese den Aufgaben gewachsen sei. Die besondere Problematik des Transfers liegt u.a. darin, daß die kinderärztliche Versorgung erwachsener CF-Patienten für diese die Botschaft enthält, als sei mit ihrem Überleben ins Erwachsenenalter nur durch glückliche Umstände und im Ausnahmefall zu rechnen, bzw. umgekehrt: eine institutionalisierte Erwachsenen-CF-Medizin würde einen wichtigen Beitrag für die auf Hoffnung angewiesenen CF-Patienten darstellen (vgl.a. LEWISTON, 1990). Andererseits kann die Überweisung z.T. schwerstkranker Patienten in die Innere Medizin ein ernst zu nehmendes Risiko für diese darstellen, wenn keine gründliche Vorbereitung im Hinblick auf die somatische Therapie und die Besonderheiten der Patientenführung bei CF (vgl. WADDELL, 1983) getroffen werden. Schon ALLAN et al. (1974) erwähnen "disastrous" Erfahrungen einzelner Patienten mit dem Transfer (vgl.a. WADDELL, 1983). BYWATER (1981), die aus einem der wenigen Zentren mit bereits fest etabliertem Transfer berichtet, stellt in einer Studie an 27 adoleszenten CF-Patienten geschlechtsspezifische Unterschiede dergestalt fest, daß ca. 2/3 der befragten Mädchen, jedoch nur 1/3 der Jungen einem Transfer mehr oder weniger strikt ablehnend gegenüberstanden. STEINKAMP et al. (1992) berichten in der ersten deutschsprachigen Arbeit zu diesem Thema von verhaltener Zustimmung der (durchweg erwachsenen) CF-Patienten gegenüber dem Transfer. In ihrer Fragebogenstudie betonen die Autoren, daß die von den Patienten geäußerten Befürchtungen und Sorgen gegenüber dem Transfer einem ihrem gesundheitlichen Zustand angemessenen Sicherheitsbedürfnis entspricht und nicht als Zeichen mangelnder Reife bzw. einer allgemeinen Furcht vor Verselbständigung aufgefaßt werden kann.

Über Strategien einer behutsamen Überleitung adoleszenter Patienten in die Erwachsenenmedizin berichteten HARRIS et al., WYNN und auch O'LOANE auf dem 10. internationalen CF-Kongreß in Sydney (1988). Jeweils zeigen die dort vorgestellten Ansätze zur Lösung des Transfer-Problems, daß sehr großer Wert gelegt wird auf ein schrittweises Vertrautwerden der Betroffenen mit den neuen (internistischen) Behandlern, auf eine verbindliche Übergabe relevanter Informationen zwischen den alten und den neuen Behandlern sowie auf die Möglichkeit der Verabschiedung zwischen den pädiatrischen Behandlern und den CF-Familien. Diese drei zentralen Aufgaben werden überwiegend durch eine Periode *gemeinsamer* Behandlung durch Pädiater *und* Internisten gelöst.

In jüngerer Zeit aufgegriffen wurde die Frage des **Krankheitswissens** der Betroffenen, das seine Bedeutung nicht zuletzt erlangt durch die zunehmend selbständigere Handhabung der Therapie durch die heranwachsenden CF-Patienten.

Das Wissen der CF-Patienten um somatische Aspekte der Erkrankung wird überwiegend als ausreichend bezeichnet (vgl. TYRELL et al., 1988; BARTHOLOMEW et al., 1989), wobei dies nicht auf alle Aspekte gleichermaßen zutrifft. STRAUSS et al. (1981) hielten das Wissen erwachsener Patienten über die Prognose der CF für unzureichend, McCRAE et al. (1973) stellten Defizite im Verständnis des genetischen Problematik fest, nicht so dagegen TYRELL et al. (1988), die dafür auf mangelndes Wissen der Patienten über CF-spezifische Veränderungen der Fertilität verweisen. Auch LEFEBVRE (1973) stieß in ihrer Interviewstudie in einigen Fällen auf erhebliches Unwissen, wenn etwa von adoleszenten Patienten die Hoffnung geäußert wurde, aus der CF "herauswachsen" zu können. In einer systematischen Studie von HENLEY et al. (1990a, 1990b) an CF-Patienten, Eltern und gesunden Geschwisterkindern wurden sowohl das überwiegend gute Basiswissen als auch die Mängel im Verständnis von Prognose und Genetik bestätigt. Die Autoren verweisen aber zusätzlich auf z.T. deutlichere Mißverständnisse auch im Hinblick auf die Therapie, was offenkundig für die Compliance von Bedeutung ist.

Während diese Ergebnisse sämtlichst aus der Expertenposition Licht auf den Bedarf für Krankheitsaufklärung als Grundlage eines erfolgreichen Krankheitsmanagements werfen, können HENLEY et al. (1990b) auch über die Informationsbedürfnisse der Betroffenen selbst berichten. Diese beklagen vor allem Defizite hinsichtlich *psychosozialer* Implikationen der CF.

Ein immer wieder aufgegriffenes Thema in der Diskussion psychosozialer Aspekte der CF ist die (Non-) **Compliance**, hier insbesondere der heranwachsenden und erwachsenen Patienten, gerade weil der häuslichen Therapie bei CF eine elementare Rolle zukommt.

So erwähnen DIETZSCH et al. (1978) ausdrücklich, daß einer "der größten Fortschritte in der Therapie, der sich für die Entwicklung besonders günstig ausgewirkt hat (...) die Verlagerung der intensiven Langzeitbehandlung von der Klinik in das Elternhaus (war)" (S. 337). Dem steht gegenüber, daß als Hauptbelastung der CF häufig nicht ihre Unheilbarkeit sondern die alltäglichen therapeutischen Aufwendungen genannt werden (vgl. BYWATER, 1981).

In einer bei MASEK (1982) zitierten Arbeit von MEYERS et al. (1975) wird auf den positiven Zusammenhang zwischen Bedrohlichkeit der Erkrankung und Compliance hingewiesen, den indirekt ZELTZER et al. (1980, n. CZAJKOWSKI et al., 1986) bestätigen, indem sie für CF-Patienten die besten Compliance-Raten chronisch kranker Kinder feststellen konnten, wobei nach MASEK (1982) hierfür lerntheoretisch operante Verstärkung sowie die hohe Kontingenz durch die raschen positiven oder negativen Wirkungen der Therapie bzw. ihrer Unterlassung ausschlaggebend sein dürfte. Dieser Zusammenhang bestätigt sich auch in einer aktuellen Untersuchung von FONG et al. (1990) an 23 erwachsenen CF-Patienten: Es zeigte sich, daß die Therapie von solchen Patienten am gewissenhaftesten befolgt wurde, die sich selbst als fortgeschritten erkrankt und die CF als eine ernste Erkrankung betrachteten. Übereinstimmend mit der bereits genannten Studie von SHEPHERD et al. (1990) wiesen FONG et al. (1990) allerdings auch darauf hin, daß die Medikamenten-Compliance erheblich höher sei als bei der Physiotherapie, die weniger als die Hälfte der Befragten als eine effektive Behandlungsform betrachtete!

Weitere, hier zumindest benannte Themen der CF-Forschung sind **psychologische Aspekte der Unterernährung**, wobei vor allem die Frage einer psychosomatischen Beteiligung, speziell im Hinblick auf Anorexia nervosa, diskutiert (und eher verneint) wird (vgl. COWEN, 1987; PUMARIEGA et al., 1986; BRENNAN et al., 1990); **entwicklungspsychologische Aspekte**, und zwar speziell die Frage der Veränderung der frühen Mutter-Kind-Beziehung unter dem Eindruck einer heute frühzeitigeren Diagnosestellung (vgl. FISCHER-FAY et al., 1988; BOLAND et al., 1990), wobei der Verdacht einer durch die Diagnose induzierten Beziehungsstörung und Überprotektivität der Mütter (vgl. SIMMONS, 1988) sich nach BOLAND et al. nicht zu bestätigen scheint; und schließlich die **Bedeutung der pränatalen Diagnostik** für die Familienplanung der CF-Familien (vgl. EVERS-KIESBOOMS et al., 1988, 1990), wobei eine jüngst erschienene Studie von WERTZ et al. (1991) erheblich mehr Vorbehalte der CF-Eltern gegenüber einer selektiven Berücksichtigung pränataler diagnostischer Befunde zeigte, als es zunächst erwartet wurde (vgl. EVERS-KIESBOOMS et al., 1988), denn weniger als 1/5 der befragten 395 CF-Familien gab an, *für sich selbst* einen Abbruch (allein) wegen CF legitim zu finden (während man dies *anderen* eher zugestehen wollte).

Bemerkenswert ist, daß ein naheliegendes Thema bislang relativ *wenig* Beachtung fand: die Rolle und **Lebenssituation der gesunden Geschwisterkinder** und insbesondere der **Väter**. Zwar wird in einer Vielzahl von Arbeiten auf die Geschwister als "Schattenkinder" (BURTON, 1975) mit Hinweisen auf starke psychiatrische Belastungen eingegangen, systematische Untersuchungen sind jedoch selten (vgl. GAYTON et al., 1977; BRESLAU et al., 1981). Dies gilt in noch stärkerem Maße für die Väter.

Darin scheint sich - jedenfalls für die CF-Forschung - der von FRIEDRICH (1981) beklagte Widerspruch zu bestätigen zwischen theoretischer Wertschätzung sozialer Bedingungsfaktoren einerseits und dem konkreten diesbezüglichen Unwissen andererseits. FRIEDRICH leitet diesen Widerspruch aus der patientenzentrierten Grundhaltung der Medizin ab sowie aus ihren Vorurteilen gegenüber dem Hilfspotential der Angehörigen.

Einige kritische Anmerkungen insbesondere zur Methodik und der dadurch beeinflußten inhaltlichen Ausrichtung der CF-Forschung sollen die Beschäftigung mit psychosozialen *Aspekten* der CF vorläufig abschließen, bevor auf bisherige Beiträge zur psychosozialen *Versorgung* bei CF eingegangen wird.

KRITISCHE AUSEINANDERSETZUNG MIT DEM STAND UND DER METHODIK DER CF-FORSCHUNG

Da in neueren sozialwissenschaftlichen Beiträgen zur CF die Tendenz vorherrscht, ältere Hinweise auf erhebliche psychosoziale Belastungen und Störungen zu relativieren oder zurückzuweisen, und da das so entstehende Bild weitgehender *Normalität* der CF-Familie die Begründung psychosozialer Versorgung von vornherein fragwürdig erscheinen lassen kann, soll die kritische Auseinandersetzung mit dem Stand und der Methodik der Forschung etwas detaillierter ausgeführt werden.

Schon relativ früh wurde die Forderung nach einer verläßlicheren Methodik der Forschung vorgetragen (vgl. DENNING et al., 1976), die am deutlichsten in der methodenkritischen Übersicht von DUSHENKO (1981) formuliert wird und der seit den 80er Jahren weitgehend gefolgt wird. Gefordert wird vor allem die Überprüfung gut operationalisierbarer Fragestellungen an möglichst großen Stichproben, mit standardisierten Instrumenten, unter Berücksichtigung mindestens einer Kontrollgruppe und (multivariater) statistischer Analyse der Ergebnisse.

Damit geben diese methodischen Forderungen an sozialwissenschaftliche Forschung bei CF das Bedürfnis zum Ausdruck, sich methodisch möglichst eng an den Naturwissenschaften zu orientieren (vgl. WADDELL, 1983), wie es für weite Teile der akademischen Psychologie schon seit den 70er Jahren charakteristisch ist (vgl. HOLZKAMP, 1972). Diese methodischen Forderungen implizieren ein Verständnis von Forschung als einem Abmessen von (statischen) Merkmalen der Objekte, deren genaue Erfassung durch maximale Fixierung des Untersuchungsgegenstandes und maximale Standardisierung der Beobachtung diesem Verständnis entspricht. Diese Vorstellung, in der der Untersuchungsgegenstand (ebenso wie der Untersucher) als *handelndes Subjekt* methodisch ausgeklammert wird, kommt am deutlichsten in einer Arbeit der Arbeitsgruppe aus Toronto zum Ausdruck (vgl. COWEN et al., 1984), wenn dort zum Abschluß einer vollstandardisierten Befragungsstudie methodenkritisch resümiert wird, daß eine verbliebene "Fehlerquelle" darin zu sehen sei, daß die Fragebögen von den Patienten zuhause (d.h. im unkontrollierten Milieu!) beantwortet wurden und daß zukünftige Arbeiten hier durch eine Kontrollierung der Beantwortungssituation zu (noch) größerer Objektivität und Verläßlichkeit gelangen könnten.

Im Hinblick auf die von früheren Befunden abweichenden Ergebnisse methodisch elaborierterer Studien zeigt sich in der Methodendiskussion eine sehr einseitig geführte Kritik und ein ausgeprägtes *Fortschrittsbewußtsein* dergestalt, daß in den Resultaten neuerer Studien eine Überlegenheit der Methodik sichtbar werde (vgl. MRAZEK, 1985; DUSHENKO, 1981;LEVISON et al., 1987). Die wesentlich undramatischeren Befunde dieser Arbeiten im Vergleich zu den Ergebnissen der a-methodischen oder klinisch-explorativen Arbeiten der späten 60er und 70er Jahre werden damit erklärt, daß frühere Arbeiten eklatante methodische Unzulänglichkeiten aufweisen, insbesondere die als "impressionistisch" bzw. "anekdotisch" bezeichneten (a-methodischen) Beiträge (vgl. jedoch die etwas ausgewogenere Haltung bei LAVIGNE, 1983). Vereinzelt wird zusätzlich angemerkt, daß frühere Resultate auf einer klinischen und darüber verzerrten Patientenselektion beruhen (vgl. FRYDMAN, 1979), oder daß das Patientengut späterer Arbeiten aufgrund medizinischer Fortschritte tendenziell gesünder sei (vgl. DROTAR et al., 1981). Methodische Kritiken neuerer Arbeiten beziehen sich nahezu ausschließlich auf Unzulänglichkeiten in der Umsetzung der eben angedeuteten Positivkriterien wissenschaftlicher Methodik (vgl. vor allem DUSHENKO, 1981), das heißt: die *eigene* Methodik wird nicht grundsätzlich in Frage gestellt.

Charakteristisch für die neuere CF-Forschung ist ihre Ausrichtung an Forschungs*methoden*: die Relevanz der Forschung wird über das experimentelle Design und/oder die in *anderen* Zusammenhängen erprobten Forschungsinstrumente zu sichern versucht. Sie versäumt es hingegen, die Spannung zwischen (klinischem) Vorverständnis des Gegenstandes und methodisch-wissenschaftlicher Umsetzung an den jeweiligen Befunden kritisch zu diskutieren.

Die Forschung gerät damit zunehmend in eine *Relevanz-Krise* und *Parzellierung* (Verlust der Kohärenz und damit gerade Verlust der zur Schimäre hinabsinkenden Idee akkumulierender Erkenntnis!), auf die für die Psychologie bereits mehr als ein Jahrzehnt vorher HOLZKAMP (1972) eindringlich hingewiesen hatte, indem er feststellte, "daß die experimentelle Forschung in immer wachsendem Maße mit exakten Methoden Belanglosigkeiten und Trivialitäten zutage fördert, so daß viele Forschungsresultate eigentlich nur noch deswegen von einschlägig spezialisierten Forschern beachtet werden, weil diese Befunde bei solchen Forschern offenbar eine durch Kompetenzerlebnisse bedingte sekundäre Valenz gewonnen haben und im übrigen weil jene Forscher durch leicht abgewandelte Perpetuierung bestimmter Tendenzen innerhalb des Chaos psychologischer Einzelbefunde das Publikations-Soll im Interesse ihrer akademischen Karriere zu erfüllen hoffen" (1972, S. 10).

In der *Voraussetzung* der Methodik verändert sich zugleich die Fragestellung bzw. -richtung, der sich die Forschung widmet, gegenüber den früheren Versuchen, in denen versucht wurde, die aus der Praxis stammenden Beobachtungen (zumeist nur) zu veranschaulichen und auf den Begriff zu bringen. Diese indirekte Veränderung der Perspektive und Thematik aufgrund methodischer Voraussetzungen ist aus anderen Bereichen klinischer Forschung bekannt und kürzlich von HOWE (1987) für die psychologische Erforschung des Sterbens analysiert und kritisiert worden. Die im Motto zu diesem Kapitel zitierte Arbeit von KASTENBAUM (1984) bringt ein "außer-wissenschaftliches" Interesse dieser Forschungsbemühungen an den Tag, das auch für die sich zunehmend auf vollstandardisierte Testskalen verengende CF-Forschung von Bedeutung sein dürfte: "Diese Skalen (gemeint sind hier sogenannte "Todesangstskalen", G.U.) haben sich fast als unwiderstehlich für Doktoranden und wenig erfahrene Forscher erwiesen" (S. 23, zit. n. HOWE, 1987, S. 15). Ihre Attraktivität liege *weder* in ihrer theoretischen Bedeutung, *noch* in den resultierenden Erkenntnissen, sondern darin, daß "sie leicht angewandt werden können und einem die Illusion vermitteln, man könnte sich mit der Psychologie des Todes (bzw. chronischer Krankheit, G.U.) beschäftigen, ohne persönlich hineingezogen zu werden" (ibd.). Einen Hinweis darauf, daß methodische Voraussetzungen nicht nur Einfluß ausüben auf die Art der Erkenntnisgewinnung, sondern auch auf die Wahrnehmung wissenschaftlicher Erkenntnis*ziele*, kann man - zumal eingedenk der Unheilbarkeit der CF - darin sehen, daß von den 27 Untersuchungen der für diese Arbeit gesichteten Literatur, die sich mehr oder weniger ausführlich mit dem *Sterben* des CF-Patienten befassen, gerade noch 6 *nach* 1980 - also in der Zeit verstärkter und methodisch systematischerer Forschungsaktivitäten - publiziert wurden! Wenn auch die im Motto zitierte Kritik von KASTENBAUM (1984) an der Psychologie von ihm grundsätzlicher gemeint ist, so kann auch diese ganz konkrete "Subtraktion" des Todes aus dem Arbeitsfeld kaum als Anzeichen der Reife wissenschaftlicher Betätigung betrachtet werden.

Es wäre aber gewiß der Entwicklung der Forschung unangemessen, die methodische Diskussion auf Aspekte der Psychologie des einzelnen Forschers i.S.v. KASTENBAUM (1984) zu beschränken. Denn die so methodisch gegen Fehlerquellen abgedichtete Forschung wirkt ja nicht allein und in erster Linie durch *Ausschluß* des ihr Inkommensurablen, sondern vor allem indem sie *produziert*, nämlich "ermutigende" Resultate relativer Normalität der CF-Patienten, die durch den Mangel an methodenkritischer Reflektion bruchlos von einer (wissenschaftlichen) CF-Gemeinde aufgegriffen werden können, die auf ermutigende, Hoffnung stiftende Befunde angewiesen ist (vgl. WADDEL, 1982, 1983).

Die folgenden Beispiele und Anmerkungen mögen den Mangel an (methoden-) kritischer Reflektion von *Normal*befunden illustrieren, der so eigentümlich mit der explizit methodischen Kritik *auffälliger* Befunde aus der Frühphase der Forschung kontrastiert. Das wesentliche Versäumnis heutiger methodenkritischer Reflektion besteht darin, die mögliche *Interaktion* des methodischen Vorgehens mit Merkmalen des Untersuchungsobjekts (das eben zugleich auch Subjekt ist) nicht zu berücksichtigen. Dies ist von Bedeutung, weil das Bedürfnis, sich als "normal" und funktionstüchtig zu *präsentieren*, eine Bewältigungsstrategie der Betroffenen sein kann, die mit einem auf Abweichungen geeichten Forschungsinstrument leicht mit gelungener Bewältigung verwechselt werden kann.

Im Hinblick auf diese einseitige Methodenkritik bzw. auf eine relativ kritiklose Anerkennung vermeintlich gut methodisch abgesicherter Ergebnisse wurde bereits darauf hingewiesen, daß nahezu durchgängig die weitgehende Normalität von Befunden aus standardisierten Erhebungen nicht selbst kritisch betrachtet wird, sondern lediglich die methodischen Mängel anders lautender (früherer) Studien diskutiert werden. Lediglich eine Studie erwägt, daß die aus (psycho-) therapeutischen Kontakten gewonnenen Eindrücke in der Tat ein anderes Bild vermitteln könnten, als es im Rahmen einer (standardisierten) Einmal-Befragung der Fall ist, um aber schon im nächsten Satz mit Genugtuung festzustellen: "It is encouraging that the vast majority of our CF adolescents were functioning at the appropriate grade level for age" (SMITH et al., 1983, S. 233). Deutlicher äußert sich (nur) STEINHAUSEN (1981), der die Ergebnisse standardisierter Studien explizit für "methodische Artefakte" hält und für die Verwendung standardisierter psychiatrischer Interviews plädiert, deren Relevanz (Gegenstandsangemessenheit) er aber genauso wenig diskutiert (vgl. PINKERTON, 1985). So sind seine im Vergleich zu neueren Arbeiten ungewöhnlichen Befunde erhöhter Psychopathologie bei CF (STEINHAUSEN et al. 1983) in derart unscharfen Kategorien (des ICD) geronnen, daß sie nicht eigentlich psychologisch zu erhellen, sondern bestenfalls pauschal Hinweise auf die Notwendigkeit psychosozialer Versorgung zu erbringen vermögen (die im übrigen deutlicher schon durch die gescholtene "impressionistische" Forschung bekannt war).

Die Unzulänglichkeit auch des Vorgehens von STEINHAUSEN et al. (1983) wird an einem Aspekt der Bewältigung der Mukoviszidose deutlich, der zwar verschiedentlich erwähnt, in der methodenkritischen Diskussion jedoch *notorisch ausgeklammert* wird: die Belastungen durch die CF werden individuell und familiär durch Verleugnung und Minimalisierung reduziert, was KNAFL et al. (1986) unter dem Stichwort der *"Normalization"* als einen bzw. den bestimmenden Aspekt der Bewältigung chronisch somatischer Leiden herausstellen (vgl.a. ANDERSON, 1981, die auf immanente Widersprüche dieser Bewältigungsstrategie hinweist). Damit übereinstimmend geben für die CF etwa ALLAN et al. (1974) an, daß alles, was die Besonderheit des CF-Kindes betonte, deren Mütter aufgeregt hätte ("upset"); BYWATER (1981) bemerkte eine deutliche Unfähigkeit der Mütter, Zustände der Niedergeschlagenheit ihrer Kinder zu erkennen (bzw. anzuerkennen); STRAUSS et al. (1981) sahen ausgeprägte "Minimization" bei erwachsenen CF-Patienten, von denen ein Großteil angab, mit dem körperlichen Erscheinungsbild zufrieden zu sein, während sie zugleich die durch CF veränderte körperliche Erscheinung als das nach chronischem Husten belastendste Krankheitssymptom nannten; und auch der Befund von COWEN et al. (1986), daß CF-Eltern in einem Fragebogen zu Erziehungsproblemen und Verhaltensauffälligkeiten *weniger* Probleme angeben, als Eltern nicht-erkrankter Kinder, verweist auf die Wirksamkeit dieser (krankheits*un*spezifischen!) Bewältigungsstrategie, die KNAFL et al. folgendermaßen zusammenfassen: "In sum, major studies (...) revealed that parents of impaired children usually came to define the child and their family as 'essenitally normal' and they engaged in behaviors to communicate this definition to others" (1986, S. 219). Man kann ergänzen, daß zu diesen "anderen" eben auch Forscher gehören, die ausgerechnet diese Familien nach Problemen und Abweichungen befragen - und deren Verneinung in den auf Abweichungen sensibilisierten Meßinstrumenten in keiner Weise methodenkritisch hinterfragen! Wie schon BREDE (1972) treffend zum Problem der "Pseudo-Normalität" (psychosomatisch Kranker) feststellte, ist unabhängig von ihrer jeweiligen Verursachung die besondere psychologische Problematik pseudo-normaler Erscheinungsbilder, also solcher Verhaltensweisen und Haltungen, in denen die Übereinstimmung mit normativen Verhaltenserwartungen im Vordergrund steht, "mit Forschungsinstrumenten, die sich an sozial auffälligem neurotischen Verhalten bewährt haben, *nicht feststellbar*" (1972, S. 38; Hv. G.U.).

Insofern Stellungnahmen wie jene von ROSSI et al. (1981) in der CF-Literatur Seltenheitswert besitzen - nämlich daß das verzweifelte Bemühen des erwachsenen CF-Patienten um Normalität mit einem *hohen Preis* erkauft werde und doch letztlich nur dazu führe, daß der CF-Kranke "a life beside our society, not within it" führe - spiegelt die neure CF-Forschung (zumal jene zum "psychosocial functioning") vor allem die Normalitäts*bestrebungen* der Familien wider, die die Forschung allerdings mit gelungener Bewältigung gleichsetzt.

Die methodisch unkritische Diskussion, besser: die mit Verweis auf die überlegene Methodik geradezu zum Faktum erklärte weitgehende Normalität der CF-Familie fügt sich nahtlos in die zentralen Bedürfnisse der drei Hauptakteure: die *Familien* sehen sich in ihrem Bemühen um Normalität durch solche Befunde bestätigt (und in ihrer Sorge gegenüber dem Abgespaltenen besänftigt). Die *Medizin* erhält Material zur Förderung und Aufrechterhaltung der Hoffnung der Betroffenen wie sie zugleich entlastet wird von der ethischen Beunruhigung, die DENNING et al. (1976) in den 70er Jahre erzeugt hatten, indem sie auf die dramatischen psychosozialen Begleitumstände hinwiesen, die den Wert der Therapiemaßnahmen schmälern können (siehe B 1.1.). Und die *Sozialwissenschaften* (bzw. vornehmlich die Psychologie) schließlich erfahren im Tausch für dergestalt nützliche Erkenntnisse die Anerkennung der Medizin, nachdem sie ihre methodischen Eigenarten abgestreift und die Forderungen naturwissenschaftlicher Forschung auch für sich akzeptiert haben. Auf den letzten Sachverhalt deutet zu Recht WADDELL (1982, 1983) hin, dessen Arbeiten in der sozialwissenschaftlichen Diskussion allerdings bislang unbeachtet blieben.

Indem gerade die moderne CF-Forschung aufgrund ihres Fortschrittsbewußtseins die methodische Reflektion, die sie selbst begonnen hatte, *nicht* fortsetzt (d.h. weiterentwickelt), produziert sie einen systematischen "bias", den ROTH (1962) als eine charakteristische Anpassungserscheinung der Sozialwissenschaften im Dienste der Medizin beklagte, bei der die Interessen des Auftraggebers die Objektivität der Sache gegenüber und damit die wissenschaftliche Integrität beschädigten (vgl.a. ULLRICH, 1990). Dieser von ROTH so genannte "management bias" kommt nicht zuletzt darin zum Ausdruck, daß die psychologische Forschung überwiegend beschwichtigend die Normalität des CF-Patienten betont und man in neueren Arbeiten so eindringliche Formulierungen wie jene von GEIST (1978) praktisch nicht mehr findet, die (deshalb) der gesamten, hier vorliegenden Studie als Motto vorangestellt wurde. Und während in der Tat alle oben genannten Hauptakteure ihren Gewinn an dieser Entwicklung der Forschung haben, bleibt die Erkenntnis über die psychologischen *Besonderheiten* dieser "halfway children" (GEIST) auf der Strecke. Lediglich eine Arbeit kommt in ihrer kritischen Rekapitulation psychosozialer Forschung über diesen "management bias" hinaus, wenn festgestellt wird, daß "the frequent claim in the literature of adequate 'psychosocial' adaptation is *more accurately* described as only adequate 'social' adaptation" (MADOR et al., 1989, S. 140; Hv. G.U.). Eine grundsätzliche (methodische) Auseinandersetzung vermeiden die Autoren jedoch ebenfalls, wenn sie - gerade *ohne* dafür auf standardisierte empirische Arbeiten verweisen zu können - weiter feststellen, daß mit Blick auf die ausgelassene psychologische Dimension "CF appears to result in serious emotional disturbance in most, if not all (!), adolescents with CF" (ibd.; Hv. G.U.). Gerade diese dramatisch klingende Verallgemeinerung, die man sonst der methodisch unzulänglichen Forschung der Frühphase anlastet, sollte durch die psychologische Aspekte standardisiert erfassenden Arbeiten der späten 70er und 80er Jahre widerlegt werden - was ihnen (jenseits der hier vorgetragenen methodischen Kritik) auch gelungen ist!

Was in der von MADOR et al. (1989) vorgenommenen Gegenüberstellung zweier Formen der Anpassung bzw. des "functioning" tatsächlich gemeint ist, läßt sich prägnanter als in der CF-Literatur durch eine an Jugendlichen mit Lippen-Kiefer-Gaumenspalten durchgeführte Studie von UHLEMANN (1990) angeben. Der Autor stellt für die psychosoziale Forschung dieses Krankheitsbildes eine ganz ähnliche Entwicklung fest, wie sie für die CF hier beschrieben wurde, und sieht in der fruchtlosen Replikation von Normalbefunden dieser Patienten im Vergleich zu unterschiedlichen Kontrollgruppen mittels standardisierter Testinventare eine unzulässige Gleichsetzung von (gelungener) *sozialer Anpassung* der Patienten mit (methodisch bisher gar nicht zureichend erfaßter) *sozialer Integration* "und einer befriedigenden Gestaltung des Lebensalltags der Betroffenen" (1990, S. 61).

Diese Unterscheidung klingt (nur) bei ROSSI et al. (1981) deutlich an, wenn sie feststellen, daß die extremen Anpassungsbemühungen des erwachsenen CF-Kranken letztlich doch nur zu einem Leben neben der Gesellschaft führen (siehe oben). Während die standardisierten Forschungsinstrumente der Psychologie Störungen der sozialen Anpassung relativ sensibel anzeigen können und diesbezüglich (mit MADOR et al., 1989) für die CF-Familien eine "adequate social adaptation" festzustellen ist, erweisen diese Instrumente sich für Aspekte der sozialen Integration als unsensibel und konzeptionell untauglich.
Tatsächlich berührt die Frage der sozialen Integration eher Aspekte der Veränderung der "Lebenswelt" (vgl. UHLEMANN, 1990), als daß sie sinnvoll z.B. mit psychiatrischen Diagnoseschlüsseln (sensu STEINHAUSEN et al., 1983) oder konventionellen psychologischen Testskalen beschreibbar wäre. Studien, die in diesem Sinne die "Lebenswelt" und deren durch CF und ihre Bewältigung geprägte Besonderheiten thematisieren, liegen zur CF jedoch praktisch nicht vor. Davon auszunehmen sind allenfalls die Studie von BURTON (1975), die wegen der enormen medizinischen Fortschritte leider inzwischen in vielen Punkten veraltet sein dürfte, sowie - bezogen auf die Besonderheiten der Behandlungsbeziehungen - die bislang ignorierte Arbeit von WADDELL (1983).

Solange allerdings keine Diskussion darüber einsetzt, inwiefern die eingeschlagenen methodischen Wege der aktuellen CF-Forschung - trotz der zu Recht kritisierten Unzulänglichkeiten der frühen Beiträge - dennoch Sackgassen darstellen, wird eine "hinter" die pseudo-normalen Bewältigungsstrategien der CF-Familien reichende Sichtweise gar nicht erst möglich sein.

Der methodenkritische Hinweis auf die Bedeutung der Tendenz zur "minimization" oder "normalization" erfolgt hier nicht im Sinne, daß sich "hinter" dieser Verhaltensstrategie (notwendig) die eigentliche Psychopathologie verberge. Vielmehr ist mit BRESNITZ (1985) anzumerken, daß die Forschung keine adäquaten Modelle formuliert hat, die sich - jenseits der Hypothese "denial" einerseits oder der unkritischen Gleichsetzung von "normalization" mit gelungener Anpassung andererseits - bewegen. Das von WADDELL (1983) in den Mittelpunkt gestellte Bedürfnis, die Hoffnung zu bewahren, entspricht den Überlegungen von BRESNITZ (1985, S. 298) am ehesten, der dies als einen vielversprechenden Ansatzpunkt und als eine von Verleugnungsprozessen unabhängige Bewältigungsstrategie ansieht: "Thus, one important behavioral alternative of denying, is hoping. While practitioners in all helping professions take it as virtually self-evident that hope plays a major role in recovery, there is practically no systematic research on this phenomenon". Eine "hinter" die Bewältigungsstrategie der "minimization" und "normalization" reichende Forschung hätte insofern (nach den Vorarbeiten von WADDELL, 1982, 1983) diese Verhaltensweisen in ihrem Bezug auf die Aufrechterhaltung der Hoffnungsbalance zu untersuchen, ihre Abgrenzung von im eigentlichen Sinne als Verleugnung zu bezeichnenden Verarbeitungsweisen aufzuzeigen sowie sich mit eventuellen psychosozialen "Kosten" einer solchen Strategie zu befassen (vgl. UHLEMANN, 1990)

Wegen der Einseitigkeit der geläufigen methodischen Diskussion konzentrierten sich diese Anmerkungen zum Stand und zur Methodik der CF-Forschung auf die neuere, an methodische Standards der Naturwissenschaften adaptierte Forschung, ohne auf frühere Forschungsarbeiten näher einzugehen. Die Problematik der gesamten CF-Forschung läßt sich folgendermaßen zusammenfassen: In der Frühphase der CF-Forschung dominierten Arbeiten, die häufig (als a-methodische Erfahrungsberichte und klinische Eindrücke) direkt aus der Praxis stammten und in hohem Maße "praktische Relevanz" (HOLZKAMP, 1972) besaßen, welche jedoch durch die methodisch bedingte Unzuverlässigkeit der Befunde in Frage gestellt war. Als Korrektiv für die offenkundigen und vielfach kritisierten Mängel dieser "anekdotischen" Beiträge[1] entwickelte sich eine systematische CF-Forschung, die ihre Geltung nicht mehr primär klinisch sondern methodisch abzusichern suchte. Die Orientierung an naturwissenschaftlich-experimenteller Methodik sicherte einerseits die Anerkennung durch die auftraggebende Medizin, sie erzeugte andererseits eine - nicht durchschaute - Abbildungsschwäche gegenüber (klinisch durchschaubaren) Normalisierungsbemühungen der Betroffenen und sie mußte mit einem Verlust der praktischen Relevanz der Forschung teuer erkauft werden, der nicht zuletzt in den sehr spärlichen Beiträgen zur psychosozialen *Versorgung* der CF-Patienten deutlich

---

[1] Die geläufige und abwertend gemeinte Kennzeichnung der frühen Arbeiten als "anekdotischer" Beiträge (vgl. DUSHENKO, 1981; FRYDMAN, 1979; LEVISON ET AL. 1987) ist gerade im Zusammenhang der Frage nach praktischer Relevanz einer Anmerkung wert.
Der Brockhaus definiert die "Anekdote" als einen "Bericht in knapper, zugespitzter Form von einer bemerkenswerten *Begebenheit*" und deutet damit auf die Einbettung des Berichteten in ein *Beziehungsgeschehen* hin. Demgegenüber zeichnet sich die systematische Forschung in ihrem Bemühen um Kontrolle der Bedingungen und Variablen gerade dadurch aus, daß sie *künstliche* Verhältnisse schafft. Die häufig größere praktische Relevanz (ungesicherter) anekdotischer Beiträge gegenüber der statistischen Signifikanz künstlicher Zusammenhänge systematischer Forschung resultiert gerade aus der mangelnden Rückübersetzbarkeit der systematisch gesicherten Erkenntnisse in eine auf Beziehungsarbeit angewiesene *Praxis*, in der zumeist nicht definitiv Gesichertes benötigt wird, sondern ein differenziertes Bewußtsein *möglicher* Zusammenhänge und Bedeutungen, deren konkrete Relevanz kommunikativ im Einzelfall gesichert werden muß und kann.

wird.

Ein viel offenkundigerer Fortschritt der CF-Forschung dürfte weniger in ihrer nunmehr elaborierteren Methodik liegen, als in der speziell in den letzten Jahren stattfindenden Konzentration auf *umschriebene* klinische Probleme, das heißt in der zunehmenden Überwindung methodisch unabgesicherter inhaltlicher Generalisierungen aus der Frühphase der Forschung sowie praktisch irrelevanter Generalisierungen in den späteren methodisch dominierten Arbeiten.

BEITRÄGE ZUR PSYCHOSOZIALEN VERSORGUNG

VERSORGUNGSSTRATEGIEN UND VERSORGUNGSKONZEPTE

Betrachtet man die CF-Literatur unter dem Gesichtspunkt psychosozialer Versorgung und einer für die CF-Patienten angemessenen Behandlungsstrategie, dann fällt auf, daß praktische Konsequenzen für die Versorgung zwar immer wieder benannt oder gefordert wurden, aber noch kaum selbst Gegenstand systematischer Reflektionen oder empirischer Studien geworden sind (vgl. JEDLICKA-KÖHLER et al., 1989a). So weist MILLER (1988) zu Recht darauf hin, daß der sozialwissenschaftliche Beitrag zur CF "appears to neglect the conceptualization of the roles and strategies of the MHP (Mental Health Profesional, G.U.) working in this specialized context" (S. 124).

Deutlicher auf Aspekte der Versorgung bezogen waren die Beiträge aus der Frühphase der CF-Forschung (vgl. den Sammelband von PATTERSON et al., 1973). Die Perspektive war hier überwiegend auf die Auswirkungen des frühzeitigen Sterbens von CF-Patienten sowie auf Probleme eines diesbezüglich angemessenen Umgangs der medizinischen Behandler begrenzt. DAVIES et al. (1973) berichten in o.g. Sammelband von den Ergebnissen einer Umfrage, in der amerikanische CF-Zentren nach regelmäßiger Kooperation mit Sozialarbeitern, Psychologen oder Psychiatern befragt wurden. Wenn überhaupt psychosoziale Mitarbeiter für die Versorgung hinzugezogen wurden, geschah dies in der Regel nur auf der Grundlage fallweiser Konsultationen, d.h. eher im Ausnahmefall.

Die einzigen Arbeiten zu einer systematischen Einbeziehung psychosozialer Mitarbeiter stammen von MILLER (1988) und von JEDLICKA-KÖHLER et al. (1989a): MILLER verschafft einen Überblick über die vielfältigen und zum Teil deutlich von konventionellen Arbeitsformen abweichenden Tätigkeiten psychosozialer Mitarbeiter bei CF als einer "primarily non-psychiatric population". JEDLICKA-KÖHLER et al. stellen die

Leitlinien und Grundannahmen der Versorgung durch das Wiener CF-Zentrum vor, das eine reguläre und kontinuierliche Einbeziehung des Psychologen in ein (multiprofessionelles) CF-Team vorsieht. In einem weiteren Beitrag derselben Autoren (1989b) wird über erste Ergebnisse einer Evaluation dieser Angebote berichtet.

MILLER (1988) geht in dem m.W. einzigen (!) grundsätzlichen Beitrag zur Rolle psychosozialer Mitarbeiter bei CF zunächst auf eher klassische psychotherapeutische Angebote ein, die zumeist eher in der Form einer "intermittierenden" oder Kurztherapie von Bedeutung seien und die sich nur unter der Bedingung als praktikabel erwiesen, "after a sound familiarity with the patient has been acquired and a therapeutic relationship well-established. It also relies on the long-term association of the MHP with the particular centre and his or her availability" (S. 126). Diese Bedingungen sind auf der Grundlage einer lediglich fallweisen Hinzuziehung psychosozialer Experten gerade nicht gegeben. Zu Recht stellen daher JEDLICKA-KÖHLER et al. fest (1989a, S. 62), daß die grundsätzliche Anerkennung des (individuell variierenden) Einflusses "psychischer und sozialer Faktoren auf Ausprägung und Verlauf" der CF *Voraussetzung* einer psychologischen Mitbetreuung dieser Patienten ist.

Während der Beitrag von JEDLICKA-KÖHLER et al. sich vergleichsweise eng an konventionelle Aufgabengebiete des Psychologen anlehnt (dem in der Diagnosemitteilung eine besondere Verantwortung zukomme oder der ansonsten eine Art psychosozialen "check-up" leistet, um Fehlentwicklungen frühzeitig beeinflussen zu können), sieht MILLER deutlicher die Notwendigkeit, auch das "Setting" psychologischer Arbeit an die "non-psychiatric population" anzupassen. (Unter "Setting" soll hier verstanden werden die Anordnung und Beziehungsgestaltung der Beratungs- bzw. Therapiesituation, etwa im Hinblick darauf, daß in der klassischen Psychoanalyse der Patient auf der Couch liegt, seinen Therapeuten nicht sieht und dieser sich weitgehend passiv verhält und sich auf Deutung der vom Patienten vorgetragenen Einfälle und Phantasien beschränkt, im Unterschied etwa zur klientenzentrierten Gesprächstherapie, in der zwar auch eine abwartende, tendenziell passive Therapeutenhaltung vorherrscht, der Therapeut dem Patienten jedoch gegenübersitzt und er sich Deutungen enthält und stattdessen den emotionalen Gehalt des Mitgeteilten lediglich verbalisiert und spiegelt. In diesem Sinne unterscheiden sich die verschiedenen Therapieschulen in ihrem "Setting" z.T. erheblich, aber es unterscheiden sich die für die Arbeit mit chronisch körperlich Kranken eingeschlagenen Wege auch wiederum im Setting erheblich von den aus primär psychotherapeutischen Zusammenhängen bekannten Vorgehensweisen.)

MILLER (1988) weist u.a. auf Möglichkeiten der (psychotherapeutischen) Arbeit in Gruppen hin, oder er merkt zu Recht an, daß die CF-Patienten auch als Gesamtheit, sozusagen als "CF-Gemeinde", Adressaten psychosozialer Einflußnahme sein können. Die Aufgabe psychosozialer Mitarbeiter könne es z.B. sein, gezielt die Implikationen medizinischen Fortschritts (z.B. Gentechnologie oder Organtransplantation) oder die Bedeutung des Versterbens von in der CF-Gemeinde nicht selten wohlbekannten Patienten zu thematisieren (bzw. zu enttabuisieren). Eine solche Veränderung und Ausweitung des Arbeitsfelds ist - neben konzeptionellen Grundhaltungen - letztlich abhängig von personellen Kapazitäten und auch von der Größe der jeweiligen CF-Ambulanz.

Vor allem MILLERs Beitrag stellt deutlich heraus, daß psychologische Angebote bei CF eher selten bzw. nur in Ausnahmefällen im Sinne der regulären bzw. konventionellen Formen psychologisch-psychotherapeutischer Hilfen unterbreitet werden können. Vielmehr sei ein *aktiveres* Vorgehen und zugleich ein primär unterstützendes statt konfrontierendes ("aufdeckendes") Vorgehen notwendig. Dieses muß in Art und Setting der Befürchtung seitens der Betroffenen Rechnung tragen, durch die Inanspruchnahme psychologischer Hilfen zusätzlich zur CF als familiär oder persönlich defizitär angesehen zu werden (vgl.a. ULLRICH, 1989). Darüberhinaus verweisen MILLER (1988) und JEDLICKA-KÖHLER et al. (1989a) auf die Bedeutung einer präventiven Einflußnahme, die als Reaktion aufzufassen ist auf das klinisch wohlbekannte Phänomen, daß bei Vorliegen von Störungen und Konflikten häufig erst zu einem sehr späten Zeitpunkt die Hilfe eines Experten aufgesucht wird.

Während die genannten Beiträge von MILLER und auch JEDLICKA-KÖHLER et al. sich primär auf die Rolle des Psychiaters bzw. Psychologen konzentrieren, deuten die wenigen sonstigen Hinweise in der Literatur zur Notwendigkeit der Einbeziehung psychosozialer Mitarbeiter darauf hin, daß man eher Sozialarbeitern einen festen Platz in der Behandlung einäumen würde als Psychologen oder Psychiatern (vgl. GOLDBERG et al., 1973; ALLAN et al., 1974; BYWATER, 1981; BATTEN, 1983). NORMAN et al. (1983, S. 248) sehen zwar gelegentlich den Einbezug eines Psychiaters als nützlich an, für die "transient depression and ordinary emotional problems" sei hingegen der behandelnde CF-Arzt aufgrund seiner Vertrautheit mit dem Patienten der bessere Ansprechpartner, dem dann empfohlen wird, bei Gelegenheit auch "simple tranquillizer or anti-depressants" zu verschreiben! Die selbstverständlichere Einbeziehung des Sozialarbeiters in die Regelversorgung bei CF macht auch LLOYD-STILL (1983) in seinen konzeptionellen Überlegungen zur Struktur von CF-Zentren deutlich. Nicht zuletzt wird dies auch durch die Studie von KOCH et al. (1990) bestätigt, die die hiesige multizentrische Studie im Sinne einer externen Evaluation mituntersuchten: In einer Bedarfserhebung gaben die von ihnen befragten CF-Experten (im Unterschied zu solchen für krebs- und nierenkranke Kinder) an, daß dem Sozialarbeiter höhere Priorität (als reguläres Teammitglied) einzuräumen sei als dem Psychologen.

In der Frage der Anpassung psychologischer Angebote an eine "non-psychiatric population" ebenso wie in der Zurückhaltung gegenüber einer regulären Einbeziehung von Psychologen oder Psychiatern kommt indirekt das Motiv der *Kontraindikation psychotherapeutischer Ansätze bei CF-Patienten* zum Ausdruck bzw. zumindest ein Bedürfnis, den professionellen Zugriff auf Patient und/oder Familie zu begrenzen. Hierzu wurden einige bemerkenswerte Ergebnisse und Stellungnahmen vorgebracht.

An verschiedenen Patientengruppen stellte HÜRTER (1990) in einer Befragungsstudie einen als hoch eingestuften Wunsch nach psychologischen Hilfen fest, der aber bei CF-Familien *geringer* ausgeprägt war als bei Familien krebskranker oder mobilitätseingeschränkter Patienten (Muskeldystrophie, Spina bifida). Eine zurückhaltende Bewertung des Wunsches nach psychologischer Hilfe deuten die Studien von HENLEY et al. (1990) und von STRAUSS et al. (1981) an: HENLEY et al., die die Informationsbedürfnisse CF-Kranker und ihrer Angehörigen erfragten und einen Bedarf vor allem bzgl. psychosozialer Implikationen der CF feststellten, weisen auf eine (trotzdem) geringe Bereitschaft adoleszenter CF-Kranker hin, sich mit emotional stärker besetzten Themen zu befassen und diesbezügliche Hilfen anzunehmen. STRAUSS et al. fragten in einer Gruppe von 21 erwachsenen CF-Patienten danach, wen sie als Ratgeber für "solving general problems in living" bevorzugten. Es zeigte sich, daß an erster Stelle die Kernfamilie und enge Freunde genannt wurden, während psychosoziale Mitarbeiter deutlich hinter z.B. Seelsorgern oder dem behandelnden Arzt genannt wurden und der Psychotherapeut als letzter in Frage kam. Zu bezweifeln ist jedoch, daß die befragten Patienten psychosoziale Mitarbeiter als systematisch in die Behandlung integrierte Behandler überhaupt kannten. Insofern dokumentieren diese Resultate eher die relative Unwahrscheinlichkeit bzw. die Hemmschwellen gegenüber einer Inanspruchnahme von nicht mit der CF vertrauten psychosozialen Experten, wie es generell in der geringeren Inanspruchnahme von psychologischen Experten auf der Grundlage von Konsultations- im Unterschied zu sogenannten liaisonpsychiatrischen Angeboten bekannt ist (vgl. JORASCHKY et al., 1986).

Deutlicher als die genannten Hinweise sprechen DENNING et al. (1976) gegen die Relevanz einer primär psychotherapeutisch konzipierten psychosozialen Versorgung bei CF: "We find that people with CF do not seek opportunities to find relief by insight and expression provided by psychotherapy. Rather, they avoid psychotherapy and psychotherapists", insofern eine an Aufdeckung emotionaler Konflikte orientierte Psychotherapie das ausgeprägte "need to be normal" der Patienten durchkreuze (S. 131). Allenfalls bei (und für die Dauer von) akuten Krisen komme für die Betroffenen eine solche Inanspruchnahme psychotherapeutischer Hilfen in Betracht (ibd.), was auch PATTERSON et al. (1983, S. 35) bestätigen, wenn sie in ihrer die Bewältigungskompetenz (Coping) der Betroffenen thematisierenden Arbeit betonen, daß psychologische Interventionen sich auf aktuelle Risikosituationen zu begrenzen hätten, anstatt sich im konventionellen Sinne auf ein "sorting out the family's 'past'" zu konzentrieren. Hauptaufgabe sei die Informationsvermittlung und die Unterstützung der Selbsthilfekompetenz der Betroffenen.

Während diese Stellungnahmen zu Recht die problematische Spannung zwischen eigenständigen Bewältigungsstrategien der Betroffenen auf der einen und konventionellen (genau genommen: dem Arbeitsmodell der klassischen Psychoanalyse entlehnten) psychotherapeutischen Vorgehensweisen auf der anderen Seite problematisieren, ist die daraus resultierende Marginalisierung der Psychotherapie - anstelle ihrer Adaptierung -unverständlich. Es wäre hier zu fragen, ob in dieser vorschnellen Disqualifizierung der Psychotherapie ein "management bias" (ROTH) auf der Ebene der Versorgung zum Ausdruck kommt: Mit den Betroffenen scheinen auch ihre Behandler Angst vor dem "Blick zurück" oder vor der Hinwendung zu Phantasien und Ängste zu haben (vgl. ULLRICH, 1990), worauf auch WIRSCHING (1987) kritisch hinweist, wenn er in der einseitigen Bezugnahme auf (professionelle Unterstützung des) Coping ein subtil wirksames "Frageverbot" unter den Professionellen walten sieht.

Die Kontroverse um die Relevanz oder Kontraindikation psychologischer Hilfen (im Hinblick auf deren potentiell auch destabilisierende Wirkung) setzt ein statisches Verständnis des Bedürfnisses nach Normalität der Betroffenen voraus und bezieht sich auf ein sehr eingeschränktes Modell psychotherapeutischen Arbeitens. Demgegenüber belegen einige neuere Arbeiten, daß die Bereitschaft zur Problematisierung psychosozialer Aspekte der CF und die damit eng verbundene Bereitschaft, Hilfen zu ihrer Bewältigung zu nutzen, als Prozeß betrachtet werden muß, wodurch Vorhersagen über Art und Ausmaß eines psychosozialen Versorgungsbedarfs fragwürdig erscheinen.

So berichten BRISETTE et al. (1988) im Rahmen eines "nurse home visiting program" zur häuslichen Betreuung schwerkranker CF-Patienten, daß es im Verlauf des dreijährigen Zeitraums zu einer charakteristischen Verschiebung der Themen und Probleme kam, die die Patienten gegenüber der CF-Schwester vorbrachten. Während im ersten Jahr zunächst Fragen und Probleme bzgl. des CF-Managements im Vordergrund standen, die dann zunehmend durch Fragen nach der körperlichen Entwicklung ergänzt wurden, traten ab dem zweiten Jahr verstärkt persönliche und familiäre Probleme in den Vordergrund der Gespräche. Während die Ergebnisse von BRISETTE et al. vor allem den Aspekt der Vertrautheit deutlich machen sowie die damit verbundene Bereitschaft, Selbstoffenbarungen zu leisten, kommt den Ergebnissen von JEDLICKA-KÖHLER et al. (1989b) insofern eine größere Bedeutung zu, als sie eine unterschiedliche Wahrnehmung und Nutzung von Hilfsangeboten in Abhängigkeit vom Lebensalter des Patienten und der Behandlungsbiographie deutlich machen konnten. Hier kommt als Prozeß nicht die konkrete (therapeutische) Beziehung sondern die Behandlungsbiographie für die Bewertung des Hilfsbedarfs in den Blick. Gerade in der Anfangszeit waren die durch die Diagnose verunsicherten Eltern gegenüber psychologischen Hilfen sehr aufgeschlossen, während bei Familien mit älteren und bereits länger diagnostizierten Kindern eine wohlwollende Zurückhaltung (d.h. Kontaktbereitschaft aber keine aktive Inanspruchnahme) geübt wurde. Eine ablehnende Haltung gegenüber dem psychologischen Kontaktangebot war bei adoleszenten und erwachsenen CF-Patienten häufiger anzutreffen (10%-17%), allerdings war in dieser Gruppe auch ein hoher Prozentsatz (46%) *aktiv* Hilfe inanspruchnehmender Patienten (S. 77), für die das höchste Problembewußtsein zu postulieren ist. Diese Ergebnisse, die auf eine Wechselwirkung (zumindest) zwischen Aspekten der Behandlungsbiographie, spezifischen Belastungen der Krankheitsstadien und der Wahrnehmung sowie Inanspruchnahme psychosozialer Hilfen hinweisen, wurden von KOCH et al. (1985) auch für erwachsene nierenkranke Patienten bestätigt und von WOLFF (1987) ins Zentrum seiner Modellvorstellungen gerückt.

Studien, die den Prozeßcharakter der Erkrankung ebenso wie den der Versorgung berücksichtigen, stellen einen differenzierteren Ansatzpunkt für die Konzeptualisierung und Evaluation psychosozialer Versorgungsangebote dar, als es in der an pauschalen bzw. statischen Kategorien orientierten Kontroverse um die Rolle der Psychotherapie bei CF bisher der Fall war.

"BAUSTEINE" PSYCHOSOZIALER VERSORGUNG

Die in diesem Abschnitt zu nennenden Beiträge zur psychosozialen Versorgung sind dadurch charakterisiert, daß sie
- die Anwendung von Interventionen vorstellen, die Auffälligkeiten der CF-Patienten positiv beeinflussen sollen. Das Augenmerk ist insofern nicht auf eine grundsätzliche Konzeption psychosozialer Versorgung gerichtet, sondern auf die Beeinflussung von Teilaspekten der Problematik des CF-Patienten und/oder seiner Familie;
- oder als "Projekte" einen psychosozialen Versorgungsversuch darstellen, also nicht als reguläre Bestandteile eines Versorgungszusammenhangs zu begreifen sind, wenngleich sie das Verständnis für die Interdependenz somatischer und psychosozialer Aspekte bei CF schärfen und damit (im Sinne von JEDLICKA-KÖHLER et al., 1989a) die grundsätzliche Akzeptanz psychosozialer Versorgung bei CF fördern sollen.

Aus diesem Grund werden sie hier gesondert unter dem Stichwort psychosozialer Versorgungsbausteine vorgestellt.

Nur die Beiträge von SPIRITO et al. (1984) sowie von STARK et al. (1987, 1990) plädieren (explizit bei SPIRITO et al.) für die stärkere Nutzung *konventioneller* Psychotherapieformen, nämlich verhaltenstherapeutischer und (auto-) suggestiver und relaxierender Techniken (die im Sinne einer verhaltensmedizinischen Umorientierung und Abkehr von Behandlungsansätzen der humanistischen Psychologie empfohlen werden).

SPIRITO ET AL. (1984) berichten über die Inanspruchnahme und Nutzung einer allgemeinen verhaltenspsychologischen Beratung sowie verschiedener Entspannungstechniken bei einer Gruppe von 21 CF-Patienten. Die Autoren stellen eine zunehmend aktivere Inanspruchnahme und positive Auswirkungen der Angebote fest, die im Sinne eines Gewahrwerdens der "Self-instrumentality" des Patienten verstanden wird, die es auch gezielt zu fördern gelte (S. 217). Die verhaltenspsychologischen Angebote entsprächen - im Unterschied zu "insight"-orientierten Ansätzen - in ihrer Abkehr von psychopathologischen Konzeptionen dem wissenschaftlichen Befund weitgehender Normalität des CF-Patienten. Ohne auf grundsätzliche Aspekte konkurrierender Psychotherapiemodelle näher einzugehen, machen die als Erfolg präsentierten Befunde der Autoren insofern mißtrauisch, als der Leser bloß nebenbei erfährt, daß im Untersuchungszeitraum 8 der 21 Patienten verstorben waren und man für eine solche Gruppe offenbar schwerstkranker Patienten erwarten sollte, daß der Beitrag der Psychologie hier über bloße Angebote zur "Selbstinstrumentalisierung" hinausgeht.

Sieht man von diesen Beiträgen ab, dann lassen sich alle anderen als Anpassung psychologischer Interventionen an die Besonderheiten einer "non-psychiatric populaton" (MILLER) begreifen. Diese Beiträge reichen von quasi gruppentherapeutischen Angeboten bis hin zu primär edukativen Angeboten und Programmen. Letzteren wird nach den kürzlich veröffentlichten Empfehlungen der amerikanischen CF-Gesellschaft ein deutlich größerer Stellenwert eingeräumt (vgl. CYSTIC FIBROSIS FOUNDATION, 1990), was im übrigen den Entwicklungen in anderen Bereichen der Versorgung somatisch Kranker entspricht (vgl. DVORAK et al., 1985).

STRAUSS et al. (1979), BRYCE et al. (1984), GRIFFITH et al. (1988) sowie LIPPINCOTT et al. (1988) berichten über Angebote, die an Gruppenpsychotherapie orientiert sind. Im Vordergrund stand jeweils das Bemühen, die Verbalisierung persönlicher Erfahrungen mit der CF zu erleichtern und so die wechselseitige emotionale Unterstützung zu fördern. Die Anwesenheit der professionellen Helfer in den Gruppen kann (bei STRAUSS et al. explizit) als eine Art "Sicherheit" für die Teilnehmer verstanden werden, daß ihre Öffnung gegenüber emotionalen Aspekten der Erkrankung nicht zu einem Verlust des inneren Gleichgewichts führt. Während diese Beiträge die Auffassung von STEINHAUSEN (1981) nicht zu bestätigen scheinen, der wegen der ungünstigen Prognose der CF explizit von Gruppengesprächen mit den Betroffenen abgeraten hatte, sprechen auch STRAUSS et al. (1979) von zumindest passagären Belastungen der Teilnehmer, ohne dies allerdings als ein ausreichendes Argument gegen die Nützlichkeit solcher Angebote zu bewerten (vgl.a. SCHMITT, 1991).

Neue Wege im Hinblick auf psychosoziale Beiträge zur Versorgung CF-Kranker werden vor allem in der Harry Schwachman Clinic in Israel eingeschlagen. Mit der "panel discussion group" (ZIMIN et al., 1988) sowie der "waiting room group" (MILLER et al., 1987; nach MILLER, 1988) werden jeweils einschneidende Veränderungen des Settings psychosozialer Interventionen vorgenommen, die ausdrücklich begründet werden über die ausgeprägten und nachvollziehbaren Vorbehalte dieser "non-psychiatric population" gegenüber psychologisch-psychiatrischen Versorgungsangeboten.

Bei der "panel discussion group" handelt es sich um eine Art klinikinterner Podiumsdiskussion, bei der Angehörige der Klinik und der Betroffenen vor CF-Patienten und ihren Angehörigen über wichtige Themen der Erkrankung oder ihrer Behandlung diskutieren. Die "waiting room group" - Intervention sieht vor, daß ein psychosozialer Mitarbeiter sich mit in der Wartezone befindet. Die unvermeidliche Wartezeit und die Erwartungshaltung der Betroffenen soll genutzt werden, um Gespräche über Krankheitsthemen und unter den Wartenden anzuregen. Gerade der Charakter der Beiläufigkeit solcher Gespräche (im Vergleich zu einer gesonderten Einbestellung) ermögliche einen offeneren Austausch über Sorgen und Probleme.

Sowohl die Akzeptanz dieser Angebote, als auch die ihnen zugeschriebenen Effekte (vor allem auf das Behandlungsklima und die Offenheit in den Behandlungsbeziehungen), werden von MILLER (1988) als positiv bewertet.

Zu den Beiträgen in denen über eher edukative Angebote und Programme berichtet wird, können schließlich gezählt werden die Arbeiten zur Unterstützung und Anleitung von Eltern nach der Diagnosestellung von WATSON (1988), zur Anleitung Jugendlicher in Fertigkeiten selbständigen Lebens und Haushaltens von COHEN et al. (1988), zur systematischen Verbesserung des Krankheitswissens und des -managements von BARTHOLOMEW et al. (1989) sowie die Vorschläge zur konfliktarmen Bewältigung des Wechsels heranwachsender Patienten in die Innere Medizin (vgl. O'LOANE, 1988; WYNN, 1988; HARRIS et al., 1988).

Während bei den Studien zur psychosozialen Versorgung bei CF insgesamt ein Mangel an konzeptuellen Überlegungen und spezifischen Versorgungsmodellen zu beklagen ist, wird insbesondere an diesen "Bausteinen" psychosozialer Versorgung deutlich, daß man sich zunehmend um eine sehr enge Anpassung psychologischer und pädagogischer Techniken und Fertigkeiten an die Besonderheiten der (heterogenen!) CF-Population bemüht. Es kommt somit sowohl in der Erforschung psychosozialer Aspekte der CF (Kap. B 2.1.) wie in den Beiträgen zur Versorgung eine Tendenz zur Überwindung praktisch unfruchtbarer Generalisierungen zum Ausdruck.

Wenn auch eine Bewertung der Ansätze zur Versorgung derzeit noch verfrüht erscheint, so läßt diese Entwicklung eine größere Wirksamkeit und Akzeptanz psychosozialer Angebote in der Praxis erwarten. Den Stellenwert solcher Modifikationen psychotherapeutischer Arbeit im Gesamtzusammenhang psychosozialer Versorgung bei CF wird man am ehesten wohl im Sinne von BRYCE et al. (1984) beantworten können, die zur

Bewertung gruppentherapeutischer und teilweise edukativer Angebote im Verhältnis zur einzelfallorientierten, psychotherapeutischen Versorgung feststellen: "Professionals working with families must have flexibility in the application of group technique skills. No single technique is effective in meeting the range of family needs through the course of an illness. The therapeutic focus which is appropriate to some stages is too intense for others. Supportive or educational groups become ineffective in the demands of a crisis or intense illness." (S. 227)

DIE MULTIZENTRISCHE VERSORGUNGSSTUDIE UND IHRE EVALUATION

ENTSTEHUNG, VORGESCHICHTE UND ZIELSETZUNG DES MODELLVORHABENS

Die nachfolgenden Ausführungen zur Entstehung und Vorgeschichte des Modellvorhabens sollen Vorgaben und Hypotheken der Studie veranschaulichen, um einige teils methodische teils inhaltliche Konsequenzen daraus nachvollziehbar zu machen.

Zur Jahreswende 1986/87 zeichnete sich anläßlich der Bewilligung einer analog konzipierten multizentrischen Versorgungsstudie für nierenkranke Kinder ab, daß das Bundesministerium für Arbeit und Sozialordnung gewillt war, solche Initiativen zusätzlich zu der bereits länger unterstützten Modellversorgung krebskranker Kinder (vgl. KOCH et al., 1989) zu unterstützen. Dies war für die CF-Ambulanz Hannover die Gelegenheit, ein ähnliches Modellprojekt bis zum April 1987 zu beantragen. Für die Beteiligung an der multizentrischen Studie schlossen sich die vier größten CF-Ambulanzen der alten Bundesländer zusammen.

Sie verfügten zum damaligen Zeitpunkt über unterschiedliche Vorerfahrungen mit psychosozialer Versorgung: In Essen waren bis dahin keine Erfahrungen gesammelt worden, in Frankfurt war ein einige Jahre zurückliegender Versuch, eine Psychoanalytikerin in die Versorgung einzubeziehen, praktisch schon im Ansatz gescheitert; für Krisenfälle wurde in einigen wenigen Fällen ein allgemeiner psychologischer Dienst der Kinderklinik konsultiert. In München war bereits seit mehreren Jahren eine über Spendenmittel finanzierte CF-Sozialarbeiterin tätig, die in diesem (größten) Zentrum mit im engeren Sinne sozialarbeiterischen Belangen derart ausgelastet war, daß hier eine stärker psychologisch oder pädagogisch ausgerichtete Betreuung praktisch (ebenfalls) nicht existierte. Über Erfahrungen mit primär psychotherapeutisch orientierter Versorgung einzelner Patienten verfügte so nur die CF-Ambulanz Hannover, die einen allgemeinen psychologischen Dienst der Kinderklinik konsultierend in Anspruch nehmen konnte und zusätzlich stundenweise eine psychoanalytische Kunsttherapeutin als Honorarkraft für schwerkranke stationäre Patienten zur Verfügung hatte.

Im Unterschied zu den widersprüchlichen Befunden zur Frage der psychosozialen und psychiatrischen Implikationen der CF für den Erkrankten und/ oder die Familie (vgl. Kap. B 1.) wurde seitens der Betroffenenverbände (DGzBM, CF-Selbsthilfe) sowie der beteiligten CF-Zentren von der Notwendigkeit und Nützlichkeit psychosozialer Versorgung ausgegangen. In Anbetracht der sehr spärlichen wissenschaftlichen Untersuchungen zur psychosozialen Versorgung bei CF (vgl. Kap. B 2.) war dies eher als ein Vertrauens-Vorschuß zu betrachten.

Die Aufgabe und Zielsetzung des Modellvorhabens war insofern primär praxisbezogen: Es sollte mit Hilfe der neuen Mitarbeiter die psychosoziale Situation der Familien und die Bewältigung der Erkrankung (insbesondere für die zunehemende Zahl adoleszenter und junger erwachsener Patienten) verbessert werden. Für die Begleitforschung ergaben sich zumal wegen der bloß *vorausgesetzten* Relevanz und Wirksamkeit psychosozialer Versorgung als Aufgaben und Zielsetzungen

1. die Frage des Bedarfs für psychosoziale Versorgung herauszuarbeiten speziell im Hinblick auf eine empirische Präzisierung ihrer Aufgabenschwerpunkte;
2. die praktische Bewährung psychosozialer Versorgung zu prüfen im Hinblick auf die übergeordnete Fragestellung, ob eine Übernahme solcher Mitarbeiter in die Regelversorgung empfohlen und vertreten werden kann.

Die Konzeption und Leitung des Modellvorhabens ging von Hannover aus. Eine zentrale Koordinatorenstelle sollte die sogenannte "Implementation" der neuen Dienste (vgl. KOCH et al., 1988), also ihre Aufnahme und Entfaltung in den jeweiligen Abteilungen, fördern und beobachten sowie vor allem die Aufgabe übernehmen, eine evaluativ aussagefähige Dokumentation zu entwickeln und durchzuführen. Die inhaltliche Konzeption des Vorhabens wurde von der CF-Ambulanz Hannover in Zusammenarbeit mit der dortigen Arbeitsgruppe Pädiatrische Psychologie vorgenommen. Eine praktikable Konzeption des evaluativen Auftrages lag zum Zeitpunkt der Projektbeantragung nicht vor, sondern wurde wegen des Zeitdrucks bei der Beantragung als im Verlauf der Studie zu lösendes Problem aufgeschoben. Die kooperierenden Zentren stimmten dem Antrag und Vorgehen zwar zu, können aber nicht wirklich als an der Entwicklung beteiligt betrachtet werden. Inhaltliche Vorbehalte und Meinungsverschiedenheiten waren so schon aufgrund der (kurzfristigen) Entstehungsgeschichte des Vorhabens nicht primär im Vorfeld zu klären, sondern gingen als Hypotheken mit in die Studie ein. Daß solche Vorbehalte bestanden, zeigte sich (schon oder erst) in der Sitzung zur Verhandlung des Modellprojekts im Bundesministerium, wo z.T. erhebliche Änderungen der personellen Zusammensetzung der zukünftigen Dienste vorgenommen wurden, die mit Ausnahme von Hannover zu lasten der psychologischen Position gingen (siehe unter D 2.).

Im Mai 1987 wurde das Projekt bewilligt, die ersten Mitarbeiter begannen (in Essen und Hannover) im Oktober mit ihrer Arbeit, die Einstellung der Mehrzahl der anderen Mitarbeiter erfolgte im Frühjahr 1988. Die Entwicklung und Abstimmung einer Strategie systematischer Dokumentation der psychosozialen Versorgung wurde im Verlauf des Jahres 1988 mit den Abteilungen und den neu eingestellten Mitarbeitern ausgehandelt, wobei die Mitarbeiter eines Zentrums erst mit der Einladung des Koordinators zu einem ersten Arbeitstreffen davon erfuhren, daß sie einer Verbundstudie angehörten und insofern nicht ausschließlich Versorgungsfunktionen zu übernehmen hatten. Solche mangelnde Vorbereitung der (durchweg klinisch und nicht akademisch orientierten) Mitarbeiter in Verbindung mit dem unschwer erkennbaren Aspekt, daß die Ergebnisse der Dokumentation über die Arbeitsplätze dieser Mitarbeiter (mit-)entscheiden könnten, machten die Verhandlungen über die Dokumentation schwierig und begrenzten den Zugriff auf einige evaluativ aussagefähige Aspekte.

So war die systematische Dokumention, die Gegenstand dieser Arbeit ist, zunächst lediglich als *ein* Element einer methodisch heterogenen Gesamtstrategie vorgesehen. Damit verband sich die Vorstellung, daß jede Methode spezifische Vorzüge und Schwächen aufweist, so daß ein methodisch heterogener Zugang zu einer realitätsgerechteren Darstellung hätte führen können. Insbesondere klinische und behandlungstechnische Kasuistiken und Teilstudien sollten die systematische Dokumentation (durch den Koordinator) ergänzen und die aus den notwendigen Abstraktionen solcher systematischen Methoden resultierenden Schwächen kompensieren. Die Umsetzung dieses Plans scheiterte an der hohen Auslastung der Projektmitarbeiter in der Versorgung sowie an ihrer relativ geringen Aufgeschlossenheit bzgl. der Aufbereitung ihrer Arbeit für eine (evtl. skeptische) Öffentlichkeit.

Mit dem (von Prof. Koch, Freiburg, vorgetragenen) Verweis auf die begenzte und zweifelhafte Aussagekraft evaluativer Daten aus einer *bloß internen* Dokumentation im Sinne eines Vorbehalts gegenüber quasi selbstbeurteilenden Evaluationen wurde im Verlauf des Projekts eine zusätzliche *externe* Evaluation durch das Bundesministerium für Arbeit und Sozialordnung in Auftrag gegeben, die von der Abteilung für Rehabilitationspsychologie der Universität Freiburg durchgeführt wurde (KOCH et al., 1990) und die - nach dem Vorbild der vorherigen Evaluationsstudie dieser Abteilung über Modellprojekte krebskranker Kinder (vgl. KOCH et al. 1989) - eine mehrere Krankheitsgruppen vergleichende Evaluation darstellte. Auf diese externe Evaluation wird in der Diskussion der Ergebnisse näher einzugehen sein.

Zusammenfassend machen diese Anmerkungen zur Vorgeschichte des Projekts deutlich,
1. daß das Vorhaben weder für die Problematik psychosozialer Versorgung noch für diejenige der Evaluation von Versorgungsprogrammen primär als Forschungsprojekt verstanden wurde, sondern bei allen Beteiligten der Versorgungsauftrag im Vordergrund stand;
2. daß besondere Schwierigkeiten für die interne Evaluation bestanden, insofern erstens eine geeignete Strategie quasi ad hoc formuliert werden mußte und zweitens für diese Formulierung die unterschiedlichen und z.T. widersprüchlichen Interessen des Projektauftrags, der einzelnen Abteilungen und der Projektmitarbeiter berücksichtigt werden mußten.

ZUR METHODIK DER BEGLEITFORSCHUNG

Es sollen nun zunächst einige grundsätzliche Überlegungen zur Methodik der Evaluation eines primär versorgungsbezogenen Modellvorhabens ausgeführt werden. Anschließend wird auf die Formen der Datenerhebung im einzelnen eingegangen.

Die bisherigen Erfahrungen mit psychosozialer Versorgung einer "non-psychiatric population" hatten bereits zu erkennen gegeben, daß schon das Versorgungsangebot selbst sich (in kontraproduktiver Weise) mit dem zur Bewältigung der Belastungen dienenden "need to be normal" verstricken kann (vgl. die Hinweise zur "Kontraindikation" der Psychotherapie bei CF in Kap. B 2.1.). Wie auch an den "Bausteinen" psychosozialer Versorgung deutlich wurde, bedeutet dies für das praktische Vorgehen, daß psychiatrische Etikettierungen und Irritationen, vor allem durch die direkte und indirekte Zuschreibung psychosozialer Inkompetenz der Betroffenen, unbedingt zu vermeiden und z.T. schon in der Art des Angebots zu berücksichtigen sind. Für das wissenschaftliche Vorgehen (Datenerhebung) in einem dergestalt labilen, d.h. durch "ungebetene Verletzungen der Integrität des Patienten" störbaren Arbeitsfeld (BALINT et al., 1962; n. SCHUBART, 1985, S. 521), bedeutet dies *gleichermaßen* eine Verpflichtung zur Vermeidung von negativen Zuschreibungen und Irritationen. Dies entspricht der u.a. von van DAM et al. (1987) betonten Notwendigkeit zur sorgfältigen Einbettung der Evaluation in das jeweilige Untersuchungsfeld.

Das darin anklingende Problem der Integritätsverletzung durch psychologische Forschung ist in der Psychologie (bzw. psychologischen Diagnostik) u.a. unter dem Begriff der "Intrusionswirkung" von Testfragen bekannt (vgl. SPITZNAGEL, 1983).

So spricht etwa SANDELL (1988, S.33f) von der Gefahr, durch unbedachtes methodisches Vorgehen "preconscious paranoid fantasies" zu induzieren; PALMER et al (1979, S. 255) beklagen in diesem Zusammenhang eine "overdependence on a single fallible method", nämlich den Gebrauch standardisierter Testskalen, und zitieren WEBB et al., um auf die Problematik mangelnder Abstimmung methodischer Vorgehensweisen auf den Forschungsgegenstand hinzuweisen: "Interviews and questionaires intrude as a foreign element into the social setting they would describe, they *create* as well as measure attitudes, they elicit atypical roles and responses ... and the responses obtained are produced in part by dimensions of individual differences irrelevant to the topic at hand" (WEBB et al., 1966; n. PALMER et al., 1979, S. 255; Hv. G.U.).
PALMER et al. plädieren aus diesem Grunde für ein verstärktes Bemühen um die Konstruktion nichtintrusiver Techniken, die sie am Beispiel einer psychiatrischen Fragestellung vorstellen.

In seiner Übersichtsarbeit stellt SPITZNAGEL (1983, S. 263ff) fest, daß die Intrusionseffekte von "kritischen" Items überwiegend darauf zurückgeführt werden können, daß sie Konflikte zwischen Privatheit (Intimität) und Öffentlichkeit hervorrufen, indem sie die Normen, die den Umgang mit intimen Selbstanteilen regeln (Privatheit, Verschwiegenheit), einerseits aktualisieren, andererseits zugleich zu ihrer Übertretung auffordern (Offenbarung der intimen Anteile durch Beantwortung der Items). Während diese in der Psychologie bekannten Probleme sich vor allem auf Tests und Testitems beziehen, die *allgemeine* Normen (insbesondere zum Umgang mit Triebimpulsen) betreffen, läßt der Gesichtspunkt der "Intrusion", den man als Spezialfall der "ungebetenen Verletzung der Integrität des Patienten" (BALINT) betrachten kann, sich auf die *besonderen* Verhältnisse bzw. "Normen" der CF (-Gemeinde) übertragen. Denn für die CF-Betroffenen gelten nicht allein die allgemeinen Normen, sondern auch *informelle* Normen zum Umgang mit der Erkrankung und ihrem Leid, wie es in der kritischen Auseinandersetzung mit der Literatur unter dem Stichwort der "minimization" bzw. "normalization" bereits angesprochen wurde (vgl. B 1.4.).

Die Untersuchung von WADDELL (1982, 1983) zeigt überdies, wie diese informelle Norm als "Prozeß der Neutralisation" (von Informationen oder Ereignissen, die die Hoffnung und den Glauben an die Behandlung erschüttern können) zwischen den Betroffenen und ihren Behandlern hergestellt und je nach Krankheitsstadium transformiert wird. Die offene Klage über das mit der CF verbundene Leid ebenso wie erschütternde Darstellungen der psychosozialen Implikationen der CF in Medien oder der Wissenschaft *verletzen* mit ihrer potentiell destabilisierenden Wirkung auf die prekäre Hoffnungsbalance diese informelle Norm (vgl. a. ALLAN et al., 1974; BURTON, 1975). Die mitunter heftigen Gegenreaktionen in der Betroffenenzeitschrift "Mukoviszidose-Aktuell" auf den in diesem Sinne "normverletzenden" CF-Film "Im Sommer sterb' ich nicht so leicht" von KIRCHNER (ZDF, 1988) illustrieren die Bedeutung dieser Norm ebenso wie die zahllosen Versuche, die z.T. erschütternden Darstellungen der (frühen) "impressionistischen" CF-Forschung mit wissenschaftlich abgesicherten Resultaten zur relativen Normalität der CF-Patienten zu widerlegen (neutralisieren). Insofern durch die mangelnde methodische Selbstkritik bezüglich der vermeintlichen Normalität des CF-Patienten die jüngere CF-Forschung dieser CF-spezifischen Norm *gehorcht*, wurde ihr in Anlehnung an ROTH (1962) in Abschnitt B 1.4. ein "management bias" nachgesagt.

Wenn für die CF mit der "normalization" eine informelle Norm wirksam ist, die den Ausdruck und die Anerkennung potentiell destabilisierender Gefühle und Merkmale regelt, indem sie ihn auf ein Minimum unterbindet, dann stellt schon die auf emotionale Störungen und Verhaltensabweichungen ausgerichtete psychologische Diagnostik (und Forschung) *als solche* eine Verletzung dieser Norm bzw. eine "Intrusion" im o.g. Sinne dar! Arbeiten, die diesen Zusammenhang ignorieren, werden vor allem die *Reaktionen* auf diese Normverletzung erfassen (können), nämlich eine erhöhte "Defensivität" (vgl. SPITZNAGEL, 1983), die in einem "pseudo-normalen" Erscheinungsbild zum Ausdruck gelangt. Insofern ist das unter B 1.4. genannte Dilemma der CF-Forschung eines der Zusammenwirken von Forschungsmethodik und Psychologie der CF bzw. chronisch somatischer Erkrankungen.

Mit SPITZNAGEL (1983) läßt sich auch erklären, weshalb die aus der Behandlung stammenden "impressionistischen" Beiträge und auch Interviewstudien zur CF in der Regel zu wesentlich weniger "normalen" Befunden gelangen, als vollstandardisierte (Befragungs-)Studien. Denn in der Behandlung oder im Interview entsteht zumindest ansatzweise jene *Vertraulichkeit*, die es dem Befragten (idealisch) ermöglicht, den Interviewer als äußeren Teil von sich selbst und nicht als nahen Teil der Öffentlichkeit zu betrachten, was Abwehrmaßnahmen gegen die einseitige Selbstenthüllung innerhalb solcher (diagnostischen) Interaktionen reduziert.

Die Forschungsmethodik hatte also diese psychologischen Besonderheiten des Untersuchungsgegenstandes zu berücksichtigen, damit durch Integritätsverletzungen weder methodische Artefakte gemessen noch gar die Versorgungsbeziehungen beeinträchtigt würden, deren Untersuchung doch die eigentliche Aufgabe der Begleitforschung sein sollte.

Solche Beeinträchtigungen hätten z.B. darin bestehen können, daß eine zur Feststellung des Bedarfs für psychosoziale Versorgung durchgeführte allgemeine psychologische Diagnostik gerade jene (indirekte) Form der Zuschreibung von Defiziten und Inkompetenzen (also eine Diskreditierung) dargestellt hätte, deren Vermeidung *Voraussetzung* einer psychosozialen Versorgung in diesem Bereich ist (vgl. B 2.1.).

Diese methodischen Vorgaben wurden in der Weise umgesetzt, daß eine direkte Datenerhebung nur bzgl. vermutlich "nicht-intrusiver" Fragen erfolgte, während alle Fragen, die im o.g. Sinne hätten Störungen bewirken können, indirekt erhoben wurden, nämlich über die behandelnden CF-Ärzte und über die psychosozialen Mitarbeiter. Zweifellos mußten so Einbußen im Sinne unterschiedlicher Genauigkeit, Verläßlichkeit und Gültigkeit der Angaben in Kauf genommen werden. Zur besseren Übersicht sind im Anhang die Datenquellen für die jeweilige Fragestellung in einer Übersicht zusammengestellt (vgl. "Übersicht zu Datenquellen"). Diese überwiegend mit *indirekter* Datenerhebung operierende Vorgehensweise stimmt mit einer anderen - allerdings nicht detailliert methodisch argumentierenden - mehrjährigen *Versorgungs*studie voll überein, in der psychosoziale Angebote bei erwachsenen Krebspatienten evaluiert wurden (KEREKJARTO et al., 1987).

Die Entscheidung für eine primär indirekte Datenerhebung hatte zur Konsequenz, daß eine optimale zeitökonomische Dokumentation zu gewährleisten war: Der Dokumentationsaufwand mußte mit den Belastungen der Mitarbeiter durch die reguläre Versorgung vereinbar sein. Dies machte Abstriche bei der differenzierten Erhebung medizinischer Parameter nötig, wie es auch den Umfang der Versorgungsdokumentation durch die psychosozialen Mitarbeiter begrenzte. Für letztere wurde eine zeitökonomische Lösung durch eine gestaffelte Dokumentation angestrebt, bei der der Umfang und die Dauer der Dokumentation jeweils komplementär zur inhaltlichen Differenzierungsfähigkeit variiert wurde (siehe unten).

Der Aufbau der Datenerhebung sah im einzelnen a) eine soziodemographische und krankheitsspezifische Aspekte erfassende Basisdokumentation vor, b) eine querschnittliche und c) eine longitudinale Dokumentation zur Inanspruchnahme psychosozialer Versorgungsleistungen sowie d) eine qualitative Aspekte der Versorgung differenzierende

retrospektive Dokumentation, auf die nachfolgend im einzelnen eingegangen wird. Wie in Kapitel C 1. bereits erwähnt, wurden alle Erhebungsformen in Absprache mit den kooperierenden Abteilungen und den Projektmitarbeitern erstellt sowie jeweils durch eine Pilotanwendung auf ihre Handhabbarkeit geprüft.
Bedingt durch die o.g. methodischen Vorgaben sowie aufgrund der personellen Begrenzungen für den Dokumentations- und Auswertungsaufwand wurde auf eine allgemeine Bewertung der psychosozialen Versorgung durch die Betroffenen verzichtet ebenso wie auf die Einschätzung der medizinischen Behandler. Das Fehlen dieser Daten kann z.t. dadurch kompensiert werden, daß die *externe* Evaluation des Modellvorhabens (KOCH et al., 1990) gerade diese Aspekte erfaßte, auf deren Ergebnisse später einzugehen sein wird.

DIE BASISDOKUMENTATION

Die Basisdokumentation ist eine überwiegend auf soziodemographische und krankheitsbezogene Aspekte konzentrierte Erhebung aller in den beteiligten Zentren *regelmäßig medizinisch* betreuten Familien. Das Aufnahmekriterium für diese Erhebung, also die Definition regelmäßiger medizinischer Betreuung durch das Zentrum, sah vor, daß der Patient sich in den letzten zwölf Monaten vor dem Dokumentationszeitpunkt wenigstens ein Mal in ambulanter und/oder stationärer Behandlung des jeweiligen Zentrums befunden hatte. Die Erhebung der Daten erfolgte im Zeitraum 1/1989 bis 5/1989, wobei die direkt von den Betroffenen erhobenen Daten z.T. postalisch (Hannover, München), z.T. im Rahmen ambulanter oder stationärer Kontakte (Frankfurt, Essen) erhoben wurden. Bei den verschickten Bögen ließ die Bantwortung i.d.R. nicht erkennen, ob beide Eltern oder nur ein Elternteil (oder der erwachsene Patient) die Fragen beantwortet hatte. Welche Aspekte der Basisdokumentation von den Betroffenen, welche von den behandelnden Ärzten und welche von den Projektmitarbeitern selbst beantwortet wurden, gibt die "Übersicht über Datenquellen" im Anhang wieder. Ein "Muster einer Basisdokumentation" ist ebenfalls im Anhang aufgeführt.
Mit der Basisdokumentation waren drei Zielsetzungen verbunden:
1. sie sollte eine differenzierte **Beschreibung der Gesamtstichprobe** ermöglichen und damit zugleich Aussagen zulassen bzgl. etwaiger soziodemographischer oder krankheitsspezifischer Unterschiede z.B. zwischen jenen Patienten und Familien, die Versorgungsangebote nutzten, und solchen, die darauf verzichteten;
2. sie sollte dadurch zugleich anhand einer großen und deshalb aussagekräftigen Stichprobe Auskunft über einige Aspekte der psychosozialen Lage von CF-Familien

in den alten Bundesländern zulassen, über die bislang keine Daten vorliegen, und damit einen **Vergleich mit internationalen Daten** ermöglichen, z.B. mit den systematischen Erhebungen zur norwegischen CF-Population (vgl. MICHALSEN et al., 1988a-c; FOLLERAS et al., 1988).

Dieser Gesichtspunkt steht allerdings in der vorliegenden Arbeit gegenüber dem der Evaluation zurück. Aus diesem Grund wurden nicht alle in der Basisdokumentation erhobenen Daten hier referiert oder nicht in der Ausführlichkeit ausgeführt, wie es in der ersten Veröffentlichung dieser Daten der Fall ist (vgl. ULLRICH et al., 1992).

3. nach dem begründeten Verzicht auf die Ermittlung des Bedarfs für psychosoziale Versorgung mittels konventioneller psychologischer und/oder psychiatrischer Techniken, sollte die Basisdokumentation schließlich zumindest **Rückschlüsse auf den Versorgungsbedarf** zulassen bzw. als eine Art indirekte Bedarfsermittlung fungieren.

Die nachfolgenden Ausführungen sollen veranschaulichen, inwiefern zahlreiche Items der Basisdokumentation die Erwartung eines (zumindest teilweise) indirekt abschätzbaren Bedarfs für psychosoziale Versorgung nicht unbegründet erscheinen lassen.

Hinweise auf einen Bedarf für psychosoziale Versorgung sowie auf ihre möglichen Schwerpunkte sollten Items erbringen, die sich den folgenden Bereichen zuordnen lassen:
1. Stabilität der CF-Familie
2. Belastungen durch die Behandlung
3. Verselbständigung des heranwachsenden Patienten
4. Belastungen der persönlichen Entwicklung durch die Erkrankung und durch soziale Begleitumstände
5. konventionelle Kriterien i.S.v. Störungen und Auffälligkeiten.

Auf die Begründung dieser Gesichtspunkte im Rahmen psychosozialer Versorgung sowie auf ihre Erfassung durch Items der Basisdokumentation wird nun näher einzugehen sein:

ad 1.: Stabilität der CF-Familie
Insofern der aufwendigen *häuslichen* Therapie bei CF eine entscheidende Rolle für den Verlauf der Erkrankung zukommt (vgl. DIETZSCH et al., 1978), können Faktoren, die das familiäre Gleichgewicht stören oder ihre Ressourcen belasten, das Krankheitsmanagement erheblich erschweren. Die Einflußnahme auf solche Faktoren stellt daher eine wichtige "flankierende Maßnahme" psychosozialer Versorgung dar (vgl. ULLRICH, 1992a).

Hinweise auf etwaige Belastungen der Stabilität der CF-Familie sollten die folgenden Items erbringen:
Berufstätigkeit resp. *Arbeitslosigkeit der Eltern*, wobei in der Frage der Berufstätigkeit der Mutter zusätzlich

der Gesichtspunkt relevant war, inwiefern durch die CF Einbußen der beruflichen Karriere entstehen, auf die u.a. FOLLERAS et al. (1988) verweisen, sowie der von BYWATER (1981) betonte Gesichtspunkt, daß die von ihr befragten Mütter in der (stundenweisen) Berufstätigkeit eine willkommene Entlastung von den Alltagssorgen durch CF sahen (vgl.a. BURTON, 1975). Zusätzlich sollte über ein von den Ärzten zu beantwortendes Item, das nach "*sozio-ökonomischen Belastungen*" fragte, weniger spezifische Belastungsmomente angegeben werden, die nach inhaltlichen Kategorien ausgewertet und gruppiert wurden. Hierzu zählten Verschuldung, Ehekrisen, berufliche Konflikte, generalisierte Familienkrisen (i.S. eines "schwierigen" sozialen Milieus), emotionale Erschöpfung und Überforderung, auf deren Bedeutung im Rahmen des Krankheitsmanagements u.a. WADDELL (1983) aufmerksam macht. Auch das Auseinanderbrechen der Familie, also *Scheidungen* oder der *Tod eines Elternteils*, wurde in der Basisdokumentation berücksichtigt, wobei die CF-Literatur diesbezüglich widersprüchliche Befunde mitteilt: MICHALSEN et al. (1988c) ebenso wie DENNING et al. (1984) berichten von z.T. erheblich erhöhten Scheidungsraten, ALLAN et al. (1974) sehen die Scheidungen vor allem im Zusammenhang mit schon vor der Geburt des CF-Kindes bestehenden Eheproblemen und STEINHAUSEN (1981) fand hier keine Abweichung gegenüber einer Kontrollgruppe. Auch die *Anzahl der Geschwister* sollte im Hinblick auf den allgemeinen Erziehungsaufwand in der Familie unter dem Gesichtspunkt familiärer Stabilität mit Berücksichtigung finden; im Falle stationärer Aufnahmen des CF-Kindes kommen sowohl psychische als auch organisatorische Belastungen insbesondere für die Geschwister und die Mütter hinzu, wobei letztere sich dann in einem unlösbaren Loyalitätskonflikt zwischen dem kranken und den zurückbleibenden Kindern befinden (vgl. PHILLIPS et al., 1985). Im Hinblick auf Geschwister des CF-Kindes war vor allem auch nach *weiteren CF-erkrankten Geschwistern* zu fragen, die in besonderer Weise eine zusätzliche Belastung der Familie darstellen können (vgl. MEYEROWITZ et al., 1967). Andererseits wurde verschiedentlich betont, daß bei mehreren CF-Kindern in einer Familie zumindest die familiäre (CF-)Kommunikation besser sei (vgl. LEFEBVRE, 1973). PENKETH et al. (1987) fanden bei 39% der in London (Brompton Hospital) betreuten Familien mehr als ein CF-Kind in der Familie! Unstrittig ist, daß insbesondere der *Tod eines Geschwisterkindes* durch CF, nach dem ebenfalls (der behandelnde Arzt) gefragt wurde, gravierende negative Folgen für die familiäre Kommunikation und ihren Umgang mit der CF hat, worauf u.a. LEFEBVRE (1973) und BURTON (1975) verweisen. In der bereits erwähnten Übersicht über die im Brompton Hospital behandelten Patienten (PENKETH et al., 1987) hatte 1/4 der Familien mit mehr als einem CF-Kind bereits den Tod eines Kindes durch CF miterleben müssen.
Schließlich wurde auch nach *schweren Erkrankungen anderer Familienmitglieder* oder nach einem Pflegefall in der Familie gefragt, insofern im Hinblick auf die Daueranforderungen durch die häusliche CF-Behandlung solche zusätzlichen Belastungen die Ressourcen einer Familie übersteigen können und z.B. die Bestellung einer Pflege- oder Familienhilfe hier eine entscheidende Entlastung bewirken kann. In der Interviewstudie von ALLAN et al. (1974, S.141) wurden bei 20% der Väter "severe chronic physical disabilities" festgestellt (vgl.a. STEINHAUSEN, 1981)!

ad 2.: Belastungen durch die Behandlung
Während die Items zur Stabilität der Familie i.w.S. psychosoziale Faktoren erfassen sollten, die die Bewältigungskompetenz der Familie beeinträchtigen können, sollten Items zur Belastung durch die Behandlung angeben, vor welchen (z.T. sehr ungleich ausgeprägten) krankheitsspezifischen *Anforderungen* die Familien standen.

Gefragt wurde hier vor allem nach der *häuslichen* Therapie und zwar nach ihrer Art, nach der täglichen zeitlichen Belastung, und nach den daran beteiligten Familienmitgliedern. BYWATER (1981) betont ebenso wie PETERMANN et al. (1989) die hohe Belastung, die die häusliche CF-Therapie für die Betroffenen darstellt, auf die am ausführlichsten BURTON (1975) eingeht, die diesbezgl. eine "aura of tension at home" feststellt. Sie verweist ebenso wie z.B. DOMINICK (1983) darauf, daß es insbesondere die Mütter seien, die diese häuslichen Belastungen zu tragen hätten.

Neben der häuslichen Therapie sollten auch die Items zur Häufigkeit ambulanter und stationärer Behandlungen auf *Belastungen durch die klinische Behandlung* aufmerksam machen, auf die am ausführlichsten wiederum BURTON (1975) eingeht. Zugleich war (unter Berücksichtigung der Einzugsgebiete der CF-Zentren) die Anzahl der klinischen Behandlungen auch ein Hinweis auf Möglichkeiten und Grenzen psychosozialer Versorgung, die wegen häufig großer Entfernungen zwischen Wohnort der Familie und Behandlungszentrum nur selten separate Einbestellungen praktizieren kann sondern sich meist an die vorhandenen Termine anlehnen muß.

ad 3.: Verselbständigung heranwachsender Patienten

Das Vorliegen einer chronischen Erkrankung kann in Verbindung mit der gesteigerten elterlichen Sorge für das erkrankte Kind dessen Verselbständigung und Loslösung erheblich beeinträchtigen. Auch hier können, wie einige der in Abschnitt B 2.2. genannten Beiträge zeigen, psychosoziale Angebote wichtig werden, um Beeinträchtigung bei der Erfüllung dieser normativen Anforderungen zu vermeiden oder den Umgang mit diesen zu erleichtern (vgl. ULLRICH, 1992a) und sie können so die prekäre Hoffnungsbalance (vgl. WADDELL, 1983) gerade des Heranwachsenden positiv stabilisieren.

Durch den Verzicht auf psychologische Diagnostik konnten bzgl. der Verselbständigung heranwachsender und erwachsener Patienten nur soziale Aspekte der Verselbständigung erfaßt werden, wie sie u.a. bei SHEPHERD et al. (1990) erfragt und im Vergleich mit ähnlichen Studien dargestellt werden. Hinweise auf Beeinträchtigungen der sozialen Verselbständigung sollten Fragen nach der *schulisch-beruflichen Ausbildung* und ggf. *Berufstätigkeit* des CF-Patienten erbringen, die nach den Ergebnissen der bei SHEPHERD et al. zusammengestellten Studien überwiegend positiv beurteilt wird (vgl. a. PENKETH et al., 1987), während LLOYD-STILL et al. (1983) auf die weniger günstigen Resultate einer Erhebung der amerikanischen CF-Foundation verweisen. Weitere Aspekte der (sozialen) Verselbständigung sollten durch Fragen nach eigenem *Unterhalt* und nach der *Lebensform* erfaßt werden, wobei die neueste Studie darauf verweist, daß erwachsene CF-Patienten im Vergleich zu einer Kontrollgruppe häufiger ganz von elterlichem Unterhalt abhängig bleiben, häufiger noch bei den Eltern wohnen aber genauso häufig wie Gesunde mit einem festen Partner zusammenleben (vgl. SHEPHERD et al., 1990).

Schließlich sollte auch die Frage nach der *Anerkennung der Behinderung* durch das Versorgungsamt hier berücksichtigt werden, insofern die berufliche Karriere des CF-Patienten durch den Behindertenstatus zwar erschwert sein kann (Diskriminierung), andererseits dieser Status im Krankheitsfall notwendige soziale Absicherungen verschafft, worauf im Rahmen einer psychoszialen Versorgung erwachsener CF-Patienten besonders hinzuweisen ist. STRAUSS et al. (1981) erwähnen, daß nur 50% der CF-Männer, gegenüber fast 100% der CF-Frauen, den Arbeitgeber über die CF informierten. Insofern stellt die Frage, ob überhaupt eine Anerkennung beim Versorgungsamt beantragt wurde, einen Hinweis auf einen im Krankheitsfall sozial konfliktträchtigen Umgang mit der Krankheit oder auf eine nur eingeschränkte Anerkennung ihrer Schwere dar.

ad 4.: Belastungen der persönlichen Entwicklung durch die Erkrankung und durch soziale Begleitumstände

Wie für das familiäre Gleichgewicht gilt auch für den Betroffenen selbst, daß soziale Begleitumstände, aber auch eng mit der Erkrankung verbundene Belastungen, die Hoffnungsbalance und (dadurch) das Krankheitsmanagement erheblich stören können, wobei negative Konsequenzen i.S. eines "time-bomb-like effect" (SIBINGA et al., 1973) z.T. erst mit erheblicher Verzögerung deutlich werden können.

Zu den sozialen Begleitumständen, die die persönliche Entwicklung belasten können (und darüber auch den Umgang mit der Erkrankung erschweren), wurden die *Scheidung der Eltern* gezählt sowie der *Verlust eines Elternteils oder Geschwisterkindes* durch Tod, die nicht nur die Familie als Ganze betreffen (siehe "Stabilität der CF-Familie"), sondern auch als (versorgungsrelevantes) Problem für die persönliche Entwicklung des Patienten von Bedeutung sind (vgl. BARNES, 1978).
Krankheitsspezifische Belastungen der persönlichen Entwicklung wurden vor allem in Bezug auf Abweichungen des *körperlichen Erscheinungsbilde*s erfaßt, nämlich i.S.v. Abweichungen im Längenwachstum, im Körpergewicht, dem Verhältnis von Größe und Gewicht zueinander sowie Verzögerungen der Pubertätsentwicklung. (Weitere, potentiell stigmatisierende Körperauffälligkeiten, wie etwa ein Faßthorax und Trommelschlegelfinger, wurden nicht spezifisch erhoben, da sie im Rahmen einer parallelen multizentrische Studie zu somatischen Aspekten der CF erhoben wurden und von dort übernommen werden sollten. Die Übernahme dieser Daten scheiterte an datenschutzrechtlichen Bedenken. Auf eine Nacherhebung wurde verzichtet.)
Die Bedeutung von Abweichungen des körperlichen Erscheinungsbildes insbesondere in der Adoleszenz und im frühen Erwachsenenalter bestätigen u.a. STRAUSS et al. (1981), in deren Untersuchung 22% der befragten Erwachsenen solche Auffälligkeiten an erster Stelle (noch vor chronischem Husten oder Kurzatmigkeit) auf die Frage nach Belastungen durch Krankheitssymptome nannten. Ähnlich äußern sich BOYLE et al. (1973, S.387), die deutliche Auffälligkeiten des Körperselbstbildes bei CF-Patienten feststellten ("untouchable by others"), und KORSCH (1973), die mit Blick auf die Belastungen der Adoleszenz durch krankheitsbedingte Auffälligkeiten im körperlichen Erscheinungsbild feststellt, daß es nicht überrasche, wenn "self-esteem is one of the personality features that is often most severely damaged in adolescent patients with chronic illness" (S.373).
Während insbesondere extremes Untergewicht als wichtiger prognostisch relevanter Indikator gilt (vgl. KRAEMER et al., n. STEINKAMP et al., 1990), wurden zusätzlich Angaben zu spezifischen Komplikationen der CF erhoben, die als Indikatoren für die *Krankheitsschwere* (Zyanose, Ruhedyspnoe) sowie insgesamt im Hinblick auf *Störungen der prekären Hoffnungsbalance* von Bedeutung für die persönliche Entwicklung und den Umgang mit der Erkrankung sind oder sein können.
Für alle genannten Merkmale gilt, daß sie nicht notwendig Störungen oder versorgungsrelevante Auffälligkeiten hervorrufen müssen, wohl aber in jedem Fall bedeutsame Herausforderungen für die Bewältigungskompetenz des Betroffenen darstellen, weshalb außerdem ein präventiv konzipiertes Versorgungsangebot für diese Patientengruppe bereitgestellt werden sollte.

ad 5.: Konventionelle Kriterien

Emotionale Störungen und Verhaltensauffälligkeiten können als konventionelle Kriterien im Sinne eines Defizitmodells verstanden werden, über die sich insbesondere eine psychiatrische und psychotherapeutische Versorgung üblicherweise begründet.

Als konventionelle Kriterien i.S.v. Auffälligkeiten und Störungen können die über die behandelnden Ärzte erhobenen Angaben zu *psychiatrischen oder psychosomatischen Erkrankungen der Familienmitglieder* betrachtet werden ebenso wie Angaben zu Verhaltens- oder emotionalen *Auffälligkeiten des Patienten* sowie die Feststellung unzureichender *Compliance*.
Die Bedeutung dieser Aspekte in der CF-Literatur ist nicht unumstritten. So erwähnen z.B. ALLAN et al. (1974) ebenso wie BURTON (1975) z.T. massive Auffälligkeiten der Geschwisterkinder, die eine systematische Studie von GAYTON et al. (1977) nicht bestätigen konnte. Diese Studie erwähnt dagegen psychiatrische Auffälligkeiten bei 20%-30% der Eltern, die auch MCKEY (1973) indirekt bestätigt, wenn er u.a. auf gehäufte Suizide und Suizidversuche hinweist und die CF dementsprechend nicht als eine die Familie zusammen-

bindende, sondern vielmehr als "family shattering disease" begreift. Dem Gesichtspunkt erhöhter psychiatrischer Morbidität widersprechen TAVORMINA et al. (1981), die in einer kontrollierten Studie eher Hinweise auf eine *normale* Konstitution der Eltern fanden, die allerdings unnormalen Alltagsbelastungen ausgesetzt seien. Auch WALKER et al. (1987) bestätigen z.B. die u.a. bei GAYTON et al. (1977) formulierte Annahme gehäuft depressiver Verstimmungen der Mütter nicht.

Bezüglich der Bedeutung der patientenspezifischen Items (Auffälligkeiten und Non-Compliance) sei an dieser Stelle auf die in Kapitel B 1.2. und B 1.3. erwähnten Arbeiten verwiesen.

Zum Abschluß dieser Ausführungen zur Begründung der Basisdokumentation seien einige grundsätzliche Aspekte noch angemerkt:

1. wenn die Feststellung des Versorgungsbedarfs hier über eine quasi soziodemographische Exploration erfolgt und nicht über eine spezifische (psychologische oder psychiatrische) Defizitdiagnostik, so hat dies neben den eingangs genannten methodischen Erwägungen auch den Grund, daß nicht allein psychologisch bedeutsame Aufgabenfelder aufzufinden und in ihrer Bedeutung abzuschätzen waren, sondern auch solche, die in den weiten Bereich der Sozialarbeit fallen;

2. die Beschränkung auf soziodemographische und lediglich indirekt, d.h. überwiegend über die behandelnden Ärzte erhobene Störungen bedeutet, daß - im Unterschied zu einschlägigen Untersuchungen zum "psychosocial functioning" - darauf verzichtet wurde, einen psychologisch-psychiatrischen *Befund* zu erheben. Während dies zunächst als ein erheblicher Mangel erscheinen muß, können zwei Argumente die Bedeutung einer solchen diagnostischen Beschränkung relativieren: erstens stellt auch STEINHAUSEN (1981) am Schluß seiner psychiatrischen Untersuchung fest, daß seine Ergebnisse *nicht direkt* versorgungsrelevant sind, insofern "nur denjenigen geholfen werden kann, die sich hilfsbedürftig erleben und demgemäß Hilfen akzeptieren können" (S.58), womit die Nachrangigkeit des Befundes gegenüber dem *Befinden* angesprochen ist. Zweitens zeichnet sich das Modellprojekt - im Unterschied zu lediglich bedarfsermittelnden bzw. vorhersagenden Studien - gerade dadurch aus, daß ein Versorgungsangebot unbesehen eines etwaigen Befundes im o.g. Sinne unterbreitet wurde, weshalb dessen tatsächliche Inanspruchnahme eine erheblich realistischere und dadurch verläßlichere Bedarfsermittlung darstellen kann, als die isolierte Erhebung von Befunden;

3. schließlich muß auch dem möglichen Einwand begegnet werden, daß der Verzicht auf eine objektive und eigenständige Diagnostik durch die nur indirekte Erhebung von Störungen über die behandelnden Ärzte die Beurteilung des Bedarfs von deren (zweifelhafter) diagnostischen Kompetenz abhängig macht. Insofern die Ärzte als wichtige *Auftraggeber* innerhalb der psychosozialen Versorgung zu betrachten sind, ist eine ihr Urteil einbeziehende und abbildende Erhebung zugleich in der Lage, das Problembewußtsein der medizinischen Institution wiederzugeben bzw. auf ein

eventuelles "Auftragsvakuum" hinzuweisen, wenn nämlich der Einrichtung psychosozialer Versorgung in den Abteilungen keine über den Einzelfall nachvollziehbare Charakterisierung von Aufgaben entspricht.

DAS SCREENING

Bezogen auf die Gesamtstichprobe sollte als einmalige Querschnittserhebung im Rahmen der Basisdokumentation von den psychosozialen Mitarbeitern angegeben werden, ob in den 12 Monaten zwischen Projektbeginn (Frühjahr 1988) und dem Dokumentationszeitpunkt (Frühjahr 1989) *mindestens eine* Versorgungsleistung für die jeweilige Familie erbracht wurde. Darüberhinaus sollte die Art (bzw. die Arten) der Versorgungsleistung(en) bezeichnet werden (vgl. letzte Seite des "Muster der Basisdokumentation" im Anhang), wofür ein eigens für diese Studie erstelltes Kategoriensystem psychosozialer Versorgung heranzuziehen war. Dieses Kategoriensystem unterscheidet die folgenden Tätigkeiten psychosozialer Mitarbeiter, deren Definitionen im Anhang wiedergegeben sind: "Kontaktgespräche", "Spielangebote", "Sozialberatungen", "Beratungsgespräche", "Diagnostik", "Anamnese", "Krisenintervention", "Psychotherapie", "Behandlergespräche", "Schriftverkehr" und "Institutionskontakte". Das Kategoriensystem stellt den Versuch dar, den (von Sozialarbeit über psychologische Beratung bis hin zur Psychotherapie) weit gespannten Bereich psychosozialer Maßnahmen und Tätigkeiten zeitökonomisch zu beschreiben. Daß diese kategoriale Tätigkeitsbeschreibung starke Abstraktionen vornimmt und so nur näherungsweise gelingen kann, zeigen die sehr viel stärker inhaltlich differenzierenden Tätigkeitsprofile, die im Rahmen der externen Evaluation erhoben wurden (vgl. KOCH et al., 1990). Auf wichtige Auslassungen psychosozialer Arbeit in den Kategorien des hier verwandten Systems wird im Rahmen der Ergebnisdarstellung einzugehen sein.

Die Daten aus dem Screening sollten näherungsweise Auskunft über *Schwerpunkte psychosozialer Versorgung* geben sowie auf etwaige (konzeptuelle) Unterschiede zwischen den Zentren aufmerksam machen. Begrenzt ist die Aussagekraft der Daten aus dem Screening zunächst wegen der kategorialen Abstraktionen, vor allem aber dadurch, daß keine Angaben zur Anzahl der Versorgungsleistungen je Familie sowie bzgl. ihrer Adressaten erhoben wurden. Diese Beschränkung war als Tribut an den Umfang der Dokumentation (Gesamtstichprobe!) notwendig und läßt diesen Teil der Dokumentation insofern als "Screening" verstehen. Zu vermuten ist, daß er eher mit Verzerrungen i.S. einer Überschätzung der Versorgungsleistungen verbunden ist.

DIE VERLAUFSDOKUMENTATION

Wie WIRTH (1982) zu Recht feststellt, ist die tatsächliche Inanspruchnahme psychosozialer Angebote "sozusagen eine vorgelagerte Stufe der Wirksamkeit" solcher Maßnahmen (S. 8), wobei insbesondere ihre *Folgeinanspruchnahme* Aussagen darüber zulasse, inwiefern die Angebote wesentlichen Bedürfnissen der Adressaten überhaupt entsprechen und Hilfestellungen zur Problemlösung anbieten (vgl. ders., S. 129ff). Insofern ist die Analyse der Inanspruchnahme von Versorgungsleistungen (incl. des bei WIRTH im Vordergrund stehenden Aspekts der "Verteilungsgerechtigkeit") ein Bestandteil bzw. ein "essential prerequisite" ihrer Evaluation (vgl. HOLLAND, 1983, S.19). Die Verlaufsdokumentation hatte in diesem Sinne das Ziel, Auskunft über die Nutzung (und dadurch indirekt die Akzeptanz) der Angebote zu erbringen.

Seit dem September 1988, also ca. 6 Monate nach Beginn des Projekts, waren für die Dauer von 12 Monaten von den psychosozialen Mitarbeitern *alle* Versorgungsleistungen zu dokumentieren, die im Rahmen des bereits erwähnten "Kategoriensystems" dokumentierbar waren (vgl. a. Anhang). Ausführliche Diskussionen zu den einzelnen Kategorien fanden insbesondere in der Testphase zwischen den dokumentierenden Mitarbeitern statt, um eine verläßliche Codierung der Versorgung zu gewährleisten. Eine empirische Bestimmung der Reliabilität - wie sie in Forschungssettings z.B. durch die Korrelation unabhängiger Ratings von Videoaufzeichnungen praktiziert werden kann - wurde jedoch nicht durchgeführt.

Im Unterschied zum Screening sollte in der Verlaufsdokumentation nicht nur *jede einzelne* Versorgungsleistung dokumentiert werden, sondern es sollte zusätzlich angegeben werden, *wo* und *wem* diese erbracht wurde.

Ursprünglich war vorgesehen, auch zu berücksichtigen, wer die jeweilige Versorgungsleistung erbrachte. Dieser Versuch scheiterte jedoch am Widerstand der dokumentierenden Mitarbeiter, die sich dadurch zu sehr kontrolliert fühlten und so eher den Eindruck gewonnen hätten, durch die Evaluation ausgemustert zu werden, was ein bekanntes Hindernis bei der Evaluation (psycho-) sozialer Dienste ist (vgl. z.B. U.S. Department..., 1974).

Für die Verlaufsdokumentation sollte unterschieden werden, ob das jeweilige Angebot im Rahmen stationärer Betreuung erfolgte, im Rahmen der ärztlichen Sprechstunde, durch einen Hausbesuch, als telefonischer Kontakt oder schließlich als Schriftkontakt, was vor allem für die schriftlichen Behördenkontakte im Rahmen der Sozialarbeit von Belang war. Für die Adressaten der Versorgungsleistungen wurde nach den Familienmitgliedern und "anderen Angehörigen" unterschieden.

Da der Auswertungsaufwand aufgrund beschränkter personeller Kapazität begrenzt war, wurde aus der Gesamtzahl der Protokolle über die pro Zentrum *medizinisch* versorgten Patienten eine 33%-Zufallsstichprobe gezogen, die in die Auswertung gelangte. Es handelt sich insofern um eine echte Verlaufsdokumentation. Ihre methodische Fehlerrate dürfte im Unterschied zum Screening (einmalige Dokumentation) eher eine *Unter*schätzung des tatsächlichen Versorgungsaufwandes bewirken, und zwar infolge lückenhafter Dokumentation der Einzelkontakte. Versäumnisse der Dokumentation werden dabei *nicht* zufällig über die Versorgungskategorien verteilt sein, vielmehr vor allem *informellere* Kontakte betroffen haben, d.h. solche, in denen der Charakter eines spezifischen Hilfsangebotes weniger eindeutig in Erscheinung tritt. Dies gilt vor allem für die Kategorien "Kontaktgespräch", "Spielangebot" und "Behandlergespräch", die im Rahmen einer als Verrichtungsstatistik konzipierten Dokumentation eher vernachlässigt oder übersehen werden können.

Mit dieser Verlaufsdokumentation sollte außer der Frage der Akzeptanz des Angebots als solchem (Inanspruchnahme und Folgeinanspruchnahmen) zugleich die Relevanz einzelner Maßnahmen für die Versorgung geklärt werden (angebotsspezifische Inanspruchnahme). Der Gesichtspunkt der "Verteilungsgerechtigkeit" war im vorliegenden Kontext nicht allein in dem von WIRTH (1983) gemeinten Sinne einer schichtspezifisch ausgewogenen Inanspruchnahme zu prüfen, sondern kann auch auf Altersgruppen oder unterschiedliche Beteiligung der Familienmitglieder bezogen werden. Die sich in unterschiedlichen Graden der Nutzung von Angeboten niederschlagenden Arbeitsschwerpunkte sollten auf ihre Stimmigkeit mit konzeptuellen Überlegungen und Vorgaben geprüft werden, wie umgekehrt (anhand der jeweiligen Anzahl von Versorgungsleistungen) geklärt werden sollte, inwiefern inhaltlich bedeutsame Arbeitsfelder und Themen, etwa die psychosoziale Unterstützung sozial belasteter oder neu diagnostizierter Familien, tatsächlich realisiert wurden.

In der einzigen ähnlich konzipierten CF-Arbeit untersuchten JEDLICKA-KÖHLER et al. (1989b) die altersspezifische Inanspruchnahme psychologischer Beratungen am Wiener CF-Zentrum. In dieser Arbeit stand der Gesichtspunkt der Akzeptanz der Angebote als solchem insofern im Vordergrund, als die Einstellung der Klienten zum Angebot untersucht wurde. Die Autoren unterscheiden in ihren Ratingkategorien einen Typus der "Ablehnung", einen Typus der "Kontaktbereitschaft", bei dem eine wohlwollende Grundhaltung zum Ausdruck kommt, ohne daß akute Probleme konkrete Anlässe zur Inanspruchnahme darstellen, einen Typus der "reaktiven Inanspruchnahme", bei dem die Initiative (noch) vom Psychologen ausgeht, sich im Gespräch jedoch in ein aktives Ansprechen von Problemen durch den Betroffenen selbst wandelt (anstatt etwa in der Betonung des "Normalen" zu verharren), und schließlich einen Typus der "aktiven Inanspruchnahme", bei dem die Initiative vom Betroffenen ausgeht und ein Bewußtsein der Hilfsbedürftigkeit zu bestehen scheint (S.76).
Die altersspezifische Verteilung dieser Typen bzw. Reaktionen auf ein Gesprächsangebot ist Gegenstand ihrer "Evaluation", auf deren Ergebnisse bereits im Abschnitt B 2.1. kurz eingegangen wurde.

Mit Ausnahme einer nicht auf Einzelheiten eingehenden Arbeit von BELMONTE et al. (1973), in der die

Inanspruchnahme eines Sozialarbeiters im Rahmen der CF-Betreuung als (durch die Skepsis der Väter vor sozialen Hilfeleistungen) beschränkt bezeichnet wurde, liegen für die Mukoviszidose sonst keine empirischen Untersuchungen zur Inanspruchnahme (regulärer) Versorgungsangebote vor.

Während die Berücksichtigung von Anzahl, Art und Adressat der Versorgungsleistung gegenüber dem Screening eine erhebliche Differenzierung der inhaltlichen Aussagekraft dieser Erhebung mit sich bringt, teilt sie mit dem Screening das (methodische) Problem relativ hoher Abstraktion von der konkreten Arbeit durch die Beschränkung auf eine bloß kategoriale Beschreibung. Im Rahmen einer "gestaffelten" Dokumentation (vgl. C 2.) sollte die größere inhaltliche Differenzierung der psychosozialen Arbeit durch die nun darzustellende retrospektive Dokumentation erfolgen.

DIE RETROSPEKTIVE DOKUMENTATION

Im Unterschied zu den beiden vorgenannten Dokumentationsformen, die im Sinne einer "Verrichtungsstatistik" konzipiert waren, lag der Schwerpunkt der retrospektiven Dokumentation darauf, qualitative Aspekte der Versorgung zu differenzieren. Diese inhaltliche Vertiefung der Dokumentation war insbesondere durch den Mangel an empirischen Daten zur Art und zu Problemstellungen psychosozialer Versorgung begründet. Es sollte so das konkrete Arbeitsfeld näher exploriert werden, um die relative Starrheit einer lediglich kategorialen Beschreibung im Sinne des "Kategoriensystems" zu kompensieren. Neben dem Mangel an empirischen Daten zur psychosozialen Versorgung war für dieses explorativere Vorgehen auch der Umstand bedeutsam, daß nach den bisherigen klinischen Erfahrungen sich psychosoziale Versorgung in der Medizin (zumal ein dem Liaison-Modell verpflichtetes Vorgehen, vgl. dazu JORASCHKY et al., 1986) z.T. erheblich von konventionellen Versorgungsformen unterscheidet und die in Verrichtungsstatistiken vorausgesetzte eindeutige Strukturiertheit des Kontakts teilweise aufgelöst wird (vgl.a. BRÄUTIGAM, 1988). Dies kommt nicht zuletzt in der geläufigen Charakterisierung psychosozialer Versorgung als "Begleitung" des Patienten/ der Familie zum Ausdruck. Für solche psycho-somatischen Arbeitsbereiche weisen (zumal lediglich auf konventionelle Versorgungsformen ausgerichtete) Verrichtungsstatistiken eine strukturelle, vom Untersuchungsgegenstand bestimmte Abbildungsschwäche auf.

In den fallweise zu dokumentierenden retrospektiven Behandlungsberichten wurde unterschieden nach Aspekten der Initiierung der Versorgungsbeziehung, nach ihrem Verlauf und nach Resultaten. Ein Muster dieser "Psychosozialen Behandlungsberichte" ist dem Anhang beigefügt.

Im Hinblick auf die Initiierung des Kontakts wurde unterschieden, ob der Auftrag durch Dritte zustandegekommen war (entsprechend dem Konsultationsmodell), durch die Betroffenen selbst, also durch aktive Inanspruchnahme (entsprechend den konventionellen psychosozialen Arbeitsformen), oder auf eigene Initiative der psychosozialen Mitarbeiter (entsprechend dem auf enger Kooperation basierenden Liaison-Modell). Im Hinblick auf den Verlauf sollten (wie auch in der Verlaufsdokumentation) die Beteiligung von Familienmitgliedern sowie die Relevanz der im Kategoriensystem unterschiedenen Versorgungsformen bewertet werden, wobei in der retrospektiven Dokumentation diese Bewertungen nicht durch Auszählung der in Anspruch genommenen Versorgungsleistungen sondern als direktes Rating durch die Mitarbeiter erfolgen sollte. Darüberhinaus wurde der Verlauf im Hinblick auf Kooperationsformen der Mitarbeiter untereinander und bzgl. der medizinischen Behandler beschrieben; auch die Rolle externer, helfender Institutionen sollte benannt werden. Die im Verlauf deutlich gewordene inhaltliche Ausrichtung der Versorgung erfolgte als Rating, in dem die erbrachten Hilfeleistungen jeweils als "untergeordnet", "wichtig" oder "vordringlich bedeutsam" in Bezug auf Formen des familiären Copings einzustufen waren. Unterschieden wurden in Anlehnung an GERHARDT (1986) zwischen sozio-ökonomischem, psychosozialem und psychologischem Coping, wobei ersteres sich auf die Familie als auch materielle und sich ökonomisch behauptende Einheit bezieht, psychosoziales Coping den interaktionellen Umgang mit der Krankheit meint, und psychologisches Coping schließlich im engeren Sinne die (emotionale) "Bewältigung" des Krankseins betrifft (vgl. Punkt 10 bis 13 im Anhang, "Psychosozialer Behandlungsbericht").

Im Hinblick auf Resultate der psychosozialen Versorgung wurde zunächst erhoben, in welchen "Bereichen" anfänglich und im Verlauf der Versorgung überhaupt ein spezifischer Bedarf von den psychosozialen Mitarbeitern festgestellt werden konnte. Unterschieden wurde die soziale Situation, die familiäre Situation, die Behandlungsatmosphäre (Compliance etc.), das Krankheitswissen und die Krankheitsverarbeitung sowie die persönliche Entwicklung des Patienten (vgl. Punkt 17 im Anhang, "Psychosozialer..."). Für diese Bereiche wurde zusätzlich danach gefragt, welche Veränderungen im Zusammenhang der Versorgung stattgefunden hatten und welcher evtl. noch (oder neu) bestehende Handlungsbedarf zum Zeitpunkt der Dokumentation, also am Ende des dokumentierten Zeitraums, feststellbar war. Als ergänzende Informationen wurde nach Schwierigkeiten und Belastungen der psychosozialen Versorgung gefragt, nach bewußten Aussparungen von Problemen sowie wiederum nach der Rolle externer, helfender Einrichtungen (vgl. Punkt 19, 21, 23, 25, 26 im Anhang, "Psychosozialer..."). Es sollte auf diesem Wege berücksichtigt werden, daß psychosoziale Versorgung speziell in diesen kooperativen Handlungsfeldern vielfältigen externen Einflüssen ausgesetzt ist und diese zum Gelingen oder Scheitern erheblich beitragen können. Dies gilt auch für den Aspekt der Vorerfahrungen der Familie mit psychosozialer Versorgung/Psychoptherapie (Punkt 26), auf den HÜRTER (1990) aufmerksam macht, der bei immerhin 18% der Familien Vorerfahrungen mit Psychotherapie feststellte und einen engen Zusammenhang mit einem dann deutlicher artikulierten Bedürfnis nach professioneller Versorgung (auch) im Krankenhaus aufzeigen konnte.

Schließlich sollten die Mitarbeiter auch nach ihrer Sicherheit in der Beurteilung vorgegebener Aspekte gefragt werden, wobei krankheitsbezogene Aspekte (Diagnosestellung, Krankheitswissen) und allgemeine Gesichtspunkte (sexuelle Identität) genannt wurden. Ziel war es, weitere Anhaltspunkte für die Frage zu gewinnen, inwiefern psychosoziale Versorgung in der Medizin sich in ihrer Art und Weise von konventionellen Versorgungsformen unterscheidet, was hier durch eine indirekte Frage nach dem Ausmaß der Selbstenthüllung der Patienten/Familien in der Versorgung bzw. nach auch im Rahmen psychosozialer Versorgung relativ ausgeklammert bleibenden Aspekte aufgegriffen wurde (vgl. Punkt 23 und 27 im Anhang, "Psychosozialer...").

Diese inhaltliche Differenzierung der Dokumentation mußte mit einer Beschränkung ihres Umfanges (Fallzahl) erkauft werden.

Die retrospektive Dokumentation erfolgte durch die psychosozialen Mitarbeiter im Februar/März 1990 und richtete sich jeweils auf den gesamten, bis zu diesem Zeitpunkt zurückliegenden Versorgungszeitraum. In die Dokumentation waren nach dem Zufallsprinzip 20 bis 40 Fälle je nach Größe des Zentrums einbezogen. Diese Zufallsauswahl erfolgte aus der Gruppe jener Fälle, für die aus dem Screening (C 2.2.) bekannt war, daß zum damaligen Zeitpunkt (Frühjahr 1989) bereits *vier oder mehr* Versorgungsformen (i.S. des Kategoriensystems) genutzt worden waren. Insofern handelt es sich also genau genommen um eine *vorselektierte* und dadurch eingeschränkte Zufallsauswahl mutmaßlich intensiver versorgter Patienten und Familien.

Ziel dieses Selektionskriteriums war es, für die inhaltlich differenzierende Dokumentation solche Fälle auszuwählen, bei denen eine "Ergiebigkeit" aufgrund intensiver Versorgungsbemühungen unterstellt werden konnte. Daß dies nur näherungsweise mit diesem Kriterium zu erreichen ist, wird deutlich, wenn man sich vergegenwärtigt, daß z. B. eine *ausschließlich* psychotherapeutische Versorgung gewiß für eine inhaltlich diffenzierende Dokumentation ergiebig gewesen wäre, nach dem o.g. Kriterium aber unberücksichtigt bleiben würde, da bloß *eine* Versorgungsform realisiert ist. Für das formale Selektionskriterium (vier oder mehr Versorgungsformen) sprach jedoch trotz dieses offenkundigen Nachteils, daß eine Auswahl der zu dokumentierenden Fälle nach dem Zufallsprinzip vorgenommen werden konnte, also von den dokumentierenden Mitarbeitern *nicht* jene ("besten") Fälle zur Dokumentation herangezogen werden konnten, die eventuell ein unangemessen positives Bild ergeben hätten.

Anhand einer dergestalt gestaffelten und inhaltliche Aspekte differenzierenden Dokumentation sollte sowohl deutlich werden, auf welche Schwerpunkte psychosoziale Versorgung sich bei Mukoviszidose beziehen kann, wie sie innerhalb des Untersuchungszeitraums in Anspruch genommen wurde und was sie bewirken konnte. Damit sollte ihre praxisnahe Bewertung (Evaluation) im Rahmen der vorgegebenen Möglichkeiten ermöglicht werden.

ERGEBNISSE DER BEGLEITFORSCHUNG

Die Darstellung von Ergebnissen aus den vier Dokumentationsformen wird getrennt nach dem stärker den Versorgungsbedarf evaluierenden Ansatz (Basisdokumentation) und den auf die tatsächliche Versorgung bezogenen Ansätzen erfolgen.

PSYCHOSOZIALE CHARAKTERISTIKA ALS HINWEIS AUF EINEN VERSORGUNGSBEDARF: ERGEBNISSE DER BASISDOKUMENTATION

ALLGEMEINE CHARAKTERISIERUNG DER STICHPROBE

Nach dem bereits erwähnten Kriterium von mindestens einer ambulanten oder stationären Behandlung innerhalb der 12 Monate vor dem Dokumentationszeitpunkt (Frühjahr 1989; vgl. C 2.1.) ergab sich eine **Gesamtzahl** von 767 Patienten, die ca. 95% der in den vier Zentren behandelten Patienten umfaßt. Die Anzahl der in den einzelnen Zentren behandelten Patienten unterscheidet sich erheblich, denn in Essen wurden nur 106, dagegen in Frankfurt 199, in Hannover 197 und in München sogar 265 Patienten betreut. In allen Zentren hat sich inzwischen die Zahl der betreuten Patienten durch Überweisungen und durch Neudiagnosen um 10% bis 25% erhöht.

Nach den unveröffentlichten Angaben von POSSELT auf der 10. Ambulanzärztetagung in Titisee bei Freiburg (20.- 21.10.1989) entspricht die aus diesen vier Großambulanzen gebildete Stichprobe ziemlich genau einem Drittel der ca. 2200 regelmäßig betreuten CF-Patienten in den alten Bundesländern. Unbekannt ist die tatsächliche Anzahl der CF-Patienten, die wiederum nach POSSELT bei 4000 Patienten, möglicherweise aber sogar bei 6000 Patienten liege, wobei POSSELT keine Angaben zu Gründen für diese sehr hohe Dunkelziffer macht.

Das **Durchschnittsalter** für die Gesamtgruppe liegt bei 12,89 Jahren bei einer Standardabweichung von 7,8 Jahren. Die Hälfte der Patienten ist älter als 11,8 Jahre, 25% sind sogar älter als 19,25 Jahre. Der älteste Patient in der Stichprobe war zum Erhebungszeitpunkt 35 Jahre alt (vgl.a. Tab. 1 und 2).

Tab.1: Alter der Patienten (Jahre)

	alle Zentren (N=767)[1]	Essen (N=106)	Frankfurt (N=199)	Hannover (N=197)	München (N=265)
Mittelwert (SW)[2]	12,9 (7,8)	11,4 (7,9)	13,2 (7,9)	12,9 (7,1)	13,3 (8,1)
Median	11,8	8,7	11,7	13,0	12,4

1: Sofern in den nachfolgenden Tabellen keine Hinweise auf geringere Stichprobengrößen angegeben sind, gelten die genannten Angaben. Fehlende Werte werden nicht angeführt, sofern sie von

geringfügigem Umfang sind.
2: Mittelwert und Standardabweichung (SW)

Tab.2: Altersverteilung der Patienten (Prozentwerte)

Altersgruppen	alle Zentren	Essen	Frankfurt	Hannover	München
< 6 Jahre	22	27	22	21	21
6 - 11 Jahre	28	36	29	23	28
12 - 17 Jahre	21	14	18	31	19
18 - 23 Jahre	20	12	20	18	24
≥ 24 Jahre	9	10	12	7	8

Daß ca. 2/5 der in den Zentren versorgten Patienten 16 Jahre oder älter sind, zeigt, daß adoleszente und erwachsene Patienten mit Mukoviszidose nicht mehr die bloß erfreuliche Ausnahme bilden. Sie werden in Zukunft ein immer größerer Anteil der Patienten sein. Die bislang vernachlässigten Aspekte dieses Lebensabschnitts werden nun stärker in den Vordergrund gerückt: während die Adoleszenz bei Mukoviszidose bislang eher mit terminaler Phase und der Notwendigkeit zur Auseinandersetzung mit dem Tod assoziiert wurde, tritt das hier eigentlich zu erwartende, entwicklungspsychologische Thema und Problem der Loslösung vom Elternhaus oder der beruflichen Orientierung nun verstärkt an die Betroffenen und Beteiligten heran. Zugleich werden darüber Fragen und Probleme aufgeworfen, die potentiell über den Einfluß- und Kompetenzbereich der Medizin hinausreichen und die mit als konstitutiv für psychosoziale Versorgung bei Mukoviszidose angesehen werden müssen.

Das **Geschlechterverhältnis** in der Gesamtgruppe ist, wie für autosomal rezessive Erbleiden zu erwarten, ausgeglichen: 52% der behandelten Patienten sind männlich, 48% weiblich. Während geschlechtsspezifische Differenzen in der Inzidenz der Erkrankung nicht anzunehmen sind, wurde mancherorts eine geschlechtsspezifische Mortalität dergestalt vermutet, daß CF-erkrankte Frauen eine geringere Lebenserwartung hätten (vgl. MENSING et al., 1989).

Tab.3: Anteil adoleszenter Patienten (Alter > 15 Jahre) an der jeweiligen Gesamtgruppe männlicher und weiblicher Patienten (Prozentwerte)

(N = M;W)	alle Zentren (398;396)	Essen (58;48)	Frankfurt (107;92)	Hannover (105;92)	München (128;137)
männlich	34	26	34	30	40
weiblich	38	29	41	39	39

Die Annahme einer geschlechtsspezifischen Mortalität im Sinne einer geringeren Lebenserwartung von weiblichen CF-Kranken wird durch die altersspezifischen Verteilungen allerdings nicht bestätigt, die bei den über 15jährigen Patienten eher sogar eine leichte Überzahl weiblicher Patienten in den jeweiligen Kollektiven zeigt (vgl. Tab. 3). Auch das bei den weiblichen Patienten leicht *höhere* Durchschnittsalter (MW = 12,61 gegenüber MW = 12,27) spricht nicht für die Annahme einer geschlechtsspezifischen Mortalität.

Zur allgemeinen Charakterisierung der Stichprobe sollen auch Angaben zu ihrer **sozioökonomischen Zusammensetzung** dienen. Auch im Hinblick auf mögliche Zusammenhänge zwischen krankheitsspezifischen Aspekten und psychosozialen Belastungen einerseits und der "sozialen Lage" andererseits sind solche Angaben von Interesse. Die Bestimmung der "sozialen Lage" erfolgte hier in Anlehnung an MOORE und KLEINING (1960) in der Form eines an der beruflichen Ausbildung und Berufstätigkeit der Eltern orientierten Ratings.

Da die Einschätzung der "sozialen Lage" bzw. des sozialen Status auch für die Beurteilung der beruflichen Entwicklung erwachsener CF-Patienten und für schichtenspezifische Aspekte im Rahmen psychosozialer Versorgung aufgegriffen wird, sei an dieser Stelle die Vorgehensweise und Kategorisierung ausführlicher beschrieben.
Die Einstufung der Berufsausbildungen und -tätigkeiten nach dem Ratingsystem von MOORE und KLEINING wurde primär zur Selbsteinstufung entwickelt, kann bei Vorliegen entsprechender Angaben aber auch zur Fremdeinschätzung verwendet werden (vgl. MOORE und KLEINING, 1960).
Zur Vorgehensweise: für jede CF-Familie waren die Berufsausbildung und die Berufstätigkeit der Eltern bekannt. Diese wurden nach dem Kategoriensystem von MOORE und KLEINING eingestuft, wobei diese Bewertung der *Familie* sich nach der Berufstätigkeit des Vaters richtete und nur dann eine Höherbewertung des familiären Status erfolgte, wenn der Berufstätigkeit der Frau nach den Kategorien von MOORE und KLEINING über der des Mannes stand und wenn sie voll berufstätig war. Bei der Datenerhebung war um eine möglichst konkrete Bezeichnung der Berufstätigkeit gebeten worden. Dies ermöglichte in der großen Mehrzahl der Fälle eine Kategorisierung anhand der Listen von Beispielberufen, die MOORE und KLEINING zu den einzelnen Kategorien nennen.
Als "untere Unterschicht" wurden aus den Kategorien von MOORE und KLEINING (1960) hier zusammengefaßt die Kategorien SSE1 ("sozial verachtete Berufe"; z.B. Gepäckträger oder Hilfsarbeiter) und SSE2 ("angelernte Berufe"; z.B. Kraftfahrer, Straßenarbeiter). Als "obere Unterschicht" wird die Kategorie SSE3 übernommen, jedoch ohne eine Unterscheidung in industrielle/nicht-industrielle Berufe. Zur Kategorie SSE3 zählen die Lehrberufe, z.B. Dreher, Maschinenschlosser, einfache Angestellte und Beamte (z.B. Polizisten, Postbeamte), zur "unteren Mittelschicht" (Kategorie SSE4; wiederum ohne die Unterscheidung industriell/-nicht-industriell) zählen Facharbeiter, z.B. Werkstattleiter, Maschineneinrichter, und Angestellte bzw. Beamte des mittleren Dienstes (z.B. MTA, kaufm. Angestellte). Die "mittlere Mittelschicht" (Kategorie SSE5) wird durch Berufe der gehobenen Beamtenlaufbahn und höhere Angestellte charakterisiert, z.B. Lehrer, Bürovorsteher, Versicherungsinspektor.
Zusammengefaßt sind in dieser Untersuchung die "obere Mittelschicht" (Kategorie SSE6; höhere Beamtenlaufbahn) und die "Oberschicht" (Kategorie SSE7). In dieser zusammengefaßten Gruppe finden sich Berufe hoher Einkommens- und Statusstufen wie z.B. niedergelassene Fachärzte, Universitätsprofessoren, Rechtsanwälte oder Prokuristen.

Die Zuordnung der Berufe zu den Dimensionen der Rating-Skala war für die Gesamtgruppe, die wegen fehlender Werte 738 Familien umfaßt, in 6% der Fälle nicht möglich. Die verbliebenen 94% differenzieren sich nach dem Modell von MOORE und KLEINING auf: 12% untere Unterschicht (angelernte Berufe), 24% obere Unterschicht (Lehrberufe, einfache Angestellte und Beamte), 34% untere Mittelschicht (Facharbeiter, mittl. Angestellte und Beamte), 20% mittlere Mittelschicht (selbst. Kaufmann, gehobene Verwaltungsdienst, Lehrer etc.), 6% obere Mittel- und Oberschicht (Fachärzte, Richter, Rechtsanwälte, Professoren etc.).

Tab.4: Rating der sozialen Schicht (Prozentwerte)

Soziale Lage[1]	alle Zentren[2] (N=738)	Essen (N=102)	Frankfurt (N=199)	Hannover (N=172)	München (N=265)
untere Unterschicht (SSE 1+2)	12	9	11	13	13
obere Unterschicht (SSE 3)	24	33	24	22	21
untere Mittelschicht (SSE 4)	34	29	40	28	34
mittlere Mittelschicht (SSE 5)	20	14	20	24	19
obere Mittelschicht und Oberschicht (SSE 6+7)	6	9	4	4	6

1: Die Eingruppierung der Familie nach den Ratingkategorien von MOORE und KLEINING orientierte sich in der Mehrzahl an der Berufstätigkeit des Vaters, bei alleinerziehenden Müttern an deren Berufstätigkeit und/oder Berufsausbildung, und bei Berentung/Pension an der bisherigen Berufstätigkeit und/oder Berufsausbildung. In den (wenigen) Fällen mit niedrigerer Eingruppierung der Berufstätigkeit des Vaters gegenüber der der Mutter erfolgte eine Aufwertung des Familienscores entsprechend der Eingruppierung der Mutter für den Fall voller Berufstätigkeit der Mutter.
2: "nicht zuzuordnen" waren in der Gesamtgruppe 6%, Essen 6%, Frankfurt 2%, Hannover 9% und München 7%.

Im zentrumsspezifischen Vergleich zeigen sich zwar leichte Differenzen, die jedoch so gering bleiben, daß daraus keine unterschiedlichen Bedingungen für die (medizinische oder psychosoziale) Versorgung abzuleiten sind (vgl. Tab. 4).

Daß besser gestellte Mittelschicht-Familien überproportional in der Betreuung durch spezialisierte CF-Zentren vertreten sind, wie es BYWATER (1981) für ihre Stichprobe feststellt, läßt sich an den vorliegenden Angaben nicht sicher bestätigen.

Tab.5: Durchschnittsalter der Patienten nach sozialer Lage

Soziale Lage	N[1]	Mittelwert (Jahre)	
untere Unterschicht (SSE 1+2)	86	10,9	
obere Unterschicht (SSE 3)	174	11,7	
untere Mittelschicht (SSE 4)	249	12,9	
mittlere Mittelschicht (SSE 5)	145	11,9	1: N=43 "nicht zuzuordnende" und N=30 "fehlende Werte", daher insgesamt N=694
obere Mittelschicht und Oberschicht (SSE 6+7)	41	12,9	

Einen Hinweis auf die Bedeutung sozialer Faktoren für das Krankheitsgeschehen kann man der unterschiedlichen Verteilung des Durchschnittsalters der Patienten in Abhängigkeit von der sozialen Schicht entnehmen. Das Alter von Patienten, deren Eltern lediglich angelernte Berufe ausübten (Kategorie SSE1 und 2 nach MOORE und KLEINING, 1960) lag im Durchschnitt ein bis zwei Jahre unter dem der anderen Gruppen (vgl. Tab. 5).

Auch die **Nationalität** ist als Kriterium zur Charakterisierung der Population zu berücksichtigen. Ihr kann eine besondere Rolle insofern zukommen, als das Management gerade der chronischen Erkrankung in hohem Maße Vertrauen und wechselseitig offene Kommunikation voraussetzt. Beschränkungen der sprachlichen Verständigung und des wechselseitigen Verständnisses infolge unterschiedlicher kultureller Wertmuster können zu erheblichen Behandlungskomplikationen beitragen.
Der Anteil ausländischer Familien in der Betreuung der CF-Zentren liegt in keinem Zentrum über 10%, auf die Gesamtgruppe bezogen bei 6%, wobei eine breite Streuung der jeweiligen Nationalitäten und ethnischen Zugehörigkeit festzustellen ist, insofern keine Gruppe mehr als 2% an der Gesamtheit der Patienten stellt. Im Unterschied z.B. zur pädiatrischen Nephrologie, wo in der multizentrischen Studie zur Situation von chronisch nierenkranken Kindern[1] ein Ausländeranteil von z.T. 15% bis 20% festgestellt werden konnte und hier türkische Familien mit ca. 10% die Hauptgruppe darstellen, bilden

---

[1] Es handelt sich hier und nachfolgend um bislang unveröffentlichte Daten (Stand 1988) aus der parallel durchgeführten multizentrischen Studie des Bundesministeriums für Arbeit und Sozialordnung zur psychosozialen Versorgung bei chronisch nierenkranken Kindern, an denen die Zentren Essen, Hannover, Heidelberg, Köln und Münster beteiligt sind (Bulla, Michalk, Offner, Ponzel, Reichwald-Klugger, Schärer und Rosenkranz; letzterer ist für die wissenschaftliche Begleitung der Studie zuständig und hat die Daten freundlicherweise zur Verfügung gestellt). Im folgenden wird auf diese Daten jeweils mit Verweis auf Rosenkranz et al. zurückgegriffen.

ausländische Familien in der klinischen Versorgung der CF eine weniger bedeutsame Gruppe.

Das **Alter bei Diagnose der CF** war bei fast der Hälfte (46%) der Patienten das erste Lebensjahr. Jeder vierte Patient war zum Zeitpunkt der Diagnose älter als drei Jahre. Im Durchschnitt der Gesamtgruppe lag das Alter zum Zeitpunkt der Diagnose bei 2,25 Jahren. Unterschiede zwischen den Zentren blieben wiederum geringfügig (vgl. Tab. 6).

Tab.6: Alter des Patienten zum Zeitpunkt der Diagnose (Prozentwerte)

Diagnose	alle Zentren (N=745)	Essen (N=98)	Frankfurt (N=197)	Hannover (N=194)	München (N=256)
im 1. Lebensjahr	46	48	45	43	49
im 2. Lebensjahr	17	20	20	17	14
im 3. Lebensjahr	11	13	8	11	12
4. bis 5. Jahr	11	8	12	12	11
6. bis 10. Jahr	9	2	5	8	4
nach dem 10. Jahr	6	8	5	8	4
Durschschn. (SW)	2,3 (3,9)	2,4 (4,9)	2,3 (3,9)	2,6 (4,5)	2,0 (3,2)

Nur unwesentlich erhöht sich das Diagnosealter auf 2,34 Jahre, wenn bei der Berechnung die *erkrankten jüngeren Geschwister* ausgeschlossen werden, deren frühzeitige Diagnose durch die Erkrankung des älteren Geschwisterkindes ohnehin wahrscheinlich ist. Nur in sehr seltenen Fällen wurde ein jüngeres Geschwisterkind nicht zum Zeitpunkt der erstmaligen Diagnose der CF in einer Familie bzw. zum frühestmöglichen Zeitpunkt auf das Vorliegen der Erkankung mit untersucht. In einem Fall vergingen beinahe vier, in einem anderen Fall sogar acht Jahre, bis auch das jüngere Geschwisterkind (positiv) auf CF untersucht wurde. In allen anderen Fällen vergingen weniger als 12 Monate zwischen dem frühestmöglichen und dem tatsächlichen Zeitpunkt der Diagnose des erkrankten Geschwisters.

Während das Diagnosealter bei der Mehrzahl der Patienten sehr gering ist, kannten alle Zentren auch Patienten, die erst im dritten Lebensjahrzent zutreffend diagnostiziert wurden, wobei hierfür vermutlich häufig eine milde Ausprägung der CF ausschlaggebend war. Auch heute dürfte dennoch gelten, daß die Wahrscheinlichkeit, erst in der Adoleszenz oder später Symptome zutreffend auf Mukoviszidose zurückzuführen, gering ist, da die Erkrankung noch immer mit dem (frühen) Kindesalter und einem frühen Tod in Verbindung gebracht wird. Milde Krankheitsverläufe dürften daher um so häufiger fehldiagnostiziert werden, je älter der vorgestellte Patient ist.

Daß die Diagnose zeitlich gesehen nicht mit dem **Behandlungsbeginn** in einer Spezialambulanz zusammenfallen muß, belegen die Angaben zum Diagnosezeitpunkt und Behandlungsbeginn im jeweiligen Zentrum. In Frankfurt wurde der Patient im Durchschnitt 2,3 Jahre nach der Diagnosestellung erstmalig gesehen, in München 3,5 Jahre, in Essen 3,6 und in Hannover sogar erst 4,9 Jahre nach der Diagnosestellung. Diese zentrumsspezifischen Differenzen treten noch erheblich deutlicher zutage, wenn die ungleiche Werteverteilung berücksichtigt wird (vgl. Tab. 7).

Tab.7: Alter des Patienten bei Behandlungsbeginn im CF-Zentrum

Alter bei Behandlungsbeginn[1]	alle Zentren	Essen	Frankfurt	Hannover	München
Durchschnitt	6;0	6;1	4;6	7;7	5;10
1. Quart. (P25)	0;6	0;5	0;6	1;0	0;5
Median	3;4	2;3	1;10	6;1	3;1
3. Quart. (75)	10;1	11;7	7;3	12;2	9;6

1: umgerechnete Zeitangaben: Jahre;Monate

Die Gründe für diese erheblichen Unterschiede zwischen den Zentren müssen offen bleiben.

Durch den relativ frühen Beginn der Behandlung entstehen insgesamt gesehen auch sehr hohe **Behandlungszeiträume**: Im Durchschnitt der Gesamtgruppe befanden sich die Patienten seit sieben Jahren in der Behandlung des jeweiligen Zentrums, wobei auch hier wiederum große interindividuelle Unterschiede auftraten. Die höchste Behandlungszeit ergab sich in Frankfurt, wo ein Patient zum Erhebungszeitpunkt bereits seit 29 Jahren durch die dortige (pädiatrische) CF-Ambulanz betreut wurde. Auch zwischen den Zentren bestehen Unterschiede im Hinblick auf die Behandlungszeiträume: in Essen und Hannover waren 75% der Patienten weniger als 8 Jahre, in München weniger als 11 Jahre und in Frankfurt weniger als 13 Jahre in der Betreuung durch die Spezialambulanz, wodurch die beiden erstgenannten Zentren deutlich als jüngere Abteilungen zu erkennen waren. Dies wird auch an einem anderen Merkmal der Behandlungskontinuität deutlich: der *Anteil überwiesener Patienten* lag in Essen (34%) und Hannover (42%) mehr als doppelt so hoch, wie in Frankfurt (18%) oder in München (11%). (Erfragt wurde dieser Aspekt von den Eltern bzw. den Betroffenen: "Erfolgte die Behandlung vorher in einer anderen Ambulanz?").

Die relativ hohen Behandlungszeiträume ermöglichen ein wechselseitiges Vertrautwerden von Patient und Behandlern, wie es für die Behandlung chronischer Erkrankungen nicht untypisch ist. So betont AXELROD (1978) explizit für die CF die besondere Rolle der medizinischen Behandler (insbesondere des Zentrumsleiters) und daß es gerade die durch langjährige, kontinuierliche Behandlung entstehende Vertrautheit mit dem Patienten und seiner Familie sei, die ein Arbeiten auch ohne den Behandlungserfolg "Heilung" so lohnend mache.

Für die vorliegende Studie sind Angaben zum Diagnosezeitpunkt und den Behandlungszeiträumen in mehrfacher Hinsicht von Bedeutung:
1. Wenn die Hälfte der Patienten bereits seit mindestens 9,5 Jahren um die Diagnose der CF wußte und (ohne professionelle Hilfen) lernen mußte, die CF-spezifischen Belastungen und Bedeutungen in den Familienalltag zu integrieren, dann stellt sich die Frage, ob für solche "erfahrenen" Familien ein Versorgungsangebot zur rechten Zeit kommt oder ob sie ihre Bemühungen durch ein Versorgungsangebot nicht eher in Zweifel gezogen sehen (weshalb z.B. McKEY psychosoziale Hilfen nur für neudiagnostizierte Familien vorgesehen hat).
2. Der methodische Rückgriff auf Angaben der behandelnden Ärzte nicht nur bezüglich somatischer sondern auch bezüglich psychosozialer Aspekte (vgl. C 2.1.) erscheint vor dem Hintergrund langer Behandlungszeiträume und einer hohen Vertrautheit zwischen Familie und behandelndem Arzt gerechtfertigt und weniger oberflächlich, als es im Sinne des Klischees einer unpersönlichen "5-Minuten-Medizin" erscheinen mag.
3. Zugleich ist im Hinblick auf diese auch in der Literatur hervorgehobene Vertrautheit des CF-Arztes mit seinen Patienten zu fragen, inwiefern darin nicht indirekt ein Selbstverständnis zum Ausdruck kommt, das die Betreuung des Patienten auch in mitmenschlicher Hinsicht einschließt (vgl. a. BRAUN, 1990) und das insofern ein psychosoziales Versorgungsangebot nicht nur als Hilfe, sondern auch als potentielle Störung der bereits vorhandenen Vertrauensbeziehung und als Bedrohung ärztlichen Selbstverständnisses erscheinen läßt.

Schließlich sei zur groben Charakterisierung der zentrumsspezifischen Populationen auch auf die **Einzugsgebiete** der jeweiligen Zentren und damit auf deren Erreichbarkeit verwiesen. Es zeigt sich zunächst, daß der Behandlungsaufwand (i.S.v. Weg und Zeit pro Behandlungskontakt) *insgesamt* hoch und die behandlungsspezifischen Belastungen für die Familien daher beträchtlich sind (vgl. Abb. 1). Die gesamtdurchschnittliche Entfernung beträgt 88km. Dieser hohe Aufwand dokumentiert sich auch in der aufzuwendenden Zeit, die für *einen* Weg aufgebracht werden muß. Sie zeigt zugleich an, wie beschwerlich wenn nicht gar aussichtslos es für eine große Zahl der Familien ist, hochfrequente Behandlungsangebote zu nutzen oder das erkrankte Familienmitglied bei stationären Aufenthalten durch häufige und regelmäßige Besuche zu unterstützen, d.h. welche unumgänglichen Belastungen und Einschnitte ambulante und vor allem stationäre Behandlungskontakte für die Familien bedeuten.

Abb. 1 Anfahrtswege und -zeiten für die Gesamtgruppe

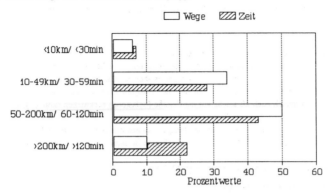

Tab.8: Einzugsgebiete der Zentren: Anfahrtswege (Prozentwerte)

Entfernungen	alle Zentren	Essen	Frankfurt	Hannover	München
Mittelwert	88km	64km	67km	111km	98km
< 10 km	6	8	5	2	8
10 - 49 km	34	52	50	26	21
50 - 199 km	50	33	40	54	61
≥ 200 km	10	7	5	18	10

Hinsichtlich der Einzugsgebiete bestehen deutliche zentrumsspezifische Unterschiede dergestalt, daß München und Hannover größere Einzugsgebiete und damit ungünstigere Rahmenbedingungen für eine engmaschige Versorgung aufweisen (vgl. Tab. 8).

Wenn man mit SCHADE (1989) eine Entfernung von mehr als 50km als problematisch für eine (regelmäßige) Inanspruchnahme ambulanter Versorgungsangebote betrachtet, wird an Tab. 8 deutlich, daß in Essen und Frankfurt etwas weniger als die Hälfte, in Hannover und München jeweils erheblich mehr als die Hälfte der Familien in einem dergestalt ungünstigen Radius zum Behandlungszentrum leben.

STABILITÄT DER FAMILIE

Wie im Kapitel zur Methodik näher ausgeführt wurde, sollten zur Abschätzung des Bedarfs für psychosoziale Versorgung Angaben verwertet werden, die sich auf wichtige Faktoren für das familiäre Gleichgewicht beziehen. Sie können als Hinweise auf

Überforderungen und Störungen der Familie angesehen werden, die in der Literatur zur Bedeutung chronischer Krankheit für das Familienleben immer wieder thematisiert werden.

In solchen Arbeiten wird meist nur die Frage gestellt, ob solche Störungen gehäuft oder bloß sozusagen "normal häufig" auftreten. Ist letzteres der Fall, erscheint die familiäre Situation unproblematisch und keiner besonderen Aufmerksamkeit bedürftig. Stattdessen gilt es aber zu beachten, daß solche Störungen, wie z.B. eheliche Krisen und Scheidungen, sowohl *Zeichen* der *Überforderung* und psychosozialen Belastung der Familien sind und zugleich auch als solche auf die Familie (belastend) rückwirken (können), also nicht bloß (An-)Zeichen sind, sondern *ihrerseits Belastungen* darstellen. Angaben zur Häufigkeit familiärer Störungen stellen insofern nicht nur einen Hinweis auf ein etwaiges psychosoziales Versagen der Familie dar, sondern sie verweisen zugleich auf zusätzlich zur CF zu verkraftende Belastungen in einzelnen Familien.

Im einzelnen wurden berücksichtigt (vgl. C 2.1.):
1. sozio-ökonomische Belastungen
2. "broken home" (durch Scheidung oder Tod eines Elternteils)
3. Familiengröße
4. mehrere CF-kranke Kinder in einer Familie
5. Verlust eines Kindes durch CF
6. schwere Erkrankungen und Pflegefälle in der Familie.

Hinweise auf **sozio-ökonomische Belastungen der Familie** ergaben sich aus den Angaben a) zur Arbeitslosigkeit der Eltern, b) bezüglich erheblicher finanzieller oder beruflicher Belastungen sowie c) bezüglich generalisierter familiärer Krisen im Sinne eines "schwierigen", multipel belasteten Milieus (Angaben b) und c) durch die behandelnden Ärzte). Zusätzlich wurde auch nach dem Umfang der Berufstätigkeit der Mütter gefragt und zwar mit Blick auf den in der Literatur genannten positiven Effekt der Berufstätigkeit für das mütterliche Coping (vgl. BYWATER, 1981), aber auch bzgl. etwaiger Konfliktsituationen, die sich aus der mütterlichen Doppelrolle zumal im Falle von Exacerbationen oder einer Hospitalisierung des CF-Kindes für die Mütter ergeben (können).

Insgesamt bieten die Daten zu sozio-ökonomischen Belastungen der CF-Familien ein überaus positives Bild: der Anteil von Familien, die infolge Arbeitslosigkeit zumeist in sowohl finanzielle wie soziale Bedrängnis geraten, lag in keinem Zentrum über 3% und war also deutlich geringer als im Bevölkerungsdurchschnitt. Auch finanzielle Belastungen wurden eher selten (6%) genannt, wobei hier im Vergleich speziell zur amerikanischen Literatur (vgl. DENNING et al., 1984) die positiven Auswirkungen des deutschen Krankenversicherungswesens mit zu berücksichtigen sind.

HÜRTER (1990) und KOCH et al. (1990) berechneten jeweils jährliche, nicht erstattete Kosten durch die CF von durchschnittlich 1200 DM pro Famlie, die vermutlich noch eine Überschätzung insofern darstellen, als die Autoren die sehr heterogene Werteverteilung ihrer Daten nicht berücksichtigten und verläßlichere Angaben daher eher über (niedriger liegende) Mediane zu gewinnen gewesen wären. In jedem Fall ist aber selbst eine solche Belastung geringfügig im Vergleich zu den finanziellen Belastungen, die für amerikanische Familien entstehen, sofern deren Behandlungskosten nicht durch Fonds abgedeckt werden. KULCZYCKI et al. (1973) sprachen daher von einem "finanziellen Alp" und entprechenden Konsequenzen für die gesamte Familie.

Während HÜRTER und KOCH et al. im Rahmen einer Bedarfskennzeichnung für psychosoziale Hilfen ausschließlich nach krankheitsspezifischen Kosten gefragt haben (die eher als geringfügige Belastungen zu betrachten sind), wurde hier unabhängig von der CF nach *erheblichen* finanziellen Belastungen gefragt, bei denen es sich i.d.R. um hohe Verschuldung bei unsicherer oder geringer Einkommenslage handelte. Im Vordergrund stand also eine die familiäre Stabilität (potentiell) einschränkende finanzielle Belastung, wobei aus amerikanischen Studien bekannt ist, daß dort schon die CF-spezifischen Belastungen zu erheblichen finanziellen Belastungen einschließlich familiärer Krisen und Überforderungen führen können.

Ebenfalls nur sehr selten wurde von den behandelnden Ärzten die Familie (und ihr Umfeld) als insgesamt "schwierig" im Sinne einer Milieuschädigung bezeichnet. Lediglich 1% der Familien boten diese psychosozialen Schwerstbelastungen, die für das Management der CF dann allerdings meist gravierende Konsequenzen haben und die einer besonderen Aufmerksamkeit bedürfen, um selbst kleine Verbesserungen der familiären Gesamtsituation zu erreichen.

An einem Beispiel sei veranschaulicht, in welcher Weise hier von einem "schwierigen Milieu" gesprochen werden kann:
Eine damals 17jährige CF-Patientin wird in regelmäßigen Abständen in relativ schlechtem Allgemeinzustand stationär aufgenommen. Unter stationären Bedingungen kann jeweils eine deutliche Verbesserung erzielt werden. Die Patientin ist nicht als 17jährige ansprechbar, sondern fällt durch große psychische Unselbständigkeit auf und erscheint eher wie ein 13jähriges Mädchen. Therapeutische Anforderungen erfüllt sie nur unter fortwährender Beachtung und Unterstützung durch das Pflegepersonal, wobei sie nicht eigentlich widerwillig ist, sondern durch ihr Verhalten die Behandler zu einem (entwicklungspsychologisch unangemessenen) mütterlich-fürsorglichen Verhalten herausfordert, das die Patientin offensichtlich braucht. Die desolate Verfassung des häuslichen Milieus, über das zwar im Rahmen der medizinischen Betreuung dieser Familie immer wieder Mutmaßungen angestellt wurden, enthüllt sich erst über die Hausbesuche psychosozialer Mitarbeiter: die Patientin lebt mit sechs weiteren Geschwistern, von denen keines an CF erkrankt ist, jedoch fünf Geschwister (wie auch die Patientin selbst) lernbehindert sind, in materiell äußerst verarmten, eigentlich verwahrlosten Verhältnissen. Da der Vater, wohl unter dem Eindruck, soziale Hilfeleistungen dokumentierten den familiären Bankrott, keinerlei materielle und andere Hilfeleistungen akzeptiert, muß die Familie mit 1400,- DM monatlichem Einkommen (Rente) auskommen. Die häuslichen Verhältnisse sind durch die Armut gekennzeichnet, das Mobiliar ist spärlich und weitgehend zerschlissen, eine dringend erforderliche Totalrenovierung der Wohnung (z.T. abgezogene Tapeten, beschädigte Türen usw.) unterbleibt ebenfalls. Die Ernährung der Kinder ist mangelhaft, zudem sehr einseitig, da die - ebenfalls geistig eingeschränkt wirkende - Mutter nur zwei oder drei Gerichte kochen kann, wie sie den Mitarbeitern auf Nachfrage erklärte.
Der frühberentete Vater führt ein sehr strenges Regime und wacht darüber, die Familie wenigstens zusammenzuhalten. Zwar ist die Familie u.a. beim Jugendamt wegen der schweren familiären Notlage seit langem bekannt, jedoch wurden alle Bemühungen vom Vater "erfolgreich" vereitelt, so daß die Familie seitens

der helfenden Einrichtungen (zumindest zeitweilig) als "hoffnungsloser Fall" abgeschrieben wurde.

Im Hinblick auf die mütterliche Berufstätigkeit ist ein gewiß überraschendes und bemerkenswertes Resultat, daß in allen Zentren nur knapp zwei Drittel der Mütter ausschließlich Hausfrauen sind: mehr als ein Drittel der Mütter gab an, berufstätig zu sein, teilweise berufstätig zu sein, oder bloß momentan arbeitslos, eigentlich aber berufstätig zu sein.

Tab.9: Umfang der Berufstätigkeit von berufstätigen[3] Müttern (Prozentwerte)[2]

Berufstätigkeit	alle Zentren (N=296) 39%[1]	Essen (N=41) 39%[1]	Frankfurt (N=67) 34%[1]	Hannover (N=71) 36%[1]	München (N=117) 44%[1]
ganztags	36	30	44	32	37
halbe Tage	40	38	39	38	43
stundenweise	19	29	15	19	18
arbeitslos	4	3	2	10	2

1: die Prozentangabe gibt den Anteil berufstätiger Mütter bezogen auf die Gesamtzahl der jeweiligen Stichprobe wieder; in Essen also 41 Frauen, was 39% der dortigen Stichprobe entspricht
2: alle Angaben sind gerundete Prozentwerte bezogen auf die jeweilige Stichprobe
3: Frauen, die ihre gegenwärtige Situation mit dem Hinweis "arbeitslos" charakterisierten, wurden zu den berufstätigen Frauen (39% in der Gesamtgruppe; s.o.) und nicht zu den "Nur"-Hausfrauen gezählt

Die letzte Gruppe, also jene Frauen, die ihre eigene Situation im Hinblick auf die Arbeitslosigkeit und nicht im Hinblick auf ihr Dasein als Hausfrau und Mutter charakterisierte, machte lediglich in Hannover mit 10% einen bedeutsameren Teil der Gesamtgruppe der (eigentlich) berufstätigen Frauen aus (vgl. Tab. 9).

Abb. 2 Berufstätigkeit der Mütter

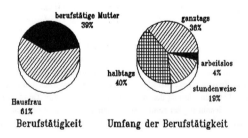

Berufstätigkeit   Umfang der Berufstätigkeit

Aber nicht bloß der hohe Anteil der überhaupt berufstätigen Frauen fällt auf, sondern auch der durchweg wiederum bei ca. einem Drittel liegende Anteil der *ganztags* berufstätigen Mütter (Abb. 2). Lediglich im Zusammenhang der u.a. von BYWATER (1981) berichteten Annahme emotionaler *Entlastung* der Mütter durch Berufstätigkeit wäre diese relativ häufige mütterliche Berufstätigkeit zu erwarten gewesen, insofern man ansonsten davon ausgehen muß, daß die ohnedies schon hohe Doppelbelastung durch Berufstätigkeit und Familie/ Haushalt sich durch die Existenz eines CF-kranken Kindes eher so deutlich verstärken dürfte, daß dies einer Berufstätigkeit zuwider laufen sollte, wie es die Ergebnisse der Studie von MICHALSEN et al. (1988b) an einer großen norwegischen Stichprobe auch nahezulegen scheinen.

Die Autoren stellten im Vergleich mit einer Gruppe gesunder Kontrollpersonen fest, daß die Mütter der Kontrollgruppe zu einem "markedly higher percentage" berufstätig waren, während sich der *Ausbildungs*status der CF-Mütter nicht von dem der KG unterschied. Einen Zusammenhang der Berufstätigkeit der CF-Mütter mit dem Gesundheitszustand des Kindes fanden die Autoren nicht. Sie resümieren ihre Ergebnisse dahingehend, daß die Auswirkungen der CF auf die elterliche Berufskarriere für die Mütter groß und für die Väter eher gering seien, die Mütter also im wesentlichen die Last der CF zu tragen hätten (dies. S. 63).
Aus dem Statistischen Jahrbuch (StbA) lassen sich zur Berufstätigkeit von Frauen/Müttern folgende Angabe entnehmen: insgesamt sind 49% der Frauen berufstätig (kein Hinweis auf Umfang der Tätigkeit). Verheiratete Frauen mit einem Kind sind zu 46%, mit zwei Kindern zu 41% und mit 3 Kindern zu 36% berufstätig.

Neben den sozio-ökonomischen Belastungen war im Hinblick auf die familiäre Stabilität der Zusammenhalt der Partner bzw. negativ formuliert: die Frage nach (krankheitsbedingt gehäuften) **Eheproblemen und Ehescheidungen** von Belang, die in der CF-Literatur verschiedentlich aufgegriffen wurde (vgl. McKEY, 1973, MICHALSEN ET AL., 1988c). Der Anteil definitiv geschiedener Ehen lag in der Gesamtstichprobe mit 11% (8% bis 14% Schwankung zwischen den Zentren) eher gering. Zwar wurde verschiedentlich von den behandelnden Ärzten bei noch verheirateten Paaren auf erhebliche Spannung der Partner und Ehekonflikte hingewiesen (1% bis 9% je Zentrum), dennoch kann im Unterschied etwa zu DENNING et al. (1984) anstatt von einer bei CF mehrfach erhöhten Scheidungsrate wohl eher davon gesprochen werden, daß eine *erheblich niedrigere* Quote als im Bevölkerungsdurchschnitt vorliegt.

Wiederum aus dem Statistischen Jahrbuch (S. 69) lassen sich folgende Vergleichzahlen berechnen: die Scheitungsrate für Familien ohne Berücksichtigung der Ehedauer liegt bei ca. 30%, bei einer eventuell mit der hiesigen Stichprobe vergleichbaren Ehedauer von 14 Jahren beträgt sie 23%. Kinderlose Ehen wurden laut StBA nicht häufiger geschieden als bei Vorhandensein von Kindern. Berücksichtigt man die Rate der Scheidungen und die Anzahl der Kinder, macht sich in den Daten des StBA ein Effekt im Sinne geringerer Scheidungen bei Familien mit Kindern erst ab einer Kinderzahl von drei oder mehr Kindern bemerkbar. Mit anderen Worten kann als Grund für die auffällig geringere Rate geschiedener CF-Familien auch nicht genannt werden, daß unter den CF-Familien per defnitionem keine kinderlosen Familien sind, die aber in Bevölkerungsvergleichszahlen inbegriffen sind. Die Vergleichszahlen scheinen also eine wahre (und erklärungsbedürftige) Differenz zwischen CF-Ehen und "Normalehen" anzuzeigen.

Auffällig war der unerwartet hohe Anteil von Familien, in denen ein Elternteil verstorben war: in Essen, Frankfurt und Hannover traf dies auf je 5% der Familien zu, in München sogar auf 9%, so daß der Anteil der im weiteren Sinne "broken home"-belasteten Familien nicht bei 11%, sondern bei 17% (13% - 21%) für die Gesamtgruppe liegt. Während die Scheidungsrate über alle Altersgruppen hinweg relativ konstant bei 10% - 12% liegt, finden sich bei den über 20jährigen Patienten 14% (gegenüber 5% bei den jungen Patienten), die einen Elternteil durch Tod verloren haben. In München trifft dies sogar auf jeden vierten Patienten über 20 Jahre zu.

Auch die **Familiengröße** kann ein bedeutender Faktor für ihre Stabilität sein, der insbesondere bei hohen krankheitsbedingten Belastungen von Bedeutung ist.

Ob und wenn ja wieviele Geschwisterkinder in der Familie leben, ist zunächst von Bedeutung im Hinblick auf die Ressourcen der Familie zur Bewältigung der behandlungsbedingten Zusatzbelastungen. So macht es einen Unterschied, ob die krankheitsbedingten Belastungen von Eltern getragen und in die Familie integriert werden müssen, die ein oder zwei Kinder haben, oder mehrere (kleine) Kinder haben und die damit ohnehin schon hohen familiären Anforderungen ausgesetzt sind.
Außerdem hängt mit der Frage nach der Existenz und Anzahl der Geschwister auch die Frage zusammen, wieviele Familien durch die mehr oder weniger regelmäßigen stationären Behandlungsaufenthalte des CF-Kindes vor besondere und häufig unlösbare Belastungen gestellt werden, wenn es nämlich gilt, das hospitalisierte Kind in der besonderen Situation "Krankenhaus" nicht allein zu lassen, aber zugleich auch die Geschwister nicht zu vernachlässigen.

Aus den 750 auswertbaren Protokollen zur Anzahl der Geschwister geht hervor, daß 28% der CF-Patienten ohne Geschwisterkind leben, daß die Mehrzahl (46%) ein Geschwisterkind hat, 18% zwei Geschwisterkinder und in 8% der Familien drei oder mehr (bis zu 8) Geschwisterkinder leben. Unterschiede zwischen den Zentren sind hier zu vernachlässigen. Hohe familiäre Belastungen können in Familien mit zahlreichen Kindern vermutet werden oder in solchen mit Kleinkindern. In 15% der Familien, in denen das CF-Kind mindestens ein jüngeres Geschwisterkind hatte, war dieses jünger als 6 Jahre, in 38% der Familien war es jünger als 10 Jahre.

In dieser Studie lag die durchschnittliche Kinderzahl pro Familie bei 1.99 bis 2.33 je CF-Familie. Nach den Angaben des Statistischen Jahrbuchs (StBA) liegt der Durchschnitt in der Bevölkerung bei 1.59 bis 1,7 Kinder je Familie (je nachdem, ob nur vollständige Familien berücksichtigt werden bzw. ob ledige erwachsene Kinder einbezogen sind).

Im Hinblick auf die angesprochene Konfliktsituation der Eltern im Falle einer Behandlungsbedürftigkeit des CF-Kindes weisen die Angaben zur Anzahl der Geschwisterkinder darauf hin, daß sich die Frage, wie die Eltern das Fürsorgebedürfnis des hospitalisierten *und* das der zurückbleibenden Geschwisterkinder befriedigen sollen, bei 45% der Familien bezogen auf ein Geschwisterkind stellt und bei immerhin 29% der

Familien bezogen auf zwei oder mehr Geschwisterkinder. Hier ergeben sich häufig unlösbare Konfliktsituationen, zumal wenn - wie eingangs erwähnt (vgl. Abb. 1) - schon durch die Entfernungen zwischen Klinik und Zuhause ein Pendeln kaum möglich ist. Die Unterstützung der Familie durch das sogenannte soziale Umfeld ("social support"), die immer wieder als bedeutsames Element gelingender Krankheitsbewältigung ausgewiesen wurde (vgl. BURTON, 1975), ist auch hier häufig unverzichtbar bzw. es ist für die Eltern und das CF-kranke Kind dann um so wichtiger, daß im Krankenhaus eine auch psychosozial optimale Betreuung gewährleistet ist.

Tab.10: Familiengröße und familiäre Belastung[1] (Prozentwerte)

	Anzahl der Kinder				
	1 (N=198)	2 (N=335)	3 (N=130)	4 (N=36)	≥5 (N=21)
Belastungen	24	24	31	47	57

1: "familiäre Belastungen" heißt hier: "broken home", finanzielle und/oder berufliche Belastungen der Familie, Belastungen durch Pflegefälle in der Familie, Belastungen durch emotionale Überforderung. Alle Angaben stammen von den ärztlichen Behandlern

Einen Hinweis auf die Bedeutung der Familiengröße für die Stabilität und Belastbarkeit der Familie vermitteln die in Tab. 10 aufgeführten Werte, die deutlich machen, daß für Familien mit mehr als zwei Kindern von den behandelnden Ärzten wesentlich häufiger zusätzliche (sozio-ökonomische) Belastungen genannt werden.

Mehr noch als die Frage, ob neben dem CF-Kind überhaupt noch weitere Kinder von den Eltern zu versorgen sind, ist im Hinblick auf den Gesichtspunkt familiärer Belastung und Stabilität von Bedeutung, ob neben dem CF-Kind **weitere Kinder an CF erkrankt** oder womöglich bereits an CF verstorben sind (vgl. C 2.1.)

Tab.11: Familiäre Belastungen durch weitere CF-kranke oder an CF-verstorbene Kinder (Prozentwerte)

	alle Zentren	Essen	Frankfurt	Hannover	München
erkrankte Geschwister[1]	11	10	15	10	10
verstorbene Geschwister[2]	8	12	7	5	7

1: in 1% bis 6% der Fälle war den Behandlern "nicht bekannt", ob erkrankte Geschwister in der Familie leben
2: in 1% bis 10% der Fälle war den Behandlern "nicht bekannt", ob Geschwister an CF verstorben waren, oder nicht. In einigen wenigen Familien waren sogar mehrere (bis zu sechs!) Kinder an CF verstorben bzw. in einigen Fällen wurde nur vermutet, daß die (nicht definitiv geklärte) Todesursache die CF gewesen sei.

Hier verweisen die in Tabelle 11 aufgeführten Angaben auf einen Anteil von 10% bis 15% Familien, die zwei oder sogar drei an CF erkrankte Kinder haben. Der Aufwand unter anderem durch die häusliche Therapie erhöht sich in diesen Familien erheblich. Die Verletzlichkeit des familiären Gleichgewichts nimmt dadurch zu. Die Relation nichterkrankter Geschwisterkinder zu den auch an CF erkrankten Geschwistern entspricht in der Stichprobe im übrigen dem von der Genetik der CF zu erwartenden Verhältnis von 3:1.
Jede 12. Familie hatte bereits ein oder sogar mehrere Kinder an CF verloren.

Zum Vergleich: dem Statistischen Jahrbuch (StBA) lassen sich Angaben entnehmen, die die relative Häufigkeit für den Verlust eines Kindes vor dem 20. Lebensjahr zu berechnen erlauben (vgl. S.68). Nimmt man den perinatalen Tod von Kindern sowie den plötzlichen Kindstod von Säuglingen aus, dann ergibt sich im Vergleich zur Normalbevölkerung für dieses zu den schwerwiegendsten Belastungen zu zählende Ereignis des Verlusts eines Kindes eine ungefähr fünfzigfach höhere Rate für die CF-Familien.

In wenigstens jedem dritten Fall war der Tod dieses Kindes *zu Lebzeiten* des noch lebenden CF-Geschwisters erfolgt. Der Tod eines Geschwisterkindes an CF war für das noch lebende Kind damit nicht nur vermittelt über die Verarbeitungsform und -fähigkeit der Eltern, sondern unmittelbar eine zu bewältigende Realität. Die verschiedentlich in der Literatur hervorgehobene Bedeutung dieser relativ häufigen Belastung der Familie durch den Tod eines Kindes an CF (vgl. BURTON, 1975, oder BELMONTE et al., 1973) zeigt sich selbst in der nur grobe Auffälligkeiten erfassenden Basiserhebung: während die behandelnden Ärzte bei 27% der Familien, die bislang noch kein Kind an CF verloren hatten, zusätzliche (sozio-ökonomische oder familiäre) Belastungen angegeben hatten, erhöht sich deren Anteil in der Gruppe der durch Todesfälle belasteten Familien auf 41%, wobei diese zusätzlichen Belastungen hier vor allem solche durch Scheidung und Trennung sind.

Schließlich sei auch kurz auf **Pflegefälle und schwere Erkrankungen anderer Familienmitglieder** eingegangen, die neben der CF die Stabilität der Familie beeinträchtigen und zur Überforderung ihrer Ressourcen beitragen können. ALLAN et al. (1974) hatten zum Beispiel einen erschreckend hohen Anteil von (allerdings nicht näher benannten) "severe chronic disabilities" bei den Vätern feststellen können.
Alle hier vorliegenden Angaben stammen von den behandelnden Ärzten. Es ist davon auszugehen, daß der tatsächliche Anteil der durch Pflegefälle und weitere Erkrankte belasteten Familien (erheblich) höher liegt.

Tab. 12: Somatische Erkrankungen der Familienmitglieder[1] (Prozentwerte)

	alle Zentren	Essen	Frankfurt	Hannover	München
somatische Auffälligkeiten	5	1	6	6	5

1: bei den mitgeteilten Erkrankungen handelt es sich nicht um fachärztlich abgesicherte Diagnosen, sondern um den klinischen Eindruck der behandelnden Ärzte bzw. um ihre Informationen aus der langjährigen Betreuung der Familien.

Pflegefälle in der Familie waren den Behandlern in 2% der Fälle bekannt. Häufiger genannt wurden somatische Erkrankungen und Behinderungen (vgl. Tab. 12), wobei die mitgeteilten Erkrankungen häufig schwere und z.T. lebensbedrohliche Erkrankungen darstellen (bzw. eventuell eben deshalb dem behandelnden CF-Arzt auch bekannt waren). Genannt wurden u.a. Nieren- und Herztransplantationen (!), rheumatische Erkrankungen, Herz-Kreislauf-Erkrankungen, Dialyse und geistige Behinderung von Geschwisterkindern. Im Unterschied zu den Angaben zu psychiatrischen Auffälligkeiten, auf die später eingegangen wird, waren die Angaben zu somatischen Erkrankungen auf alle Familienmitglieder etwa gleich verteilt. In ca. 10% der Fälle bezogen sie sich auf eine zur Familie gehörige und in der Familie lebende, nicht jedoch zur Kernfamilie (Eltern, Geschwister) zählende Person.

BELASTUNGEN DURCH DIE BEHANDLUNG

Während im vorangegangenen Abschnitt über soziale und familiäre Faktoren berichtet wurde, die die Flexibilität der Familie gegenüber Belastungen durch die CF und ihrer Behandlung einschränken bzw. die teilweise bereits als Überlastungssymptome und Dekompensationen zu begreifen sind, wird es nun darum gehen, die durch die Behandlung der CF erwachsenden Belastungen selbst zu beschreiben. Dies ist nicht zuletzt insofern von Bedeutung, als trotz der allseits eingeräumten hohen Belastung der Familien durch therapeutische Anforderungen bislang kaum empirische Daten dazu vorgelegt wurden (vgl. C 2.1.).

Insbesondere unter dem Gesichtspunkt familiärer Belastung durch die Mukoviszidose ist die **häusliche Therapie** von größter Bedeutung, wobei DIETZSCH et al. bemerken, daß "die Verlagerung der intensiven Langzeitbehandlung von der Klinik in das Elternhaus" als der "größte Fortschritt in der Therapie" angesehen werden müsse (1978, S. 337). Um so bemerkenswerter ist es, daß mit Ausnahme der inzwischen (teilweise) veralteten Studie von BURTON (1975) keine empirischen Daten zu Art und Umfang der häuslichen Therapie vorliegen.

Angaben zur häuslichen Therapie stammen von den Eltern (bzw. von den erwachsenen Patienten) und beziehen sich auf die Art der häuslichen Therapie, auf deren zeitlichen Umfang sowie auf die involvierten Familienmitglieder (vgl. "Muster einer..." im Anhang).

Nach den vorliegenden Angaben werden in Essen und Frankfurt im Durchschnitt täglich zwei bis drei, in Hannover und München drei bis vier unterschiedliche therapeutische Maßnahmen durchgeführt, wobei dies neben der umfangreichen Medikation vor allem die Physiotherapie (Klopf- und Lagerungsdrainage oder Autogene Drainage) und die Inhalation sind (vgl. Tab. 13a und 13b).

Tab.13a: Art der täglichen, häuslichen Therapie (Prozentwerte)[1]

Art der Therapie	alle Zentren	Essen	Frankfurt	Hannover	München
Autogene/Klopfdrainage	85	66	81	90	92
Inhalation	74	75	36	96	90
Diät/Essen[2]	45	42	14	51	66
Sauerstoff[3]	6	5	5	8	7

Tab.13b: Durchschnittliche Dauer der täglichen, häuslichen Therapie (Minuten)[1]

Therapiezeiten	alle Zentren	Essen	Frankfurt	Hannover	München
Autogene/Klopfdrainage	45	60	44	53	37
Inhalation	42	49	53	46	34
Diät/Essen	57	68	80	55	43

1: die Angaben stammen von den Eltern des Patienten oder - bei älteren Patienten - von den Betroffenen selbst. Gefragt wurde danach, welche Maßnahmen der häuslichen Therapie durchgeführt werden, wer daran beteiligt ist und wieviel Zeit insgesamt dafür pro Tag aufgewendet wird. Die Frage wurde ausdrücklich mit dem Hinweis darauf verbunden, daß nicht die Therapie-Compliance, sondern die Belastung durch häusliche Therapie Gegenstand der Befragung sei.
2: gefragt wurde nach besonderen Aufwendungen für Ernährung. Hierzu wurden gezählt die Zubereitung besonderer Diäten, aber auch besonderer Aufwand durch beständiges "gutes Zureden" bei hartnäckigen Eßstörungen.
In der Regel wurde "hochkalorische Zusatzernährung" genannt aber auch "fettarme Kost" (München)
3: nächtliche oder stundenweise Zufuhr von Sauerstoff bei Patienten mit erheblichen Funktionseinschränkungen der Lunge

Welche praktische Bedeutung die häusliche Therapie im Alltag hat, läßt sich an der Zeit erahnen, die z.B. die Durchführung der Lungendrainage kostet: wenn die autogene oder die Klopfdrainage praktiziert wurde, was bei 85% der Patienten der Fall war, wurden im Durchschnitt 45 Minuten täglich dafür aufgewendet. Ebenso viel Zeit wurde auch für die

Inhalation aufgewendet. Die zeitliche Beanspruchung durch häusliche Therapie (Medikamente, Physiotherapie, Inhalation) variierte je nach Patient extrem, nämlich von 5 Min. bis 540 Min. In der *Summe* der für häusliche Therapie täglich aufgewendeten Zeit zeigen sich diese Unterschiede dahingehend, daß mit 45% fast die Hälfte der (N=648 auswertbaren) Angaben zur häuslichen Therapie auf eine zeitliche Beanspruchung zwischen 5 und 60 Minuten täglich hinweisen, daß jede dritte Familie 60 bis 120 Minuten täglich für häusliche Therapie aufwendet, und die Angaben immerhin für jeden fünften Patienten einen täglichen Aufwand von mehr als zwei Stunden ergeben. Im Durchschnitt wurde täglich 90 Minuten Therapie gemacht.

Diese Zeitangabe berücksichtigt dabei nicht die Behandlungszeiten für die bei wenigen Patienten notwendige nächtliche Sondenernährung und auch nicht die Angaben zur Sauerstofftherapie, die bei schwerstkranken Patienten i.d.R. 12 Stunden täglich erfolgen soll. Angaben zur Sonden- und Sauerstofftherapie wurden hier ausgeklammert, weil sie nur eine geringe Zahl (15 resp. 46) der Patienten betreffen, weil deren Zeitangaben die Werteverteilungen für die Summe täglich aufzuwendender Therapiemaßnahmen mißverständlich verzerrt hätten und vor allem, weil die psychosoziale Belastung dieser Therapieformen, etwa durch Aktivitätseinschränkungen, eher geringfügig ist, insofern die Patienten während der Behandlung entweder schlafen oder Aktivitäten wie Lesen, Fernsehen usw. weitgehend ungehindert ausführen können.

Bemerkenswert sind neben der enormen individuellen Spannweite der zeitlichen Belastung durch häusliche Therapie auch deutliche zentrumsspezifische Unterschiede nicht nur in der Art der täglich ausgeführten Therapiemaßnahmen, sondern auch in ihrem Umfang.[1] So wurden z.B. in München, dem Zentrum mit der zu Hannover ähnlichsten Verteilung von Therapiemaßnahmen, täglich 34 Minuten weniger für Therapiemaßnahmen (Medikamente, Physiotherapie, Inhalation) aufgewendet! Die Frage der (zeitlichen) Belastungen durch häusliche Therapie muß - zumindest nach den vorliegenden Angaben der Betroffenen - nicht zuletzt danach beantwortet werden, an welchem Zentrum der Patient behandelt wird.

Wenn überhaupt in der CF-Literatur zu Belastungen durch die häusliche Therapie Stellung genommen wird, so in der Regel verbunden mit dem Hinweis darauf, daß die Mütter die Hauptlast der Behandlung zu tragen hätten (vgl. z.B. DOMINICK, 1983). Dies wird durch die vorliegenden Daten voll bestätigt. Neben dem Patienten selbst, dessen (auch zeitliche) Belastung durch die Therapie zumeist unerwähnt bleibt, sind es vor allem die Mütter, die therapeutische Arbeit verrichten, insofern sie bei zwei von drei Patienten bei wenigstens einer therapeutischen Maßnahme helfend beteiligt waren. Bei den unter

---

[1] Für Detailergebnisse zur häuslichen Therapie bin ich Frau B.Ridder zu Dank verpflichtet, die im Rahmen einer medizinischen Dissertation die Therapieangaben dieser multizentrischen Studie zusätzlich (und ausführlicher als es hier der Fall ist) ausgewertet hat.

6jährigen Kindern waren die Mütter in ca. 40% der Fälle alleine für die gesamte Therapie verantwortlich, bezogen auf die Gesamtgruppe bei 20% der Fälle. Umgekehrt sind die Väter bei zwei von drei Patienten bei *keiner* der Maßnahmen aktiv beteiligt. Nur in einem einzigen Fall wurde der Vater als die allein für die häusliche Therapie verantwortliche Person genannt.

Andere Personen, Verwandte, Freunde oder Partner, scheinen für die häusliche Therapie nur marginale Bedeutung zu besitzen, denn nur in 7% der Fälle übernahmen andere Personen als der Patient oder seine Eltern Aufgaben der häuslichen Therapie.

Die aktive und eigenverantwortliche Beteiligung des Patienten am häuslichen Therapieprogramm zeigt einen deutlichen altersspezifischen Trend: in der Altersgruppe der 7- bis 10jährigen wird bereits jeder vierte Patient als allein für die Physiotherapie und Inhalation verantwortlich genannt, bei den 10- bis 13jährigen ist es bereits ein Drittel und ab dem 16. Lebensjahr sind mehr als 75% der Patienten allein für Physiotherapie und Inhalation verantwortlich.

Neben der häuslichen Therapie erwachsen Anforderungen und Belastungen für die Familie auch aus der klinischen Behandlung, die in dieser Studie im Sinne der Häufigkeit ambulanter Sprechstundenkontakte und stationärer Aufnahmen dokumentiert wurde. Nicht erfaßt wurden Arztbesuche am Wohnort (Hausarzt).

Die **klinische Behandlung** wurde nach der Häufigkeit *ambulanter* Sprechstundenkontakte und der Häufigkeit und Dauer *stationärer* Aufnahmen (i.d.R. zur antibiotischen Therapie) für einen Zeitraum von 12 Monaten (3/1988 bis 3/1989) von den psychosozialen Mitarbeitern aus den Patientenakten dokumentiert.

Unter psychosozialen Gesichtspunkten sind Angaben zur klinischen Behandlung in verschiedener Hinsicht von Belang:
1. Die klinische Behandlung stellt für die Familie immer eine Unterbrechung z.T. auch Bedrohung der familiären Routine dar. Dies gilt besonders im Falle stationärer Aufnahmen, deren Belastungspotential für Kinder hinlänglich dokumentiert ist (VERNON et al., 1965), die aber auch für adoleszente Patienten schwerwiegend sein können, insofern Abweichungen vom Lebensalltag der Gleichaltrigen in diesem Lebensabschnitt besonders intensiv und schmerzlich registriert werden. Die Angaben zur medizinischen Behandlung weisen so auf behandlungsabhängige familiäre Belastungen hin, hier also den Aufwand, die Behandlung überhaupt in Anspruch nehmen zu können, und auf den psychischen Aufwand, die mit der Behandlung zusammenhängenden Erfahrungen zu bewältigen.
2. Ein Nebenaspekt der Dokumentation von Behandlungskontakten mit dem jeweiligen CF-Zentrum ist darin zu sehen, daß in Anbetracht der großen Einzugsgebiete der

Zentren die Frequenz dieser Behandlungskontakte zugleich den Aktionsradius psychosozialer Versorgung andeutet, insofern den Familien häufig nicht noch eine zusätzliche, ausschließlich psychosozial begründete Anreise zum Zentrum zugemutet werden kann.

Die **ambulante Sprechstunde** wird von der Mehrzahl der Patienten in Essen, München und vor allem in Hannover ein bis vier Mal pro Jahr aufgesucht, in Frankfurt sogar fünf bis neun Mal pro Jahr (vgl. Tab. 14). Während im Durchschnitt vier Sprechstundenbesuche erfolgten, suchte immerhin jeder vierte Patient die ärztliche Sprechstunde *häufiger* auf, wobei es in seltenen Fällen (4%) zu mehr als 10 Arztbesuchen jährlich kam.

Tab.14: Anzahl ambulanter Kontakte pro Jahr und Patient je Zentrum (Prozentwerte)

Anzahl	alle Zentren	Essen	Frankfurt	Hannover	München
kein Kontakt	2	4	0,5	5	0,5
1 bis 4 Kontakte	58	70	36	74	59
mehr als 5 Kontakte	40	27	63,5	21	40,5
Durchschnitt	4,9	3,5	6,4	3,4	5,4

Aus der durchschnittlichen Behandlungsfrequenz und den durchschnittlichen Anfahrtswegen für die Familien ergeben sich - als Illustration eines Teils familiärer Belastungen durch die klinische Behandlung - für jede Familie alleine durch die ambulante Behandlung in den Spezialambulanzen *Fahrtwege* (und ggf. entsprechende Kosten) von ca. 700km jährlich! Individuelle Unterschiede sind hierbei erheblich, wie die Angaben zum Einzugsgebiet der Zentren gezeigt hatten (vgl. Abb. 1).

Eine **stationäre Behandlung** war für die Mehrzahl der Patienten (56%-76% je nach Zentrum) nicht erforderlich, jedenfalls erfolgte im Beobachtungszeitraum eine solche Behandlung nicht. Regelmäßige, häufig vierteljährliche antibiotische Therapien bzw. Krankenhausbehandlungen finden in Essen und Hannover statt, während in Frankfurt und München die mehr als einmalige stationäre Aufnahme die Ausnahme ist (vgl. Tab. 15).

Tab.15: Anzahl stationärer Behandlungen pro Patient und Patient je Zentrum (Prozentwerte)

Anzahl	alle Zentren	Essen	Frankfurt	Hannover	München
keine Aufnahme	70	65	76	57	76
1	20	17	19	23	18
2 bis 4	10	15	5	20	6
mehr als 4	0,5	3	0	0,5	0,5
Krankenhaustage pro Patient[1]	7,4	11,2	5,8	8,7	5,4

1: es handelt sich um einen rein rechnerischen Wert insofern, als die Gesamtzahl der stationären Behandlungstage je Zentrum auf die Gesamtzahl der überhaupt behandelten Patienten verteilt wird, unbesehen der Tatsache, daß - zentrumsspezifisch unterschiedlich - eine erhebliche Anzahl der Patienten keine stationäre Behandlung erhielt

Für die Gesamtstichprobe gilt, daß *jeder dritte* Patient sich wenigstens ein Mal während des Beobachtungszeitraums in stationärer Behandlung befand. Für jeden 10. Patienten erfolgten zwei bis vier stationäre Aufnahmen innerhalb eines Jahres.

Tab.16: Dauer stationärer Behandlung pro Aufenthalt

	alle Zentren (N=220)[2]	Essen (N=35)	Frankfurt (N=46)	Hannover (N=76)	München (N=63)
Durchschnitt (SW)[1,3]	16,0(10,0)	16,4 (10,9)	20,3 (11,7)	11,9 (5,2)	17,5 (10,7)
Maximum	65	56	65	27	49
1. Quart.	9	10	12	8	10
Median	14,3	14	21	13,8	14,3
3. Quart.	21	19	24	16	21

1: durchschnittliche Dauer stationärer Aufenthalte, wenn es zu einer Aufnahme kam; Standardabweichung (SW)
2: Anzahl der Patienten, bei denen es innerhalb des zwölfmonatigen Beobachtungszeitraums zu mindestens einer Aufnahme kam
3: durch den cut-off-point zu Beginn und am Schluß des Beobachtungszeitraumes entsteht eine Verzerrung der Behandlungsdauer i.S. einer Unterschätzung, da der tatsächliche Beginn und das tatsächliche Ende der Behandlung bei solchen Aufnahmen, die über den Beobachtungszeitraum hinausreichten, nicht einbezogen werden konnte, sondern hier stattdessen der cut-off-point herangezogen wurde.

Berücksichtigt man neben der Frequenz auch die Dauer der Aufnahmen, dann zeigen sich Unterschiede zwischen den Zentren dergestalt, daß Hannover die kürzesten Aufnahmezeiten und Frankfurt die höchsten aufweist (vgl. Tab. 16). *Wenn* es zu einer Behandlung kam, dauerte diese in Hannover im Durchschnitt 12 Tage, in den anderen Zentren 16-20 Tage, wobei es zu wiederum zentrumsspezifischen Unterschieden kommt, wenn die Krankenhaustage auf die *Gesamtzahl* der Patienten umgerechnet wird, also der (fiktive) Behandlungsaufwand pro Patient und Zentrum bestimmt wird: Essen (11,2 Tage) und Hannover (8,7 Tage) liegen deutlich über Frankfurt (5,8 Tage) und München (5,4 Tage). Im Gesamtdurchschnitt entfallen 7,4 Tage Krankenhausaufenthalt je Patient und Jahr. Zu beachten sind auch hier die erheblichen interindividuellen Unterschiede: stationäre Behandlungen konnten maximal 65 Tage dauern! Entgegen der Erwartung eines kontinuierlichen Anstiegs der Frequenz und gegebenfalls Dauer der Behandlung in Abhängigkeit vom *Lebensalter* zeigte sich für München eine konstante Frequenz von 0,3 Aufnahmen pro Jahr über alle Altersgruppen (Alter <16 Jahre, 16-20J., ≥20J.). Für Essen und Hannover war eine Häufung stationärer Aufenthalte in der Altersgruppe 16-20jähriger (im Vergleich zu den jüngeren *und* den älteren Patienten) festzustellen. Bemerkenswert war, daß bei den unter 6jährigen Kindern, für die Hospitalisierungen entwicklungspsychologisch besonders von Bedeutung sind (vgl. VERNON et al., 1965), die Quote der stationären Aufnahmen in etwa der Gesamtgruppe entsprach (27% gegenüber 30%). Bei *jedem dritten* dieser Kinder kam es zu mehr als drei Wochen (und damit überdurchschnittlich lange) dauernden Krankenhausaufenthalten, wobei hierfür *nicht* die Mekoniumileus-Problematik neugeborener CF-Patienten ausschlaggebend war.

VERSELBSTÄNDIGUNG HERANWACHSENDER PATIENTEN

Im Rahmen einer Bedarfsermittlung für psychosoziale Dienste bei CF ist der Aspekt der Verselbständigung heranwachsender Patienten von besonderem Interesse. Indem die Perspektive auf möglicherweise krankheits- oder behandlungsbedingte Abweichungen von normalen sozialen Karrieren gerichtet wird (vgl. GERHARDT, 1986), kommen Aufgabengebiete einer psychosozialen Rehabilitation der Patienten in den Blick, die verschränkt sein können mit eher psychologischen Aufgabengebieten im Sinne einer Aufarbeitung überprotektiver Schonhaltungen der Eltern, die es dem durch die Krankheit beeinträchtigten und potentiell bedrohten Kind schwer machen können, seinen eigenen Weg zu gehen (vgl. LEFEBVRE, 1973). Wie im Kapitel C 2.1. bereits angesprochen, muß sich die bedarfsermittelnde Analyse der Verselbständigung heranwachsender Patienten eher auf soziale als auf psychologische oder interaktionelle Aspekte beschränken. Es soll die schulische und die berufliche Ausbildung und ggf. Berufstätigkeit der CF-Patienten betrachtet werden, daneben die Frage der (materiellen und räumlichen) Verselbständigung erwachsener Patienten vom Elternhaus und schließlich - als indirekter Hinweis auf den Umgang mit dem Kranksein - die Frage der sozialrechtlichen Anerkennung erwachsener Patienten als Behinderte.

Im Hinblick auf die **schulische Ausbildung** können qualitative Abweichungen (Sonderbeschulung, Fehlen eines Schulabschlusses) von graduellen Abweichungen im Sinne eines insgesamt schlechteren Qualifikationsprofils unterschieden werden.
Weder im einen noch in dem anderen Sinne sprechen die Daten für (ggf. krankheitsbedingte) Einbußen der sozialen (schulischen) Karriere der CF-Patienten.
Der Anteil sonderbeschulter Kinder und Jugendlicher im schulpflichtigen Alter entspricht mit ca. 5% weitgehend dem Bevölkerungsdurchschnitt (3,8% bis 6%), wobei keine Angaben für die Gründe der Sonderbeschulung und für die Art der Sonderbeschulung (Körperbehinderte; Lernbehinderte; Geistigbehinderte) vorlagen. Der Anteil von nur 1% Schülern ohne Schulabschluß ist in der CF-Stichprobe sogar deutlich geringer als im Bevölkerungsdurchschnitt, der für Schulabgänger (Stand 1987) bei 5% bis 7% liegt.

Vergleichsdaten können aus den Angaben des Statistischen Jahrbuchs (StBA; Stand 1988) berechnet werden (S.241): Zum Zeitpunkt Beginn Schuljahr 1987 befanden sich 3,8% der 6,67 Mill. Schüler in Sonderschulen (Schüler in Vorklassen und Abendschüler für die Prozentbestimmung ausgenommen). Der Anteil an Sonderschülern steigt auf 6%, wenn lediglich die Gruppe der (4,3 Mill.) weiterführend beschulten Kinder und Jugendliche berücksichtigt wird (ohne Vorklassen, Grundschüler und Abendschule). Die Angaben für Schulabgänger ohne Schulabschluß beziehen sich auf die Erhebung vom Herbst 1987 (vgl. StBA, S. 345).

Auch eine graduelle Abweichung im Sinne einer durchschnittlich schlechteren Qualifikation der CF-Patienten läßt sich aus den Daten nicht entnehmen, obgleich die auch im Alltag bemerkbaren Belastungen der Patienten durch die Krankheitssymptomatik, durch den hohen Physiotherapieaufwand, durch die emotionalen Belastungen der Erkrankung und nicht zuletzt durch krankheitsbedingte Ausfallzeiten Einbußen in der schulischen Entwicklung hätten erwarten oder zumindest als nicht unwahrscheinlich erscheinen lassen. Für die Vor- und Grundschüler waren keinerlei Auffälligkeiten feststellbar und auch die Schulsituation jugendlicher CF-Patienten, bei denen die CF teilweise schon erheblicher fortgeschritten ist, erweckt eher den Eindruck relativer Normalität. Unter den 12-15jährigen und den 16-19jährigen besuchte jeweils mehr als die Hälfte der Schüler die Realschule oder ein Gymnasium, jeder vierte ging auf die Hauptschule und der Besuch einer Sonderschule war bei 3% bis 5% der Patienten aus nicht näher bekannten Gründen erforderlich (vgl. Tab. 17).

Tab. 17: Beschulung und Schulabschlüsse für die Gesamtstichprobe aufgeteilt nach Altersklassen (Prozentwerte)

	alle Zentren[1] (N=742)	3-5 Jahre (N=88)	6-11 J. (N=209)	12-15 J. (N=103)	16-19 J. (N=102)	≥20 J. (N=160)
Kleinkinder	17	45				
Regelkindergarten	11	53	16			
Sonderkindergarten		1		2	2	
Grundschule	18		63	2		
Sonderschule	3		5	5	3	0,5
Hauptschule	5		5	24	5	
Realschule	6		1	22	20,5	0,5
Gymnasium	10		3	35	30	0,5
andere (IGS usw.)	3		3	11	6	2,5
kein Schulabschluß	0,5				1	1
Hauptschulabschluß	7				18,5	18
Mittlere Reife	8				8	30,5
Abitur	9				5	39
nicht zuzuordnen			2	1	3	5,5

1: Unterschiede zwischen den Zentren blieben geringfügig und können hier vernachlässigt werden. Schraffiert dargestellt sind jene Kategorien, die qualitative Abweichungen sozialer Karrieren zum Ausdruck bringen

Diese Verteilung stimmt weitgehend mit der Beschulungssituation in der Gesamtbevölkerung überein und unterscheidet sich positiv von den vergleichbaren Daten zur Schulsituation chronisch nierenkranker Kinder.

Nach den Angaben aus dem Statistischen Jahrbuch (S. 341) können folgende Vergleichswerte berechnet werden: Sonderschüler (6%), Hauptschüler (31%), Realschüler (21%), Gymnasiasten (37%), Schüler integrierter Gesamtschulen (5,5%). Die Daten der Bundesstatistik beziehen sich auf die Beschulungssituation von Schülern (ohne Altersangabe) zum Zeitpunkt Beginn Schuljahr 1987 (ohne Vorklässler, Grund- und Abendschüler). Die Angaben stimmen weitgehend mit den für die CF-Patienten ermittelten Werten überein. Im Unterschied dazu zeigten sich in der multizentrischen Parallelstudie von ROSENKRANZ et al. an chronisch nierenkranken Kindern deutlichere Auffälligkeiten: Immerhin 10% der Gesamtheit der dort untersuchten Kinder besuchten eine Sonderschule für Lernbehinderte, weitere 9% eine für körperlich Behinderte (pers. Mitt.).

Aus den Angaben zur schulischen Situation läßt sich als negative Abweichung allenfalls eine Verzögerung der schulischen Laufbahn entnehmen, die plausibel mit der CF zusammenhängen könnte. Immerhin noch 4% der über 20jährigen befindet sich nämlich noch in *schulischer* Ausbildung (vgl. Tab. 17). Angaben, denen eine direkte Belastung der schulischen Laufbahn entnommen werden könnte (Wiederholung von Schuljahren, Ausfallzeiten in der Schule usw.) liegen jedoch nicht vor.

Abb. 3 Schulabschlüsse im Vergleich: Patienten versus Normalbevölkerung

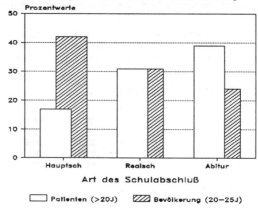

Während sich bislang Vermutungen bezüglich deutlicher qualitativer oder gradueller Einbußen der schulischen Karriere bei CF-Patienten nicht bestätigen ließen, sondern eher ein Bild relativer Normalität entstand, zeigt sich in der Altersgruppe der (N=160) über 20jährigen sogar eine überdurchschnittliche Qualifikation, wenn man die Daten mit denen des Statistischen Jahrbuchs (1989) für die Altersgruppe 20-25jähriger vergleicht (siehe Abb. 3).

Im Hinblick auf die erwachsenen Patienten ist nicht allein die schulische Qualifikation von Belang, sondern auch die Frage der daran sich anschließenden **Berufsausbildung** und **Berufstätigkeit**. Die Beschreibung der beruflichen Ausbildung und Berufstätigkeit der Patienten erfolgt hier nach dem Score-System von MOORE und KLEINING (1960), das schon zur Kategorisierung der sozialen Lage verwandt wurde (vgl. D 1.1.).

Da die Auswertung zu beruflicher Ausbildung und Berufstätigkeit unter dem an sich angemessenen Kriterium "16 Jahre und älter" lediglich einen sprunghaften Anstieg fehlender Werte durch noch in schulischer Ausbildung befindliche Patienten erbracht hätte, beschränkt sich die Analyse auf die Gruppe der (N=171) über 20jährigen Patienten und berücksichtigt hier geschlechtsspezifische Verteilungen (vgl. Tab. 18). Eine zentrumsspezifische Aufgliederung der Angaben erschien wegen der relativ geringen, resultierenden Zellengröße nicht sinnvoll.

Tab.18: Familienscore, Beruf und Ausbildung der Patienten ≥ 20 Jahre (Prozentwerte)

	FSSE[1] (N=738)	Beruf männl. (N=84)	Beruf weibl. (N=79)	Berufsausbildung männl. (N=78)	Berufsausbildung weibl. (N=74)
keine Ausbildung				1	9
untere Untersch.[2] (SSE 1+2)	12	4	5		
obere Unterschicht (SSE 3)	24	13	14	29	24
untere Mittelschicht (SSE 4)	34	29	40	44	49
mittlere Mittelschicht (SSE 5)	20	4	8	19	18
obere Mittelschicht und Oberschicht (SSE 6+7)	6	0	0	0	0
nicht zuzuordnen	6[3]	50[4]	32[4]	5[5]	0
berentet/arbeitsunfähig		1	0	1	0
Hausfrau		0	0		

1: Rating nach MOORE und KLEINING für die Familie auf der Grundlage der Berufstätigkeit der Eltern; vgl. D 1.1.
2: zur Veranschaulichung der Schichteinteilung vgl. D 1.1.
3: "nicht zuzuordnen" heißt hier, daß der Familienvorstand verstorben war, oder daß Berufsangaben gemacht wurden, die nach den Vorgaben von MOORE und KLEINING nicht sicher zuzuordnen waren.
4: "nicht zuzuordnen" heißt hier, daß der Patient z.Z. der Befragung noch in Ausbildung, Arbeit suchend oder ohne nähere Angabe berufstätig war.
5: "nicht zuzuordnen" heißt hier, daß der Patient z.Z. der Befragung Ausbildung suchend oder diese nicht zuordenbar war.

Ein sehr bemerkenswertes Resultat ist zunächst, daß ca. 50% der männlichen und ca. 60% der weiblichen, über 20 Jahre alten Patienten berufstätig sind. Angaben über den Umfang dieser Berufstätigkeit können allerdings nicht gemacht werden, wodurch ein vermutlich stark positiv verzerrtes Abbild der Realität erzeugt wird.

Im Hinblick auf den beruflichen Status erwachsener CF-Patienten interessiert jedoch nicht allein die Frage, ob es trotz der CF überhaupt zu beruflichen Karrieren kommt. Auch die Frage nach Einbußen im Sinne einer krankheitsbedingten Verschlechterung des beruflich-sozialen Status ist hier von Bedeutung (Abb. 4). Die Kategorisierung im Sinne von MOORE und KLEINING (1960) und der Vergleich mit den Werten, die nach demselben Prinzip für die CF-Familien erhoben wurden, weisen darauf hin, daß bei den Patienten *geringere* Häufigkeiten festzustellen sind bezüglich der *sehr gering qualifizierten* und in der Regel schlecht bezahlten Berufe (Kategorien SSE 1 bis SSE 3), aber auch bezüglich der *sehr hoch qualifizierten* und in der Regel mit hohem Einkommen und Sozialprestige verbundenen Berufe (vgl. Kategorien SSE 5 bis SSE 7).

Abb. 4 Soziale Lage (Rating nach Beruf)

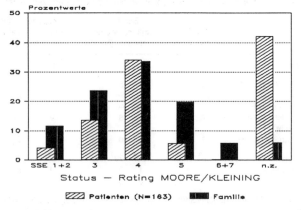

Berücksichtigt man die verständlicherweise große Zahl der noch in beruflicher Ausbildung befindlichen Patienten für diesen Vergleich, die in Abbildung 4 als "nicht zuzuordnen" dargestellt sind, und zieht man statt der Berufstätigkeit die berufliche Ausbildung für die Schichtenzuordnung heran, dann nivelliert sich die für höher qualifizierte Tätigkeiten festgestellte Differenz, insofern der Anteil der hohen Qualifikationen *anstrebenden* Patienten (z.B. Hochschulstudium Physik, Lehramt o.ä.) mit ca. 20% dem der Herkunftsfamilien entspricht (vgl. Tab. 18). Die geringere Häufigkeit der höher angesehenen Berufe (SSE 5) in der Patientengruppe deutet also nicht auf eine krankheitsbedingte Vereitelung sozialer Karrierechancen hin. Analog verhält es sich mit den sehr hoch bewerteten Berufen (Kategorie SSE6 oder SSE7). Hier wurden Berufe berücksichtigt (z.B. Fachärzte, Professoren, Diplomaten), die die Patienten schon von ihrem Lebensalter her betrachtet noch gar nicht erreicht haben können. Im Hinblick auf den Statusvergleich zwischen Patient und Herkunftsfamilie fällt somit lediglich die positiv bedeutsame Differenz im Sinne eines geringeren Anteils sehr niedrig qualifizierter, statusschwacher Berufe bei den Patienten auf.

Die große Mehrzahl der Patienten übt Berufe aus oder befindet sich in der Ausbildung zu Berufen, die einem mittleren Dienst im kaufmännischen oder Verwaltungsbereich entsprechen (vgl. Kategorie SSE 4). Dies ist gewiß nicht überraschend, denn solche Berufe sind im Unterschied zu körperlich belastenden Berufen am ehesten mit der Erkrankung vereinbar.

Infolge von Mängeln in der Dokumentation läßt sich die Frage nach der (krankheitsbedingten) **Arbeitslosigkeit** der erwachsenen CF-Patienten nicht eindeutig beantworten. Weniger als 2% der (N=163) in Frage kommenden Patienten hatte die eigene soziale Situation direkt durch (ggf. krankheitsbedingte) Arbeitslosigkeit charakterisiert. Von den 50% bzw. 32% "nicht zuzuordnenden" Fällen der Tab. 18 war jeweils der Großteil der Patienten noch in *Ausbildung* und war aus diesem Grunde "nicht zuzuordnen". Aus anderem Grund nicht zuzuordnen, nämlich weil noch "Arbeit suchend", waren 8% bzw.

Abb. 5 Arbeitslosigkeit: Erwachsene CF-Patienten im Vergleich mit der Normalbevölkerung und mit chronisch Nierenkranken (N=49)

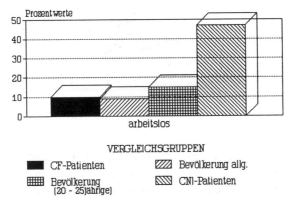

VERGLEICHSGRUPPEN
- CF-Patienten
- Bevölkerung (20 - 25jährige)
- Bevölkerung allg.
- CNI-Patienten

12% dieser Patienten. Ob *dieser* Anteil eine realistischere Schätzung für die tatsächliche (krankheitsbedingte) Arbeitslosigkeit von CF-Patienten darstellt, ließe sich nur über eine gezielt solche Aspekte thematisierende Zusatzbefragung beantworten. Wie die Abb. 5 zeigt, entspricht auch dieser deutlich ungünstigere Schätzwert in etwa dem Bundesdurchschnitt (nach StBA, alte Bundesländer, Stand 1988; S. 106) und vermittelt einen unvergleichlich positiveren Eindruck, als die für die (N=49) arbeitsfähigen Patienten der parallelen Studie zu chronisch Nierenkranken mitgeteilten Zahlen (ROSENKRANZ et al., pers. Mitt.).

Neben der schulischen und beruflichen Ausbildung war unter dem Gesichtspunkt der Erfüllung (oder Abweichung) von normativen Entwicklungsanforderungen und der psychosozialen Verselbständigung des heranwachsenden Patienten auch danach zu fragen, inwiefern es den CF-Patienten gelingt, sich materiell und sozial (bzw. räumlich) vom Elternhaus zu verselbständigen. Das heißt, es geht um **Unterhaltsformen** und Lebensformen erwachsener Patienten.

Wie die Abb. 6 zeigt, verfügen drei von vier erwachsenen Patienten über eigenes Einkommen, wobei wegen der etwas verzögerten schulischen Entwicklung (siehe oben) ein Alter von mindestens 20 Jahren für die Berechnungen vorausgesetzt wurde. Diese hohe Rate eigener Einkünfte bei erwachsenen CF-Patienten ist allerdings dahingehend einzuschränken, daß der Unterhalt bei immerhin jedem fünften Patienten mit eigenen Einkünften zusätzlich durch elterliche Zuwendungen bestritten wird. Demnach leben ca. 50% der über 20jährigen von eigenem Einkommen, ca. 20% leben von eigenen Einkünften inclusive elterlicher Zuwendungen und 20% (der über 20jährigen!) leben

Abb. 6 Unterhaltsformen erwachsener Patienten (20 Jahre und älter; N=134)

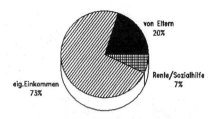

ausschließlich von elterlichem Unterhalt. Diese Angaben sind weitgehend vergleichbar mit den Resultaten von SHEPHERD et al. (1990), die an 37 Patienten im Alter von 19 bis 44 Jahren zu folgendem Resultat kommen: 43% der Patienten verfügten über eigenes Einkommen, 22% erhielten zusätzliche Unterstützung durch das Elternhaus, 35% waren ganz von elterlichem Unterhalt abhängig (S. 1313) Geschlechtsspezifische Differenzen bezüglich der Unterhaltsformen bestanden nicht.

Im Hinblick auf die **Lebensform**, also die Frage: "Mit wem lebt der Patient zusammen?", zeigt sich, daß bei den 16-20jährigen (N=102) selbständiges Wohnen als Lebensform nahezu bedeutungslos ist, insofern 97% der Patienten bei den Eltern oder bei einem Elternteil leben. Daß dies nicht mit der Schwere der Erkrankung zusammenhängt, die ein selbständiges Wohnen vereiteln könnte, zeigt sich in der Altersgruppe der über 20jährigen (N=166). Hier leben nur noch 52% der Patienten bei den Eltern oder einem Elternteil, während trotz des progressiven Charakters des Grundleidens, also trotz einer bei dieser Altersgruppe im Durchschnitt am stärksten ausgeprägten Krankheitsbelastung, mit ca. 40% ein relativ hoher Anteil an Patienten alleine, mit einem Lebenspartner oder in eigener Familie lebt. Auch diesbezüglich entsprechen die hiesigen Daten den Resultaten der Studie von SHEPHERD et al. (1990). Sie stellten in ihrer Stichprobe (durchschnittlich etwas älterer CF-Patienten) fest, daß 38% der CF-Patienten (gegenüber 9% KG) noch zuhause lebten, 35% (gegenüber 39%) mit einem Partner und 27% (gegenüber 52%) alleine oder in Wohngemeinschaften.

Im Hinblick auf selbständige Lebensformen zeigen sich allerdings deutliche geschlechtsspezifische Unterschiede bei den über 20jährigen. Während 62% der 86 männlichen Patienten bei den Eltern oder bei einem Elternteil wohnen und nur 28% selbständig oder mit Partner leben, ist dieser Anteil bei den 80 Patientinnen mit 52% beinahe doppelt so hoch, wobei dies nicht auf unterschiedliche materielle Bedingungen zurückgeht, wie der geschlechtsspezifische Vergleich der Unterhaltsformen zeigte (siehe oben). Dieser geschlechtsspezifische Effekt der (Nicht-) Verselbständigung wurde auch von anderen Autoren festgestellt (vgl. Übersicht bei ULLRICH, 1992b), ohne daß bislang die Gründe hierfür geklärt wären.

Schließlich soll auf einen Nebenaspekt noch eingegangen werden, der gerade für die soziale Verselbständigung des CF-Patienten nicht unbedeutend ist: die **Anerkennung des Behindertenstatus durch das Versorgungsamt**. Die Beantragung eines Behindertenausweises ist gerade für den heranwachsenden CF-Patienten häufig ambivalent, denn er muß zwischen den sozialrechtlichen Vor- und Sonderrechten einerseits und einer (informellen) Benachteiligung durch den Behindertenstatus auf dem Arbeitsmarkt andererseits abwägen. STRAUSS et al. (1981) erwähnen in ihrer Studie an 21 CF-Patienten im Alter von 18 bis 33 Jahren, daß erheblich weniger Männer als Frauen ihre Erkrankung dem Arbeitgeber offenbarten (und dadurch im Krankheitsfall ein deutlich größeres arbeitsrechtliches Risiko eingehen werden). In der Offenbarung der Krankheit wie in der Beantragung eines Behindertenausweises äußert sich immer auch das Maß der Krankheitsverarbeitung und -anerkennung. Angaben zur Beantragung oder Nichtbeantragung eines solchen Ausweises können insofern indirekt Hinweise auf sozialrechtliche wie psychologische Beratungsanlässe sein.

Neben geringfügigen Unterschieden zwischen den Zentren zeigte sich für die hier primär relevanten Altersgruppen der 16-19jährigen (N = 100) und der älteren CF-Erwachsenen (N = 163), daß in der Gesamtstichprobe 90% der 16-19jährigen und 88% der älteren Patienten einen Behindertenausweis beantragt hatten (vgl. Tab. 19).

Tab.19: Sozialrechtliche Anerkennung der CF (Prozentwerte)[1]

Altersgruppe	M	W	Essen	Frankfurt	Hannover	München
16 - 19 Jahre	93	87	100	81	96	90
≥ 20 Jahre	91	85	76	96	84	88

1: gefragt wurde, ob eine Anerkennung der CF durch das Versorgungsamt erfolgte; vgl. "Muster ..." im Anhang)

Da eine Anerkennung auf Antrag immer gewährt wird, spiegeln die zu 100% Fehlenden nicht die Gruppe der Nichtanerkannten wider, sondern es handelt sich um jene Patienten, die von einem Antrag auf Anerkennung *absehen*. Insofern ist hier der Umstand bemerkenswert, daß ca. 10% der erwachsenen Patienten auf die Anerkennung der CF verzichten und damit zugleich auf einen arbeitsrechtlichen Schutz bei Verschlechterungen des Gesundheitszustands. Einen geschlechtsspezifischen Effekt bei erwachsenen Patienten, wie ihn STRAUSS et al. (1981) zumindest für die Offenbarung der CF gegenüber dem Arbeitgeber ermittelten, läßt sich für die Beantragung der sozialrechtlichen Anerkennung der Behinderung nicht feststellen, eher ist sogar der Anteil der patienten mit sozialrechtlicher Anerkennung bei den Männern größer als bei den Frauen (vgl. Tab. 19).

BELASTUNGEN DER PERSÖNLICHEN ENTWICKLUNG DURCH DIE ERKRANKUNG UND DURCH SOZIALE BEGLEITUMSTÄNDE

Zu den **sozialen Begleitumständen**, die die persönliche Entwicklung belasten können (und darüber hinaus auch den Umgang mit der Erkrankung erschweren), zählen im Rahmen der auf einfach feststellbare Merkmale beschränkten Basisdokumentation Verlusterlebnisse, nämlich der Verlust eines Elternteils durch Tod oder durch Trennung der Eltern sowie der Verlust eines Geschwisterkindes durch Mukoviszidose. Die Ergebnisse zu allen drei Aspekten wurden schon im Abschnitt zur "Stabilität der Familie" aufgeführt und müssen hier nicht wiederholt werden. Es soll an dieser Stelle lediglich ausdrücklich darauf aufmerksam gemacht werden, daß diese Ereignisse nicht allein familiäre Katastrophen darstellen können, sondern immer auch ein gravierendes Problem für die *persönliche* Entwicklung sind, wobei dies erst recht für die im besonderen Maße auf Hoffnung und Zuversicht angewiesenen CF-Patienten gilt.

Neben den sozialen Begleitumständen, die als Belastungen der persönlichen Entwicklung und häufig indirekt als Beeinträchtigung des Krankheitsmanagements wirksam werden können, sind Merkmale der Erkrankung bzw. eng mit ihr verbundene körperliche Aspekte von Bedeutung. Auf sie soll nun näher eingegangen werden.

Zur körperlichen Entwicklung bzw. zur Frage der **Abweichungen des körperlichen Erscheinungsbildes** wurden Daten zum Körpergewicht, zur Körpergröße, zur Körperproportion sowie zur Pubertätsentwicklung der Patienten erhoben. Alle Angaben stammen von den behandelnden Ärzten.
Neben der Bedeutung der körperlichen Entwicklung als Indikator für die Prognose und Schwere der CF (vgl. KRAEMER et al., 1978, nach STEINKAMP et al., 1990) kommt den hier gesammelten Daten eine *psychosoziale* Relevanz zu vor allem hinsichtlich der Belastung der Krankheitsbewältigung durch *Stigmatisierung* und im Hinblick auf die Rolle der Attraktivität für soziale Interaktion und Isolation, also für die *Bedeutung des Körpers*

im sozialen Austausch (vgl. BERSCHEID et al., 1974). Grobe Abweichungen von Normalwerten besagen noch nichts über die Befindlichkeit und Belastung im einzelnen Fall, aber sie verweisen auf die Bürden, denen gegenüber der (abweichende) Patient eine Antwort bzw. eine persönliche Stellungnahme finden muß. Diese Stellungnahme kann den Charakter einer produktiven Lösung annehmen ("Krise als Chance"), sie kann aber auch zu einer Beschädigung und Einengung der persönlichen Entwicklung führen.

Außer den Angaben zur allgemeinen körperlichen Entwicklung sollen auch Symptome und Komplikationen der CF berücksichtigt werden, die direkte Indikatoren für die Krankheitsschwere und krankheitsbedingte Einschränkung der Mobilität sind (Zyanose, Ruhedyspnoe).

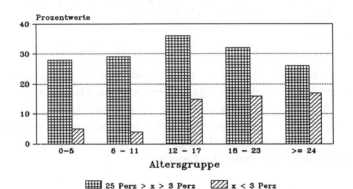

Abb. 7 Untergewicht bestimmt nach Altersnormen im Vergleich der Altersgruppen (N = 767)

Um eine zeitökonomische Dokumentation für das **Körpergewicht** zu ermöglichen, wurde neben der metrischen auch eine kategoriale Antwortmöglichkeit vorgesehen, in der das Körpergewicht nach "annähernd normal", "Gewicht ≤25er Perzentile und ≥3er Perzentile" und "Gewicht unterhalb der 3er Perzentile" unterschieden wurde. Aus einem Zentrum lagen nur kategoriale Einschätzungen vor, ein Zentrum hatte beide Antwortmöglichkeiten genutzt und zwei Zentren hatten sich auf metrische Angaben beschränkt, die (nachträglich anhand der geschlechtsspezifischen Normtabellen) zusätzlich in Rating-Kategorien umgerechnet wurden, um für alle Zentren einheitliche Angaben zu erhalten. Nach diesen Rating-Werten zeigte sich für die Gesamtgruppe eine *altersabhängige Zunahme* der untergewichtigen Patienten (vgl. Abb. 7). Orientiert man sich am medizinisch definierten Untergewicht (Gewicht x < 3er Perz), dann sind unter den jugendlichen und erwachsenen Patienten deutlich mehr als 10% untergewichtig. Zieht man die etwas weiter definierte, jedoch psychosozial häufig bereits belangvolle Gewichtskategorie "unterhalb der 25er Perzentile" heran, dann zeigt sich, daß ein ganz erheblicher Teil der Patienten von der Altersnorm abweicht (Abb. 7, karierte Säulen).

Tab.20: Untergewicht im Altersvergleich[2] (Prozentwerte)

Altersgruppe	Essen[1]	Frankfurt	Hannover	München
< 12 Jahre	12	2	0	6
12 - 20 Jahre	15	20	13	14
≥ 20 Jahre	0	23	11	22

1: altersbezogene Stichprobengrößen: Essen < 12 Jahre (N=67), 12 - 20 Jahre (N=20) und ≥ 20 Jahre (N=19); Frankfurt < 12 Jahre (N=100), 12 - 20 Jahre (N=50) und ≥ 20 Jahre (N=48); Hannover < 12 Jahre (N=87), 12 - 20 Jahre (N=72) und ≥ 20 Jahre (N=38); und München < 12 Jahre (N=129), 12 - 20 Jahre (N=69), ≥ 20 Jahre (N=66)
2: Untergewicht nach Perzentilen: Körpergewicht unterhalb der 3er Perzentile der Altersnorm (Untergewicht)

Dieser altersabhängige Trend zeigte sich über alle Zentren hinweg, Unterschiede zwischen den Zentren betrafen allerdings den jeweiligen *Anteil* untergewichtiger Patienten (vgl. Tab. 20). Im Vergleich der Geschlechter zeigten sich leichte Unterschiede zu Lasten der Patientinnen: 13% (gegenüber 8%) waren untergewichtig, bei weiteren 36% (gegenüber 26%) bestand zwar kein Untergewicht im medizinischen Sinne, jedoch lag ihr Gewicht immerhin unterhalb der 25er Perzentile.

Da für die Mehrzahl der Patienten metrische Angaben zu Größe und Gewicht vorlagen, konnte für diese Patienten das **Längen-Soll-Gewicht** (LSG) berechnet werden, bei dem das Gewicht relativ zur Körpergröße und nicht relativ zu einer Altersnorm beurteilt wird. Werte unter 90% des LSG gelten als Untergewicht und können so auch mit den Angaben zum Gewicht nach Altersnormen kontrastiert werden.

Weder in medizinischer Hinsicht noch bezogen auf die psychosozialen Implikationen kann einer der beiden Parameter (Längennorm, Altersnorm) für die Bewertung von Gewichtsabweichungen als überlegen oder eindeutig aussagekräftig bezeichnet werden, vielmehr ergänzen sie sich durch Aussagen aus unterschiedlichen Bezugssystemen.
Medizinisch besteht keine Überlegenheit des einen Parameters über den anderen, insofern ein Patient sich als auf seine Körpergröße bezogen normalgewichtig herausstellen kann, der unter alleinigem Bezug auf Altersnormen (irrtümlich) als untergewichtig angesehen würde. Umgekehrt ist das möglicherweise inadäquate Längenwachstum eines Patienten, das bei der LSG-Bestimmung die Norm darstellt, nur über den Vergleich mit Altersnormen festzustellen.
Bei den (N=159) nach der Körpergröße als untergewichtig eingestuften Patienten (LSG < 90%) war das Gewicht bezogen auf Altersnormen in 31% "normal", 44% "Gewicht <P25 >P3" und 25% "Gewicht <P3". Dies verdeutlicht nochmals die Diskrepanzen der Bezugssysteme.
Angaben zum körperlichen Status wurden hier vor allem im Hinblick auf die psychosozialen Implikationen

(Abweichungserfahrung und Identität) erhoben und auch hier zeigt sich, daß beide Parameter eigenständigen Aussagewert besitzen. Das über das LSG bestimmte Untergewicht signalisiert am ehesten eine *erkennbare Dysproportion* des Körpers, wohingegen das über Altersnormen bestimmte Untergewicht auch auf *Entwicklungsverzögerungen* hinweist. Dies entspricht bezogen auf die Stigmaproblematik der geläufigen Unterscheidung zwischen "Diskreditierung" und "Diskreditierbarkeit" (vgl. GOFFMAN, 1975) und bedeutet im hiesigen Kontext, daß Abweichungen des LSG auf den *abgemagerten Körper* verweisen, der die Person *diskreditiert*, während die altersnormbezogenen Werte auf Patienten verweisen, deren Körper evtl. wohlproportioniert und insofern im Erscheinungsbild nicht diskreditierend ist, der jedoch altersinadäquat ist und also Stigma *werden* kann, wenn nämlich im sozialen Austausch das Lebens*alter* (und damit die soziale Bezugsnorm für altersangemessene Körperlichkeit) bekannt wird. Letzteres könnte die häufig regressiven Verhaltensweisen solcher Patienten mit erklären, d.h. sie bringen ihr soziales Erscheinungsbild mit dem körperlichen zur Deckung.

Im Hinblick auf den Aspekt der Identitätsbedrohung durch Abweichungserfahrungen sind also beide Daten von Belang: im einen Fall muß eine persönliche Lösung für die auffällige Abmagerung des Körpers gefunden werden, im anderen Fall dafür, daß man z.b. als wohlproportionierter 14jähriger erscheint, *selbst* aber weiß, daß man 18 Jahre alt ist und eigentlich ganz anders aussehen müßte. Zum Identitätsproblem wird diese verdecktere Form der Abweichung also auch dann, wenn *keine* "soziale Entlarvung" (Diskreditierung) des Patienten stattgefunden hat.

Letzteres gilt im übrigen gleichermaßen für Patienten, die eine Pubertätsverzögerung aufweisen (s.u.).

Nach den Berechnungen zum LSG (für N=549 Patienten) bestätigt sich die altersabhängige Zunahme der untergewichtigen Patienten, die bereits an den Altersnorm-Werten festgestellt wurde (s.o.). Der Anteil der nach der Körpergröße als untergewichtig zu bezeichnenden Patienten lag jedoch nicht bei 10% bis 20%, wie es für die eben referierten Werte der Fall war (vgl. Abb. 7), sondern bei 29% für die Gesamtgruppe mit erheblichen zentrumsspezifischen Unterschieden.

Tab.21 Längen-Soll-Gewicht im Altersvergleich[2] (Prozentwerte)

Altersgruppe	Essen[1]	Frankfurt	Hannover	München	
< 12 Jahre	29	15	27	13	1: Stichprobengrößen für die Altersgruppen siehe Tabelle 20
12 - 20 Jahre	67	51	49	29	
≥ 20 Jahre	73	54	30	30	2: Untergewicht wenn Gewicht unter 90% des Längen-Soll-Gewichts

Unter pubertierenden und jungen erwachsenen Patienten, für die entwicklungspsychologisch Abweichungserfahrungen besonders problematisch sind, lag der Anteil untergewichtiger Patienten nur in München unter 40% (vgl. Tab. 21).

Die Daten zur **Körpergröße** zeigten nur geringfügige Abweichungen, weshalb auf eine ausführliche Darstellung hier verzichtet wird.

Als ein weiterer Parameter zur Beschreibung von Abweichungen des körperlichen

Erscheinungsbildes wurde direkt nach der **Körperproportion** gefragt, die als klinischer Eindruck des behandelnden Arztes neben Gewicht und Größe erfaßt wurde (vgl. "Muster eines..." im Anhang). Nach den Angaben der Behandler galt die ungünstige Bewertung (erhebliche Dsyproportioniertheit) für weniger Patienten, als es die Daten zum Längen-Soll-Gewicht erwarten ließen (vgl. Tab. 21 und 22).

Tab.22: Körperliche Dysproportion im Altersvergleich (Prozentwerte)

Altersgruppe	Essen[1]	Frankfurt	Hannover	München	
< 12 Jahre	22	7	5	19	
12 - 20 Jahre	20	38	38	26	1: Stichprobengrößen für die Alters-
≥ 20 Jahre	16	38	24	29	gruppen siehe Tabelle 20

Gleichwohl weisen auch diese Daten auf eine erhebliche Zahl von Patienten hin, die (dem Arzt) im körperlichen Erscheinungsbild (als dysproportional) auffallen: 13% der unter 12jährigen erschienen als nach klinischem Eindruck nicht proportioniert, bei den 12-16jährigen sind dies bereits 29%, bei den 16-20jährigen sogar 36% und bei den über 20jährigen wiederum 29%. Unterschiede zwischen den Geschlechtern bestanden nicht, wohl aber wiederum erhebliche zentrumsspezifische Unterschiede (vgl. Tab. 22).

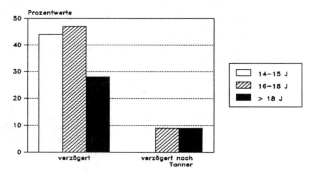

Abb. 8 Pubertätsverzögerungen im Vergleich der Altersgruppen

Von ebenso großer Bedeutung im Hinblick auf Stigmatisierungserfahrungen und einer Belastung des Copings infolge körperlicher Entwicklungsverzögerungen ist neben den genannten Aspekten auch die **Pubertätsentwicklung**, die wiederum von den Behandlern in Rating-Kategorien für Patienten ab dem 14. Lebensjahr erhoben wurde (vgl. "Muster einer..." im Anhang). Unterschieden wurde nach "normaler", "verzögerter" und "deutlich verzögerter" Entwicklung. Zur Beurteilung einer "deutlichen" Entwicklungsverzögerung sollten die Kriterien von MARSHALL und TANNER (1986) übernommen wurden: als deutliche Verzögerung galt bei Personen bis 16 Jahre, wenn Stadium I nicht erreicht war, für ältere, wenn das Stadium III noch nicht erreicht war. Die Abb. 8 zeigt, daß auch für die Pubertätsentwicklung erhebliche Verzögerungen festzustellen waren, die wiederum Belastungen der persönlichen Entwicklung (insbesondere des Selbstbildes) darstellen können. Dafür sprechen z.B. die Ergebnisse von BOYLE et al. (1976), die bei oberflächlich betrachtet gut adaptierten CF-Adoleszenten tiefgreifende Störungen des Körperselbstbildes und der Selbstachtung fanden, auf die auch LEFEBVRE (1973) verweist.

Selbst in der Altersgruppe der erwachsenen Patienten galten mehr als 30% als "verzögert" oder "deutlich verzögert" in der Pubertätsentwicklung, was Konflikte bei der Entwicklung einer (unbeschädigten) Geschlechtsidentität wahrscheinlich macht. Geschlechtsspezifische Unterschiede blieben geringfügig, zentrumsspezifische Unterschiede waren wegen geringer Zellengröße wenig aussagekräftig.

Schließlich soll noch auf **Komplikationen der CF** eingegangen werden. Es soll die Häufigkeit von Ruhedyspnoe und Zyanose festgestellt werden, die (genau genommen nicht Komplikationen sondern) *Symptome* einer schon weit fortgeschrittenen CF sind. Die Lungenfunktion ist bei ruhedyspnoischen Patienten in der Regel so weit eingeschränkt, daß es zu Einschränkungen der Mobilität (freie Gehstrecke) des Patienten kommt. Im fortgeschrittensten Stadium kann dem Patienten sogar die Luft fehlen, um normal an Gesprächen teilzunehmen. Diese Symptome sind daher nicht allein als Indikatoren für den Schweregrad der CF relevant, sondern hier gerade wegen ihrer weitreichenden psychosozialen Auswirkungen im Alltag.

In der Gesamtgruppe zeigten 5% bzw. 6% der Patienten Zyanose und/oder Ruhedyspnoe, wobei zentrumsspezifische Unterschiede vorlagen. Könnte man Unterschiede in der Genauigkeit der Dokumentation ausschließen, läge der Anteil dergestalt schwer und fortgeschritten erkrankter Patienten in Hannover mit 11% durchweg mehr als doppelt so hoch wie in den anderen Zentren (vgl. Tab. 23)!

Tab.23: Komplikationen der CF (Prozentwerte)

	alle Zentren	Essen	Frankfurt	Hannover	München
Ruhedyspnoe	5	2	4	11	3
Zyanose	6	6	4	11	4

Denkbar ist allerdings auch, daß in Hannover (als dem die Dokumentation leitenden

Zentrum) genauer dokumentiert wurde und die dortige Prozentzahl einen verläßlichen Wert auch für die Gesamtgruppe darstellt. Jedenfalls sprechen die mitgeteilten Befunde zur Häufigkeitsverteilung des Untergewichts bei CF, das ein sehr valider Indikator auch für die Schwere (Prognose) der CF ist (vgl. KRAEMER et al., 1978, n. STEINKAMP et al., 1990), nicht dafür, daß der Anteil schwerkranker CF-Patienten in Hannover so deutlich über dem der anderen Zentren liegt (vgl. Tab. 20 und 21).

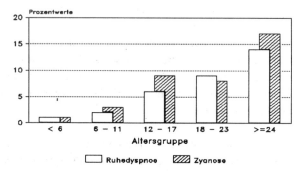

Abb. 9 Ruhedyspnoe und Zyanose im Vergleich der Altersgruppen

Bemerkenswerte geschlechtsspezifische Differenzen traten bei Ruhedyspnoe (2:1) und in abgeschwächter Form auch bei Zyanose (4:3) zu Lasten der weiblichen Patienten auf. Erwartungsgemäß zeigte sich eine altersabhängige Verteilungshäufigkeit für Ruhedyspnoe und Zyanose, die bei jüngeren Patienten höchst selten beobachtet werden, dagegen bei jugendlichen und erwachsenen Patienten in 5% bis 15% der Fälle vorliegen (vgl. Abb. 9).

Im Zusammenhang der Erhebung dieser und der zuvor genannten somatischen Aspekte als möglicher Indikatoren für einen Bedarf für psychosoziale Versorgung ist hier nochmals zu betonen, daß das Vorliegen solcher Krankheitsbelastungen keineswegs psychische oder psychosoziale Probleme zur Folge haben muß und diese wiederum keineswegs deshalb schon eines professionellen Helfers bedürfen. Wohl aber verdeutlichen und beschreiben sie eine Gruppe von Patienten, die durch die CF vor besonderen bzw. zusätzlichen Problemen der Krankheitsverarbeitung und der persönlichen Entwicklung steht, auf die sich im Rahmen eines psychosozialen Versorgungsprogrammes ggf. besondere Aufmerksamkeit richten sollte.

KONVENTIONELLE KRITERIEN

Zu den konventionellen Kriterien sind im Rahmen der Basisdokumentation Angaben zu rechnen zur Art und Häufigkeit psychiatrischer oder psychosomatischer Störungen seitens der Familienmitglieder sowie des Patienten selbst und zur Compliance resp. Non-Compliance des Patienten. Als "konventionell" sind sie zu begreifen, insofern sie im Sinne eines Defizitmodells nach Art und Ausmaß eines psychosozialen Versagens (Dekompensation) von Patient und/ oder Familie fragen, auf die wiederum das psychosoziale Versorgungsangebot als Hilfe bezogen werden kann. Psychosoziale Versorgung bei Mukoviszidose wäre demnach in dem Maße gerechtfertigt und begründet, wie es durch die CF gehäuft zu psychischen Auffälligkeiten und Erkrankungen der Betroffenen kommt.

Alle Angaben stammen von den behandelnden Ärzten. Auf die Problematik einer solchen Erhebung wurde bereits im Kapitel C 2.1. näher eingegangen.

Verhaltens- und psychiatrische **Auffälligkeiten des Patienten** waren lediglich für 3% der Patienten genannt. Als psychiatrisch relevante Symptome wurden berücksichtigt: Hyperaktivität, Lernbehinderungen und geistige Retardierung, ausgeprägte Schüchternheit und emotionale Labilität, Enuresis etc. Im Hinblick auf die in der Literatur zur CF diskutierte Annahme einer *gesteigerten* psychiatrischen Morbidität (vgl. z.B. STEINHAUSEN et al., 1983) und besonders im Hinblick auf die *normale* Prävalenz solcher Symptome - STEINHAUSEN (1988) referiert epidemiologische Studien, die auf Prävalenzen zwischen 5% und 15% verweisen - dürfte diese eher *unterdurchschnittliche* Quote psychiatrischer Auffälligkeit statt auf eine womöglich sogar geringere Vulnerabilität CF-kranker Kinder und Jugendlicher, auf eine geringere *Sensibilität* der beurteilenden Ärzte hinweisen. Die Frage der angemessenen Sensibilität gegenüber psychiatrischen Auffälligkeiten dürfte noch verschärft werden durch eine vermutlich eher "pseudonormale" Selbstdarstellung der Familien. Beiden, Ärzten wie Eltern, ist die Orientierung an Normalität Bestätigendem gemein (vgl. Kapitel B 2.1.), weshalb die Chance, emotionale oder Verhaltensstörungen zum Ausdruck zu bringen oder als solche wahrzunehmen, eher gering bzw. vermindert sein dürfte.

Psychiatrische oder psychosomatische **Störungen seitens der Familienmitglieder** wurden in der Gesamtgruppe von den behandelnden Ärzten bei 7% der Familien erwähnt, wobei sich eine deutlich ungleiche Verteilung über die Familienmitglieder insofern zeigt, als die ärztliche Feststellung von Symptomen in zwei von drei Fällen auf die Mütter bezogen war.

Zu beachten ist, daß die Prozentwerte (z.B. Angabe von Depressionen in 2,3%) sich auf Angaben pro Familie beziehen und insofern nicht direkt mit den üblichen epidemiologischen Prävalenzen o.g. Störungen in Beziehung gesetzt werden dürfen, die sich auf Personen (je Hundert) beziehen. Der an epidemiologischen Vergleichswerten (vgl. z.B. HUBER, 1987) orientierte Erwartungswert hätte für die Stichprobe insofern höher gelegen, als es den ermittelten Angaben entspricht.

Den Angaben zufolge spielten depressive Reaktionen sowie Angst- und psychovegetative Störungen eine besondere Rolle. Diesem Befund entspricht eine Bemerkung von NORMAN und HODSON (1983), die die Mütter CF-Kranker explizit als Risikogruppe (für depressive Störungen) erwähnen; andererseits wäre zu fragen, ob die im Unterschied zu somatischen Erkrankungen größere Verschwiegenheit gegenüber emotionalen Problemen und die überwiegend nur die Mütter involvierende Teilnahme an der Sprechstunde den (ärztlichen) Blick gerade auf die Mütter verengt, während Auffälligkeiten anderer Familienangehöriger unerwähnt und weitgehend unerkannt bleiben (was in abgewandelter Form der von FRIEDRICH, 1981, monierten Patientenzentriertheit der Medizin entspräche).

Letzteres dürfte mit Sicherheit für die Geschwisterkinder des CF-Kranken gelten, für die Auffälligkeiten und Störungen nur sehr selten genannt wurden. Von den insgesamt 50 Hinweisen auf psychiatrische Auffälligkeiten bezogen sich nur 8 auf Geschwisterkinder des CF-Patienten. Bezogen auf die Gesamtgruppe entspräche dies einer Prävalenz von nur einem auffälligen Kind auf hundert, die extrem unwahrscheinlich ist (vgl. SCHMIDT 1985, oder STEINHAUSEN, 1988).

Neben den psychiatrischen Auffälligkeiten spielt die familiäre oder individuelle **Non-Compliance** eine wichtige Rolle im Sinne einer über Defizite begründeten psychosozialen Bedarfsermittlung.

Im Unterschied zu der häufig als *Patientenmerkmal* konzipierten Non-Compliance wird diese hier verstanden als eine *Störung der Behandlungsbeziehung*, deren Ursachen im hiesigen Kontext zweitrangig sind und die mittels einer nur sehr grob explorierenden Basiserhebung auch nicht geklärt werden können. Mit anderen Worten: die ärztliche Einschätzung der Compliance wird hier als Hinweis auf Vorliegen von Problemen interpretiert, die für psychosoziale Versorgung von Belang sind. Worin diese Probleme bestehen, ob sie in der Person des Patienten, der familiären Interaktion, der Person des Behandlers oder der Arzt-Patient-Interaktion begründet sind, bleibt davon unberührt und zweitrangig.

In diesem Sinne wurde im Rahmen der Basiserhebung danach gefragt, wie der behandelnde Arzt die Compliance des Patienten beurteilt, und zwar bezogen auf die *häusliche* Therapie (vgl. "Muster einer..." im Anhang). Mit einer fünfstufigen Skala wurde danach gefragt, ob die häusliche Behandlung eher für ausreichend (1) oder für unzureichend (5) gehalten wurde.

Abb. 10 Compliance im Arzturteil

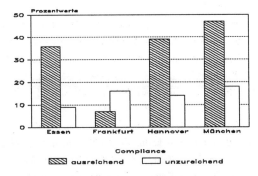

Interpretiert man den Rating-Wert 1 als vorbehaltlos ausreichende Umsetzung der therapeutischen Anforderungen, zeigt sich für die Gesamtgruppe, daß ein mindestens Drittel der Familien diesem Kriterium entspricht. Allein in Frankfurt waren es nur wenige, nämlich bloß 7% der Familien, die diese vorbehaltlose Zustimmung erhielten (vgl. Abb. 10). Im Sinne einer Bedarfsermittlung interessiert vor allem die als unzureichend und damit als defizitär gekennzeichnete Umsetzung der therapeutischen Anforderungen. Bei diesmal geringfügigen zentrumsspezifischen Unterschieden erhielten insgesamt 15% der (N=767) Familien eine Bewertung von 4 oder 5 auf der Rating-Skala. Dies ist, gemessen an den hohen therapeutischen Anforderungen und im Hinblick darauf, daß die Korrektur der (als Patientenmerkmal verstandenen) Non-Compliance häufig als *Begründung und Auftrag* psychosozialer Dienste angeführt wird, sicher ein mäßiger, wenn nicht sogar ein überraschend geringer Anteil.

Abb. 11 Unzureichende Comliance nach dem Eindruck der Behandler im Vergleich der Altersgruppen

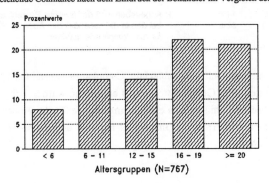

Geschlechtsspezifische Differenzen in der vom Arzt bewerteten Non-Compliance blieben geringfügig, wobei weibliche Patienten eher etwas häufiger (17%) schlecht beurteilt wurden, als männliche (14%).
Erwartungsgemäß weisen die Einschätzungen der Behandlungs-Compliance eine Abhängigkeit vom Lebensalter des Patienten auf (Abb. 11). Es scheint, als nähme in dem Maße zumindest der ärztliche Zweifel an der Erfüllung der Therapieanforderungen zu, wie die Verantwortlichkeit und Praxis der (häuslichen) Behandlung an den Patienten übergeht. Allerdings nehmen auch die Anforderungen selbst infolge der Progression der CF zumeist erheblich zu, so daß ein Patient, der in eigener Verantwortung mehr häusliche Therapie aufwendet als je zuvor in seinem Leben, (im Arzturteil) dennoch das Notwendige *unzureichend* realisieren kann. Zugleich steht der Adoleszente als i.d.R. schwerer Erkrankter eher in der Gefahr, für non-compliant *gehalten* zu werden, *weil* er schwerer erkrankt ist, denn die In-Frage-Stellung der Compliance bietet sich (für die Behandler) geradezu an, um den aus der Progression für alle Beteiligten resultierenden Leidensdruck durch Schuldzuschreibungen zu reduzieren.
Vorsichtig interpretiert, bestätigen diese Daten lediglich die Gruppe adoleszenter und junger erwachsener Patienten als eine, die besonderer psychosozialer Berücksichtigung und Unterstützung bedarf.

In ähnlicher Weise mit den Maßstäben der beurteilenden Behandler verwoben und daher schwer bzw. nicht eindeutig interpretierbar sind die deutlichen Zusammenhänge, die zwischen dem ärztlichen Urteil einerseits und der *Nationalität* sowie der *sozialen Stellung* andererseits bestehen.

Tab.24: Unzureichende Compliance und Nationalität (Prozentwerte)

	Compliancewert 4/5[1]	
Deutsche (N=720)	14%	1: Angegeben wird der jeweilige Prozentsatz der Patienten, bei denen die behandelnden Ärzte ein Rating von 4 oder 5 für die Compliance notierten
Ausländer (N=47)	32%	

Während der Anteil der mit eher schlechter Compliance beurteilten Familien bei den deutschen Patienten dem Gesamtdurchschnitt entspricht, wurden bei jeder dritten der (N=47) ausländischen Familien eine eher unzureichende Therapieumsetzung (Rating 4 oder 5) angegeben (vgl. Tab. 24). Ihr Anteil lag also doppelt so hoch, wie der der einheimischen Familien.

Tab.25: Unzureichende Compliance[1] und soziale Lage

Soziale Lage[2]	alle Zentren	
Untere Unterschicht (SSE 1 + 2)	31% (N= 86)	
Obere Unterschicht (SSE 3)	16% (N=174)	1: Angegeben wird der jeweilige Anteil der Patienten, bei denen die behandelnden Ärzte ein Rating von 4 oder 5 für die Compliance notierten
Untere Mittelschicht (SSE 4)	13% (N=249)	
Mittlere Mittelschicht (SSE 5)	10% (N=145)	
Obere Mittelschicht und Oberschicht (FSSE 6 + 7)	10% (N= 41)	2: Rating nach MOORE und KLEINING; vgl. D 1.1.

Eine ungleiche Verteilung der Arzturteile ergab sich auch für Familien aus unterschiedlichen sozialen Lagen (vgl. Tab. 25): Während nur 10% der (N=186) Familien, die nach dem kulturell-sozialen und materiellen Kontext mit dem der behandelnden Ärzte vergleichbar oder ihnen "überlegen" sein dürften, als unzureichend therapeutisch aktiv eingeschätzt wurden, entspricht dieser Anteil bei den eher kleinbürgerlichen Familien etwa dem Gesamtdurchschnitt von 15% und unter den eher als "sozial schwach" einzuschätzenden Familien, in denen die Eltern "sozial verachtete" oder bloß angelernte Berufe ausüben, gilt nahezu jede dritte Familie als unzureichend kooperativ. Daß wiederum das ärztliche Urteil nicht lediglich auf soziale Fremdheit und die (mißtrauische) Unterstellung von Non-Compliance gegenüber dem Patienten bzw. der Familie zurückzuführen ist, sondern wohl auch einen objektiven Sachverhalt beschreibt, hatte sich in dem Vergleich des Durchschnittsalters von Patienten unterschiedlicher sozialer Schichten angedeutet (vgl. Tab. 5).

Soziologische Gesichtspunkte wie jener des Einflusses der sozialen Schichtzugehörigkeit auf den Krankheitsverlauf blieben bei CF bislang nahezu unbeachtet. Dies ist um so erstaunlicher, als durch die besondere Bedeutung, die der häuslichen Therapie im Management der CF zukommt, ein Einfluß der jeweiligen häuslich-sozialen Bedingungen auf die Umsetzung therapeutischer Erfordernisse und damit indirekt auch auf den Verlauf der Erkrankung sehr wahrscheinlich ist. Zwar finden sich Hinweise auf eine sozial ungleiche Zusammensetzung der Familien, die eine Fachambulanz aufsuchen (vgl. z.B. BYWATER oder PENKETH et al.), und damit Hinweise auf eine sozial ungleiche Beachtung der für das Management der CF erforderlichen Maßnahmen und Vorkehrungen. Eine explizite Thematisierung solcher soziologischen Aspekte erfolgt meines Wissens jedoch lediglich bei WADDELL, der interessanterweise auf einen schicht*spezifischen* Negativeffekt bezüglich der Behandlungscompliance aufmerksam macht: während bei Familien der unteren Sozialschicht aufgrund der materiell-räumlichen Bedrängnis häufig gar nicht erst die Bedingungen erreicht würden, die für eine systematische und kontinuierliche häusliche Therapie notwendige Voraussetzung sind, komme es bei den oberen Sozialschichten nicht durch Knappheit materieller Ressourcen zur Beeinträchtigung der Therapie-Compliance, sondern durch das schichtspezifische hohe Anspruchsniveau der Familien, das selbst bei guter Therapieumsetzung häufig verfehlt werde und daher die Motivation zur Therapiebefolgung von vornherein beschädige (vgl. WADDELL, 1983)!

INANSPRUCHNAHME UND MERKMALE PSYCHOSOZIALER DIENSTE. ERGEBNISSE DER DOKUMENTATION PSYCHOSOZIALER VERSORGUNG.

VORBEMERKUNG ZU DEN ERGEBNISSEN DER BEGLEITFORSCHUNG

Die Darstellung von Ergebnissen aus der Begleitforschung muß dem heterogenen Aufbau der Dokumentationsmethodik Rechnung tragen. Im Unterschied zum ersten Teil des Berichts werden daher die Darstellungsgesichtspunkte primär an den Erhebungsmethoden (Sreening, Verlaufsdokumentation, retrospektive Dokumentation) orientiert sein. Inhaltliche Gesichtspunkte kommen erst innerhalb dieser Einteilung zum Tragen, wobei es dadurch zu Wiederholungen unter jeweils verschiedener methodischer Perspektive kommen wird.

Den Ergebnissen seien einige Bemerkungen zu den psychosozialen Mitarbeitern in den einzelnen Zentren vorangestellt sowie zu wichtigen Auslassungen im Rahmen der Dokumentation.
Im Unterschied zu der ursprünglichen Konzeption, die für jedes Zentrum je eine Stelle für Sozialarbeit/ Sozialpädagogik und Psychologie/ Psychotherapie vorsah, ergab sich aus den konkreten Stellenverhandlungen auf Wunsch der jeweiligen Abteilung folgende tatsächliche personelle Struktur:

Essen: eine Pädagogin (20 Std./W.), eine Sozialpädagogin (20 Std./W.), eine Kinderkrankenschwester (40 Std./W.); zusätzlich war im Rahmen einer AB-Maßnahme eine Sozialarbeiterin (40 Std./W.) tätig, die während der Projektzeit ausschied;

Frankfurt: ein Heilpädagoge (40 Std./W.), eine Sozialarbeiterin (20 Std./W.), die weitere 10 Std./W. durch Gelder eines Vereins tätig war, eine Kinderkrankenschwester (20 Std./W.);

Hannover: ein Psychologe (40 Std./W.), eine Kunsttherapeutin und Psychagogin (20 Std./W.), ein Sozialarbeiter (40 Std./W.), eine Kinderkrankenschwester (20 Std./W.);

München: ein Theologe, nach dessen Ausscheiden durch eine Psychologin ersetzt (20 Std./W.), eine Sozialpädagogin (40 Std./W.), eine Musiktherapeutin (20 Std./W.); zusätzlich war (seit mehreren Jahren!) auf der Grundlage von Geldern eines Vereins eine Sozialarbeiterin (40 Std./W.) tätig.

Abweichungen vom Stellenplan betrafen vor allem die Position des Psychologen, was auf eine seitens der Zentren Essen, Frankfurt und München geäußerte Sorge vor einer "Psychologisierung" der Patienten zurückgeht, während das Zentrum Hannover die Verhandlungen zur personellen Aufstockung im Bereich

Psychologie/Psychotherapie nutzte.

Bemerkenswert ist die Aufnahme der Kinderkrankenschwester in die psychosozialen Teamgruppen, wobei hier die (in Deutschland noch weniger bekannte) Idee einer "social nurse" ausschlaggebend war. Auf die tatsächliche praktische Arbeit dieser Mitarbeiterinnen und auf die Beurteilung dieser Position im Rahmen psychosozialer Versorgung kann an dieser Stelle nicht näher Bezug genommen werden (vgl. dagegen ULLRICH et al., 1992).

Im Hinblick auf Art und Umfang beruflicher Vorerfahrungen sowie etwaiger Zusatzqualifikationen der Mitarbeiter erwähnt die externe Evaluationsstudie von KOCH et al. (1990), daß die Hälfte der Mitarbeiter über berufliche Vorerfahrungen (im Durchschnitt ca. 7 Jahre) verfügt, wobei Vorerfahrungen im medizinischen Bereich sowie psychotherapeutische Zusatzqualifikationen ebenfalls bei gut der Hälfte der Mitarbeiter bestanden.

In allen Zentren kam es während der Projektzeit zu Mitarbeiterwechseln, die in München auf Konflikte zwischen den Mitarbeitern und der Abteilung zurückgingen und insofern auf die Integration bzw. Nichtintegration der Mitarbeiter verweisen. Diese Wechsel hatten nur in München einen nachhaltigen Einfluß auf die Dokumentation psychosozialer Versorgung, in den anderen Zentren erfolgten die Wechsel entweder vor oder nach dem Abschluß zumindest der wichtigsten Abschnitte der begleitenden Dokumentation.

Auf unvermeidliche Auslassungen in der Dokumentation psychosozialer Versorgung soll an dieser Stelle kurz eingegangen werden.

Solche Auslassungen betreffen vor allem *nicht direkt mit den Patienten* stattfindende, gleichwohl für die psychosoziale Versorgung wichtige Leistungen, insbesondere für Patientengruppen und für die medizinischen Behandler.

Diese indirekt wirksamen Versorgungsleistungen sollen nun wenigstens benannt werden, da sie einen durchaus wichtigen und zumeist prophylaktischen Beitrag im Gesamt der psychosozialen Versorgung darstellen:

1. **Maßnahmen, die den Informationsfluß und die Informationsverarbeitung verbessern**
   Hierzu gehören von der Klinik oder auf Einladung der Selbsthilfe stattfindende Informationsveranstaltungen, durch die der Entwicklung und Fixierung von Mißverständnissen vorgebeugt werden kann. Zu solchen Mißverständnissen kommt es in der klinischen Versorgung regelhaft durch die häufig (zu) knapp bemessene Zeit und durch die mehr oder minder starken Hemmungen der Betroffenen, ihre wirklichen Anliegen zu artikulieren.
   Zu den hier zu nennenden Maßnahmen gehört auch z.B. die Erstellung von Informationsblättern zu spezifischen Aspekten der Behandlung.
2. **Maßnahmen, die die psychosoziale "Verträglichkeit" der medizinischen Behandlung erhöhen**
   Hierzu gehören die Erarbeitung von integrativen Vorgehensweisen bei herausragenden Versorgungsproblemen, etwa die Eröffnung der Diagnose oder die Vorbereitung auf operative Eingriffe, hier vor allem die perkutane endoskopische Gastrostomie und die Herz-Lungen-Transplantation.
   Dieser Teil der Arbeit ist am deutlichsten prophylaktisch orientiert, insofern die Genese von mitunter langwierig wirksamen Mißverständnissen und "Fehlhaltungen" am Ort ihrer Entstehung beeinflußt werden

kann.

3. **Maßnahmen, die die psychosoziale Kompetenz der medizinischen Behandler erhöhen**
Hierzu gehören interne ärztliche oder pflegerische Fortbildungsveranstaltungen oder Diskussionsgruppen, in denen die Reflektion psychosozialer Aspekte der medizinischen Versorgung im Vordergrund steht. Es gehören aber auch dazu das Beisteuern fachlichen Wissens in medizinische Regelversorgung durch Teilnahme an ärztlichen Sprechstunden, ärztlicher Visite oder Stationsbesprechungen. Indem auf diese Weise die fachliche Kompetenz der psychosozialen Mitarbeiter unmittelbar den medizinischen Behandlern zugute kommt, profitieren mittelbar davon die Betroffenen (vgl. ULLRICH, 1992a).

ERGEBNISSE ZUM SCREENING

ERGEBNISSE ZUR GESAMTSTICHPROBE

Auswertbare Angaben lagen für 762 Familien vor. Für die Bewertung des Angebots ist zunächst wichtig zu wissen, wieviel Familien *überhaupt* innerhalb der durchschnittlich 12 Monate bis zum ersten Dokumentationszeitpunkt Kontakt aufgenommen hatten. Darüber hinaus ist nach der **Nutzung einzelner Versorgungsformen** zu fragen.

In der Gesamtstichprobe hatten 89% der Familien mindestens einen Kontakt mit Mitarbeitern des psychosozialen Dienstes (im folgenden jeweils "psD" genannt) aufgenommen, wobei nahezu immer ein "Kontaktgespräch" (siehe "Definitionen..." im Anhang) erfolgte. Neben "Kontaktgesprächen" waren die "Sozialberatung" (62%) und "Institutionskontakte" (63%) die am häufigsten genannten Formen psychosozialer Versorgung (vgl. Tab. 26).

Tab.26: Psychosoziale Versorgungsformen (Prozentwerte)

Versorgungsformen[2]	Gesamt (N=767)	Essen (N=106)	Frankfurt (N=199)	Hannover (N=197)	München (N=265)
kein Kontakt	11	0	10	33	0
Kontaktgespräch	87 (98)[1]	99	90	60	100
Sozialberatung	56 (62)	24	46	23	99
Institutionskontakt	56 (63)	13	78	15	86
Behandlergespräch	42 (47)	74	13	23	66
Beratungsgespräch	39 (44)	61	32	22	48
Spielangebot	12 (18)	30	9	13	6
Krisenintervention	8 (9)	13	11	7	5
Psychotherapie	8 (9)	9	6	3	13
Anamnese	2 (3)	4	3	2	1
Diagnostik	2 (2)	1	4	1	1

1: in Klammern gesetzte Angaben zu einzelnen Versorgungsformen sind korrigierte Prozentwerte unter Abzug der Fälle, in denen keine Versorgung stattgefunden hatte;
2: die Definitionen der Versorgungsformen finden sich im Anhang

"Behandlergespräche", also interdiziplinäre Beratungen, waren bei nahezu der Hälfte der Fälle erfolgt. "Beratungsgespräche", die sich von den "Kontaktgesprächen" durch eine konkretere thematische Ausrichtung und eine Focussierung auf Probleme z.b. der Krankheitsbewältigung unterscheiden, wurden immerhin in 44% der Fälle in Anspruch genommen, sofern es überhaupt zu einem Kontakt zwischen psD und Familie gekommen war. Demgegenüber blieben sehr spezifische, dem psychotherapeutischen Arbeitsansatz zugehörige Versorgungsformen ("Diagnostik", "Anamnese", "Psychotherapie") erwartungsgemäß sehr viel seltener (< 10%).

Auffällig, zumal in Anbetracht des pädiatrischen Arbeitsfeldes, war die nur geringe Angabe von "Spielangeboten" (12%) die analog wie "Kontaktgespräche" als eine noch informelle Beziehungsgestaltung bei Kindern verstanden werden sollte (vgl. "Definition..." im Anhang).

Zur Klärung der Frage, ob **Muster psychosozialer Versorgung**, also systematisch miteinander verbundene Angebote, festzustellen sind, wurden die Angaben zu Versorgungsformen faktorenanalytisch ausgewertet und ließen drei Faktoren bzw. Muster erkennen (vgl. Tab. 27):

Tab.27: Faktorenstruktur[1] psychosozialer Versorgungsformen

	Faktoren:		
	Therapeutisches Handeln	Sozialarbeit	Klinische Kooperation
alle Zentren	D (.87)	Inst (.85)	BG (.76)
	A (.86)	SB (.83)	B (.75)
	Th (.63)	K (.83)	Sp (.62)
	Ki (.44)		*Ki (.40)*

Erläuterung der Chiffren: A (Anamnese), B (Psychologisches Beratungsgespräch), BG (Behandlergespräch), D (Diagnostik), Inst (Institutionskontakt), K (Kontaktgespräch), Ki (Krisenintervention), SB (Sozialberatung), Sp (Spielangebot), Th (Therapiegespräch); Definitionen dieser Versorgungsformen s. Anhang

1: in Klammern sind die Ladungen der Versorgungsformen auf den Faktoren genannt; nicht aufgeführt sind die Kommunalitäten. Unter .4 und damit als ungenügend zu bewerten waren lediglich die Kommunalitäten der Variablen "Spielangebot" (.28) und "Therapie" (.31) in München sowie "Krisenintervention" in der Gesamtgruppe. Die übrigen Kommunalitäten lagen überwiegend über .6 bis .95; kursiv gesetzt sind Variablen mit nicht eindeutiger Ladung auf dem jeweiligen Faktor.

1. Therapeutisches Handeln
Erwartungsgemäß hohe statistische Zusammenhänge traten zwischen den Versorgungs-

formen "Psychotherapie", "Diagnostik", "Anamnese" und (in abgeschwächter Form) "Krisenintervention" auf. Ihnen allen ist gemein, daß sie auf konventionelle, nach Problem und Vorgehensweise eher klar strukturierte Situationen bezogen sind, die, wie die Häufigkeitsverteilung der Tabelle 26 zeigt, bei Mukoviszidose eher selten sind.

2. Sozialarbeit

Ebenfalls erwartungsgemäß, weil inhaltlich zusammengehörig, bestand zwischen der "Sozialberatung" und "Institutionskontakten" ein sehr enger Zusammenhang, allerdings auch zu "Kontaktgesprächen", also zwischen den (laut Tab. 26) drei häufigsten Formen psychosozialer Versorgung untereinander.

Dies läßt sich dahingehend interpretieren, daß offenbar der informelle Kontakt ("Kontaktgespräch") zur Familie durch eine Sozialberatung der Betroffenen vertieft wird, daß diese jedoch nicht auf bloße Beratung beschränkt bleibt, sondern daß dann auch meist *stellvertretend für die* Familie Kontakt mit Behörden (Versorgungsamt etc.) aufgenommen wird. Wenn im weiteren Verlauf des Berichts von Sozial*arbeit* gesprochen wird, bezieht sich das auf den hier angedeuteten Arbeits*bereich*. Wenn einzelne Versorgungs*formen* gemeint sind, werden die Begriffe aus dem Kategoriensystem übernommen, "Sozialberatung" und "Institutionskontakte".

3. Klinische Kooperation

Überraschend zeigte sich, daß psychologische "Beratung" und "Behandlergespräche" gleichermaßen den Faktor klinische Kooperation bestimmen. Daneben bestand ein Zusammenhang mit "Spielangeboten" und (wiederum in abgeschwächter Form) mit "Krisenintervention". In Anbetracht geringer Ladungen der Variable "Behandlergespräche" auf den anderen beiden Faktoren (0,02; 0,28) deutet dies darauf hin, daß (klar strukturiertes) therapeutisches Handeln und Sozialarbeit seltener bzw. weniger eng in den Gesamtzusammenhang der medizinischen Versorgung eingebunden sind. Demgegenüber beziehen sich erwartungsgemäß "Kriseninterventionen" aber offenbar auch "psychologische Beratungen" auf Problematiken, die einen hohen Zusammenhang mit dem Krankheitsgeschehen aufweisen und entsprechend häufiger Rücksprachen und einen Austausch zwischen psychosozialen und medizinischen Behandlern notwendig machen.

Die bereits hervorgehobene, eigentümlich seltene Nennung von "Spielangeboten" (vgl. Tab. 26) läßt sich unter diesem faktorenanalytischen Gesichtspunkt als Hinweis auf eine spezifischere Auslegung dieser Kategorie durch die Mitarbeiter verstehen, als es ihrer eigentlichen Definition im Sinne des Kategoriensystems entsprochen hätte: als "Spielangebot" wurden anscheinend eher solche vermutlich intensiveren Beschäftigungen mit Kindern dokumentiert, für die noch nicht ein klarer Auftrag und ein klares Ziel bestanden hatte, und die insofern nicht als (Kinder-)"Psychotherapie" dokumentiert werden konnten. Zugleich aber scheinen sie auf *konkretere* Anlässe bezogen worden zu sein, als es für die sehr allgemein gehaltene Definition (informeller) "Kontaktgespräche" unterstellt wird, deren Definition inhaltlich auch für die "Spielangebote" hätte gültig sein sollen (vgl. "Definitionen..." im Anhang).

DIFFERENTIELLE GESICHTSPUNKTE

Für eine nach spezifischen Gesichtspunkten differenzierende Auswertung wurden Unterschiede der Inanspruchnahme und Versorgungsformen zwischen den *Zentren*, zwischen *Altersgruppen, Geschlechtern* und *sozialer Schicht* berücksichtigt.

Die **zentrumsspezifische Analyse** der Daten aus dem Screening offenbart deutliche Unterschiede im Hinblick auf die Anzahl der Familien, zu denen mindestens einmal Kontakt aufgenommen wurde, und im Hinblick auf die Formen der Versorgung (vgl. Tab. 26). In Essen, Frankfurt und München wurde jeweils nahezu zu jeder Familie Kontakt aufgenommen, wobei dort die Anwesenheit psychosozialer Mitarbeiter in der ärztlichen Sprechstunde ausschlaggebend gewesen sein könnte. In Frankfurt und München standen daneben "Sozialberatung" und "Institutionskontakt" als quasi "Regelversorgung" der Familien im Vordergrund, während die anderen Versorgungsformen - wie auch in den beiden anderen Zentren - in ihrer Häufigkeit deutlich zurücktraten.

Die faktorenanalytische Auswertung zentrumsspezifischer Versorgungsmuster bestätigt die aus der Gesamtauswertung gewonnenen Befunde und läßt Unterschiede zwischen den Zentren zurücktreten.

Tab.28: Faktorenstruktur[1] psychosozialer Versorgungsformen nach Zentren

Faktoren:

	Therapeutisches Handeln	Sozialarbeit	Klinische Kooperation
Essen[2]	A (.84)	Inst (.83)	Sp (.74)
	D (.81)	SB (.73)	B (.71)
	Th (.61)		Bg (.68)
			Ki (.62)
			Th (.39)
Frankfurt	Th (.91)	K (.87)	BG (.81)
	D (.90)	Inst (.86)	Ki (.78)
	A (.86)	*SB (.44)*	B (.61)
	Sp (.67)		SB (.59)
Hannover	Th (.76)	SB (.91)	BG (.81)
	A (.75)	Inst (.88)	B (.77)
	D (.69)		K (.64)
	Ki (.50)		Sp (.61)
			Ki (.42)

(Fortsetzung...)

Faktoren:

	Therapeutisches Handeln	Sozialarbeit	Klinische Kooperation
München[3]	D (.95)	SB (.87)	BG (.82)
	A (.95)	Inst (.49)	B (.71)
	Ki (.68)		*Inst (.43)*
	Th (.35)		*Sp (.42)*
	Sp (.32)		*Th (.41)*

Erläuterung der Chiffren: A (Anamnese), B (Psychologisches Beratungsgespräch), BG (Behandlergespräch), D (Diagnostik), Inst (Institutionskontakt), K (Kontaktgespräch), Ki (Krisenintervention), SB (Sozialberatung), Sp (Spielangebot), Th (Therapiegespräch); Definitionen dieser Versorgungsformen s. Anhang

1: In Klammern sind die Ladungen der Versorgungsformen auf den Faktoren genannt; nicht aufgeführt sind die Kommunalitäten. Unter .4 und damit als ungenügend zu bewerten waren lediglich die Kommunalitäten der Variablen "Spielangebot" (.28) und "Therapie" (.31) in München sowie "Krisenintervention" in der Gesamtgruppe. Die übrigen Kommunalitäten lagen überwiegend über .6 bis .95; kursiv gesetzt sind Variablen mit nicht eindeutiger Ladung auf dem jeweiligen Faktor.
2: für Essen ergab sich sehr klar eine Struktur bestehend aus 4 Faktoren. Der vierte Faktor war als "Beziehungspflege" zu bezeichnen und war nahezu ausschließlich durch "K" (.97) bestimmt
3: da in München Kontaktgespräche bei allen Patienten notiert waren, entfiel diese Variable in der Berechnung (da keine Varianz bestand)

Im wesentlichen konnte die dreifaktorielle Struktur in jedem Zentrum repliziert werden (vgl. Tab. 28). Allerdings ergaben sich in Essen vier Faktoren, wobei der vierte Faktor ausschließlich durch "Kontaktgespräche" bestimmt war und dementsprechend als "Beziehungsaufbau und -pflege" bezeichnet werden kann. Nach den Ladungen der Variable "Kontaktgespräch" auf den extrahierten Faktoren und unter Berücksichtigung der Häufigkeitsverteilung lassen sich vier verschiedene Hauptversorgungsmuster erkennen: in Essen steht der Beziehungsaufbau ganz im Vordergrund, da hier im Unterschied zu Frankfurt und München nicht zugleich auch eine Sozialberatung oder stellvertetende Behördenkontakte aufgenommen werden. Dies führte zu der vierfaktoriellen Struktur in diesem Zentrum. Eine "Regelversorgung", die neben der Herstellung eines Kontakts zu den Familien auch die Sozialberatungen und/oder stellvertretende Dienstleistungen impliziert, findet sich in den Zentren München und Frankfurt, wobei die "Sozialberatung" in München im Vordergrund steht, die stellvertretenden Dienstleistungen ("Institutionskontakt") in Frankfurt (vgl. Tab. 26 und 28).
Nur in Hannover scheint die (relativ seltenere) Kontaktaufnahme zu einer Familie auch

Rücksprachen mit den medizinischen Behandlern zu implizieren, wie die hohe Ladung der Variable "Kontaktgespräch" auf dem Faktor klinische Kooperation zeigt.

Insgesamt verweist die Übereinstimmung der faktoriellen Strukturen mit den inhaltlichen Aspekten der Versorgungsleistungen auf eine weitgehend angemessene Verwendung der Beschreibungskategorien und kann insofern als Hinweis auf die interne Konsistenz der Daten verstanden werden.

Der Verweis auf erhebliche zentrumsspezifische Unterschiede aus den Daten des Screening ist insofern von großer Bedeutung, als dadurch sehr klar differierende Versorgungsstrategien und Versorgungsschwerpunkte der einzelnen Zentren zum Vorschein kommen. Die Analyse der Verlaufsdokumentation (D 2.3.) wird aus diesem Grund von vornherein primär zentrumsspezifisch ausgerichtet sein.

Deutliche Hinweise auf **altersspezifische Versorgungsschwerpunkte** wiesen die Screening-Daten nicht auf. Dies gilt bezüglich der Nutzung einzelner Versorgungsformen und auch bezüglich der faktorenanalytisch bestimmten Versorgungsmuster. Die bereits erwähnte dreifaktorielle Struktur war auch hier replizierbar.

Geschlechtsspezifische Differenzen, im Sinne einer bevorzugten Inanspruchnahme der Angebote durch Patientinnen, wie sie z.B. in der psychosozialen Versorgung erwachsener Krebspatienten festgestellt worden waren (vgl. KEREKJARTO et al., 1987), traten nicht auf. Auch eine **soziale (Schicht-)Selektion**, im Sinne der Begünstigung sozial besser stehender Familien für psychotherapeutische Versorgung (sogenannte YAVIS-Selektion)[1], auf die ausführlich WIRTH (1982) eingeht, war nicht festzustellen (vgl. Tab. 29). Es zeigte sich im Gegenteil eher eine - inhaltlich plausible- geringere Nutzung sozialarbeiterischer Angebote bei Familien der oberen Mittel- und Oberschicht.

---

[1] "YAVIS" bedeutet: young, attractive, verbal (-ly competent), intelligent, successful (vgl. BECKMANN et al., 1978, die auf Arbeiten zur Bevorzugung resp. Benachteiligung von Patienten im Rahmen impliziter Selektionskriterien für Psychotherapien eingehen. Negativkriterien werden im Sinne der "Hound"-Selektion zusammengefaßt: homely, old, unattractive, nonverbal, dumb).

Tab. 29: Psychosoziale Versorgungsformen[1] nach sozialer Schicht[2] (Prozentwerte)

	untere Unterschicht (N=86)	obere Unterschicht (N=172)	untere Mittelschicht (N=249)	mittlere Mittelschicht (N=143)	obere Mittel- und Oberschicht (N=41)
kein Kontakt	10	6	9	15	7
Kontaktgespräch	96	99	99	96	100
Sozialberatung	74	60	62	66	50
Institutionskontakt	68	57	67	64	53
Behandlergespräch	49	49	45	43	47
Beratungsgespräch	49	44	46	36	29
Spielangebot	13	18	13	9	8
Krisenintervention	8	12	11	5	3
Psychotherapie	9	10	9	7	11
Anamnese	3	3	4	1	0
Diagnostik	3	2	3	1	0

1: die Angaben zu einzelnen Versorgungsformen sind korrigierte Prozentwerte unter Abzug der Fälle, in denen keine Versorgung stattgefunden hatte; die Definitionen der Versorgungsformen finden sich im Anhang
2: Sozialschicht-Rating nach MOORE UND KLEINING(1960) vgl. Kap. D 1. der Arbeit

ERGEBNISSE DER VERLAUFSDOKUMENTATION

ALLGEMEINER ÜBERBLICK

Wie erwähnt hatten die Projektmitarbeiter anhand des Kategoriensystems eine patientenzentrierte Dokumentation der Versorgungsleistungen in der Art einer Verrichtungsstatistik für die Dauer von 12 Monaten (Beginn 9/88) für alle Patienten zu führen. Nach dem Zufallsprinzip gelangte ein Drittel der so dokumentierten Kontakte in die Auswertung (siehe C 2.3.). Die Gesamtstichprobe umfaßte so 167 Fälle (Essen [N=36], Frankfurt [N=66], Hannover [N=65]). Für diese 167 Fälle wurden innerhalb der 12 Monate insgesamt 672 Versorgungs*leistungen* dokumentiert (Essen [N=153], Frankfurt [N=200], Hannover [N=319]), wobei bzgl. der Stichprobengröße im folgenden darauf zu achten ist, ob von Fällen oder Versorgungsleistungen die Rede ist.
Für München lag keine vollständige Dokumentation vor. Dieser Ausfall beruht im wesentlichen auf dem häufigen Wechsel von Mitarbeitern des dortigen Zentrums, der wiederum als Folge einer überwiegend ungenügenden Akzeptanz und Integration der Mitarbeiter und des Projekts durch diese Abteilung anzusehen ist. Die verbliebenen Protokolle der einzigen durchgehend beschäftigten Mitarbeiterin waren zahlenmäßig zu

unbedeutend, um eine Berücksichtigung im zentrumsspezifischen Vergleich zu rechtfertigen.

Im Überblick und als Vergleich zu den Screeningdaten zeigt die Analyse der Inanspruchnahme psychosozialer Versorgung nach den Daten der Verlaufsdokumentation ein etwas anderes Bild: der Anteil der Familien, für die mindestens ein Kontakt im Dokumentationszeitraum dokumentiert war, lag mit 62% deutlich niedriger als nach den Angaben des Screening, für das bereits eine Tendenz zur positiven Verzerrung (Überschätzung) angenommen wurde (vgl. C 2.2.). Die tatsächliche Inanspruchnahme dürfte eher *zwischen* den Angaben der Verlaufsdokumentation und jenen zum Screening liegen, da Dokumentations*versäumnisse* und damit eine Unterschätzung der tatsächlichen Versorgung, vor allem für die (aufwendigere) Verlaufsdokumentation anzunehmen sind (vgl. C 2.3.). Mehr noch als für die Inanspruchnahme an sich, dürfte diese negative Verzerrung durch Versäumnisse sich ausgewirkt haben im Hinblick auf die Daten zum *Umfang*, das heißt der Anzahl der einzelnen Versorgungsleistungen je Fall und zur *Art* der Kontakte: nicht jede Versorgungsleistung hatte dieselbe "Chance", auch dokumentiert zu werden, was sich insbesondere zu Lasten der *informelleren* Versorgungsleistungen ausgewirkt haben dürfte: "Behandlergespräche", "Spielangebote" und "Kontaktgespräche" (in der Reihenfolge ihrer Wertigkeit).

Abb. 12 Inanspruchnahme psychosozialer Angebote

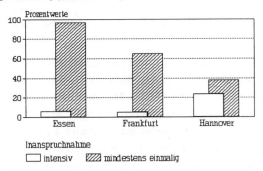

Sehr deutlich zeigen sich die aus dem Screening bereits angedeuteten zentrumsspezifischen Unterschiede auch in den Daten zur Verlaufsdokumentation (vgl. Abb. 12). Im prozentualen Anteil der vom jeweiligen psychosozialen Dienst gesehenen Familien unterscheiden sich die Zentren erheblich, wie es die Screening-Daten im Sinne unterschiedlicher Versorgungsstrukturen (Regelversorgung aller Patienten versus gezielter Inanspruchnahme) bereits angedeutet hatten (vgl. D. 2.2.1.). Vergleicht man die Angaben

aus Hannover, dem Zentrum, das die geringste Rate der überhaupt in der Versorgung gesehenen Familien aufweist, mit den Angaben der Studie von KEREKJARTO et al. (1987), dann liegt selbst diese geringe Rate noch deutlich oberhalb der von diesen Autoren mitgeteilten: 25% der erwachsenen Krebspatienten hatten dort das psychosoziale Angebote wahrgenommen.
Auch der hohe Anteil von *Folgeinanspruchnahmen*, deren Bedeutung für die Evaluation von Angeboten und Programmen u.a. WIRTH (1982) und SCHADE (1988) betonen, nämlich bei 51% der Familien mehr als zwei Kontakte, gibt einen Hinweis auf die Akzeptanz und Relevanz der Angebote.

VERSORGUNGSINTENSITÄT

Im Hinblick auf die Intensität der Versorgung (Anzahl der Versorgungsleistungen je Familie) zeigen sich wiederum deutliche Unterschiede zwischen den Zentren und zwar sowohl im Hinblick auf die Versorgung des Gros der Patienten wie im Hinblick auf besondere Gruppen. In Essen und Frankfurt liegt der Median der Versorgungsleistungen mit 2 Kontakten pro Familie um die Hälfte niedriger als in Hannover, d.h. in Hannover erhielten 50% der Familien *vier* oder mehr Versorgungsangebote.

Bei nicht normaler Werteverteilung vermittelt der Median ein realistischeres Bild etwaiger Unterschiede als das arithmetische Mittel. Bezogen auf die Versorgungsleistungen lag das arithmetische Mittel für Essen bei 4,2, für Frankfurt bei 4,7 und für Hannover bei 12,8, wobei diese großen Unterschiede auf eine größere Zahl intensiv betreuter Patienten in Hannover zurückgeht.

Der Anteil intensiv betreuter Familien, hier operationalisiert als Inanspruchnahme von 16 oder mehr Versorgungskontakten innerhalb des Dokumentationszeitraums von 12 Monaten, liegt dementsprechend mit 24% in Hannover mehr als doppelt so hoch wie in den beiden anderen Zentren zusammengenommen (vgl.a. Abb. 12). Schließlich verweist auch der Umstand, daß nur ein Viertel aller betreuten Familien aus dem Zentrum Hannover stammt, jedoch mehr als die Hälfte der dokumentierten Versorgungsleistungen in diesem Zentrum erbracht wurden, auf eine unterschiedliche Versorgungskonzeption: in Essen und Frankfurt wird anscheinend darauf geachtet, (zunächst einmal) zu allen Familien einen Kontakt aufzubauen und diesen ggf. zu vertiefen, was dem von JEDLICKA-KÖHLER et al. (1989a) für die Mukoviszidose erstmals formulierten Modell psychosozialer Versorgung entsprechen würde. Im Unterschied dazu findet in Hannover, dem Zentrum mit der (personell) deutlichsten psychologisch-psychotherapeutischen Ausrichtung, eine stärkere Konzentration auf einzelne, dann intensiver betreute Familien statt. Dies stimmt mit den faktorenanalytisch gewonnenen Hinweisen aus dem Screening überein (vgl. D

2.2.1.).

ADRESSATEN DER VERSORGUNGSANGEBOTE

Da immer die ganze Familie von der CF betroffen ist (emotional, aber auch aktiv, nämlich im Hinblick auf häusliche Therapie), war in der Projektbeantragung als langfristiges Ziel und Auftrag der Versorgung die Einbeziehung der *ganzen* Familie formuliert worden.

Die Beurteilung der Umsetzung dieses Auftrages erlaubt eine Unterscheidung danach, *ob überhaupt* Familienmitglieder berücksichtigt wurden und in *welchem Umfang*, das heißt bei wievielen Versorgungsleistungen, sie Nutznießer waren.

In allen Zentren standen der Patient und seine Mutter im Mittelpunkt der Versorgung, während der Vater oder Geschwisterkinder seltener einbezogen wurden. Dies gilt vor allem im Hinblick auf den jeweiligen prozentualen Anteil der einzelnen Versorgungsleistungen, in denen sie berücksichtigt wurden (vgl. Tab. 30).

Tab.30 Adressaten in der Versorgung (Prozentwerte)

	Essen[1]		Frankfurt[1]		Hannover[1]	
	Mind.	Anteil	Mind.	Anteil	Mind.	Anteil
Patient	97	71	33	36	88	54
Mutter	86	64	26	16	80	31
Vater	63	36	9	5	36	13
Geschwister	17	7	5	2	24	10
Behörde	14	11	93	49	48	29

1: aufgelistet werden für jedes Zentrum sowohl die Prozentzahlen für mindestens einmalig erfolgte Kontakte (Mind.) sowie der relative Anteil der jeweiligen Versorgungsleistungen am Gesamt der im Zentrum erbrachten Leistungen

Wiederum fallen hier deutliche zentrumsspezifische Unterschiede auf. Am weitesten scheint in Essen der Auftrag zu familienorientierter Versorgung umgesetzt zu sein. Hier werden Familienmitglieder nicht nur überhaupt bei einer großen Zahl der Fälle gesehen, sondern auf sie richtet sich auch ein erheblicher Anteil der einzelnen Versorgungsleistungen. Während in Essen bei 78% aller Versorgungsleistungen zwei oder mehr Familienmitglieder anwesend waren, galt dies in Frankfurt gerade für 11%, in Hannover für 26% (Prozentwerte bezogen auf alle Versorgungsleistungen außer den Kontakten zu Behörden).
Am wenigsten kann in Frankfurt von einer Familienorientierung der Versorgung

gesprochen werden: hier steht die (stellvertretende) Unterstützung der Familie bei Kontakten mit Behörden und Ämtern ganz im Vordergrund und betrifft nahezu die Hälfte aller Versorgungsleistungen. Dieses Zentrum wird am ehesten durch das faktorenanalytisch ermittelte Versorgungsmuster Sozialarbeit beschrieben (siehe D 2.2.1.). Die bessere Umsetzung einer Familienorientierung gilt in Essen bezüglich der Eltern des Patienten, während die Einbeziehung der Geschwisterkinder, an die im Hinblick auf die Familienorientierung besonders gedacht war, in allen Zentren noch sehr unbefriedigend gelöst ist.

VERSORGUNGSSCHWERPUNKTE: ORT DER VERSORGUNG

Unter Orten der Versorgung wird hier verstanden, ob Versorgungsleistungen im stationären, poliklinischen oder außerklinischen Bereich (Hausbesuche) erbracht wurden. Diese Unterscheidung kann Bezug nehmen auf Ergebnisse einer "Expertenbefragung", die im Rahmen der externen Evaluation dieser Studie angestellt wurde (vgl. KOCH et al., 1990) und die zu dem Resultat kam, daß jeweils zu gleichen Teilen Leistungen in den o.g. Bereichen erfolgen *sollten*. Zusätzlich wurde im Rahmen der hiesigen Verlaufsdokumentation als "Ort" auch der schriftliche oder telefonische Kontakt mit den Betroffenen oder mit Behörden erhoben, vor allem um den Besonderheiten der Sozialarbeit gerecht zu werden.

Tab.31 Prozentualer Anteil der Versorgungsleistungen nach Ort der Versorgung

Ort der Versorgung	Soll-Vorstellung[1]	Essen	Frankfurt	Hannover
auf Station	33	26	33	33
in der Ambulanz	33	54	6	10
Hausbesuche	33	1	1	3
Telefonate	--	9	12	38
Schriftverkehr	--	5	48	16

1: Die Soll-Vorstellungen stammen aus der "Expertenbefragung" im Rahmen der externen Evaluation dieses Modellvorhabens (KOCH ET AL., 1990)

Auch der Ort, an dem Versorgungsleistungen erbracht werden, läßt Unterschiede zwischen den Zentren hervortreten (vgl. Tab. 31): jeweils ca. ein Drittel der Versorgungsleistungen wird für *stationäre* Patienten erbracht, wobei lediglich in Essen die psychosoziale Versorgung *ambulanter* Patienten (Poliklinik) einen bedeutenden Anteil der Versorgungsleistungen ausmacht. Offen bleiben muß dabei, ob es sich hier um Gesprächsangebote im Anschluß an die ärztliche Sprechstunde handelt, wie es dem psychosozialen "check-up" des Versorgungsmodells nach JEDLICHA-KÖHLER et al. (1989a) entspräche, oder ob es sich um separate, das heißt gezielte, zusätzliche Kontakte handelt. Fast die Hälfte aller Versorgungsleistungen finden in Frankfurt *nicht* im unmittelbaren Kontakt mit einem Familienmitglied statt, sondern als *Korrespondenz* zur Unterstützung familiärer Anliegen bei Behörden und Institutionen. Es wäre hier durch den Vergleich mit den anderen Zentren danach zu fragen, ob diese stellvertretende Versorgung in solchem Umfang notwendig ist, oder auf eine *Beratung* der Familie beschränkt werden kann, mit der diese in den Stand gesetzt wird, selbständig ihre Anliegen durchzusetzen.

Auffällig ist in Hannover, dessen Patientenversorgung wie die in Frankfurt eindeutiger auf den stationären Bereich ausgerichtet ist, die hohe Zahl von (38%) *telefonischen* Versorgungsleistungen. Hierbei handelt es sich zum überwiegenden Teil um Kontakte im Rahmen der Sozialarbeit (telefonische Institutionskontakte), aber auch in jedem vierten Fall um psychologische Beratungen! Dies könnte auf die schlechte Erreichbarkeit nichtstationärer Patienten hinweisen. Die telefonische Beratung wäre dann als "Ersatz" für eine (zu aufwendige oder zu kostspielige) ambulante Versorgung anzusehen. Einen gleichwertigen Ersatz dürften solche Angebote gleichwohl nicht darstellen können, weshalb dies als Hinweis auf die Notwendigkeit der Mobilisierung psychosozialer Dienste vor Ort begriffen werden kann.

Abb. 13   Ort der Versorgungsleistungen

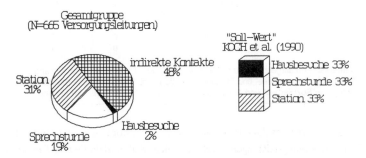

Hausbesuche waren in keinem der untersuchten Zentren in nennenswertem Umfang erfolgt (vgl. Abb. 13 und Tab. 31), was in deutlichem Kontrast steht zu der Bewertung solcher Angebote durch "psychosoziale Experten" und durch die Betroffenen selbst (vgl. KOCH et al. ,1990), die diese Form der Versorgung als gleichrangig mit poliklinischer und stationärer Betreuung einstuften.

VERSORGUNGSCHWERPUNKTE: ART DER VERSORGUNG

Die Analyse der Versorgungsformen anhand ihres Anteils an der Gesamtzahl der Versorgungsleistungen bestätigen im wesentlichen die aus dem Screening gewonnenen Gewichtungen. In allen Zentren standen der Kontaktaufbau und die Beziehungspflege ("Kontaktgespräch" und "Spielangebot" im Sinne des Kategoriensystems) im Vordergrund. Auch in der mehrfach zitierten Versorgungsstudie von KEREKJARTO et al. (1987) war diese Form der Versorgung (neben der spezifischen Betreuung terminaler Patienten) die bei weitem wichtigste Versorgungsform.

Tab.32 Prozentualer Anteil der Versorgungsleistungen nach Art und Ort der Versorgung

Art der Versorgung		Essen	Frankfurt	Hannover
Beziehungsaufbau und -pflege[1]	Gesamt	61	28	26
	Ambulanz	76	8	43
	Station	56	74	55
Psychologische Beratung	Gesamt	14	17	20
	Ambulanz	10	83	17
	Station	23	15	28
Psychotherapie[2]	Gesamt	10	4	6
	Ambulanz	13	0	10
	Station	10	11	15
Sozialarbeit[3]	Gesamt	1	51	40
	Ambulanz	0	1	17
	Station	0	8	2
Anderes	Gesamt	14	2	8
	Ambulanz	1	0	13
	Station	10	0	0

1: incl. Kategorie "Kontaktgespräch" und "Speilangebot"; vgl. "Definitionen..." im Anhang
2: incl. "Diagnostik", "Anamnese" und "Krisenintervention"; vgl. "Definitionen..." im Anhang
3: incl. Kategorie "Sozialarbeit" und "Instiutionskontakt"; vgl. "Definitionen..." im Anhang

Die Berücksichtigung des Anteils einzelner Versorgungsformen an der Gesamtheit der erbrachten Versorgungsleistungen macht deutlich, daß Sozialarbeit in Frankfurt und Hannover einen erheblichen Raum einnimmt (vgl. Tab. 32). Der geringe Anteil an Sozial*beratungen* in Frankfurt wird aus den Angaben zu ambulanten bzw. stationären Versorgungsformen ersichtlich (< 10%), weil in ihnen die hohe Zahl der Behördenkontakte nicht inbegriffen ist. Das heißt, daß die Sozialarbeit in Frankfurt stärker auf stellvertretende Dienstleistungen ausgerichtet ist, als auf die Sozialberatungen im engeren Sinne. Deutlicher als aus den Screeningdaten, in denen der Umfang (also die Anzahl) der jeweiligen Versorgungsleistungen unberücksichtigt blieb, wird durch die Verlaufsdokumentation ersichtlich, daß der Sozialarbeit in Essen mit 1% der

Versorgungsleistungen nahezu *keine* Bedeutung zukommt (vgl. Tab. 32)! Dies gilt sowohl hinsichtlich der "Sozialberatung" als auch der "Institutionskontakte" und ist keineswegs durch das Fehlen eines Mitarbeiters bedingt, der solche Versorgungsleistungen erbringen könnte (siehe unter D 2.1.).

Im wesentlichen bestätigen die Daten zur Art der Versorung das aus dem Screening gewonnene Bild, daß unter den spezifischeren Versorgungsangeboten den psychologischen Beratungen ein erheblich größeres Gewicht zukommt, als den hoch spezifischen psychotherapeutischen Angeboten. Insofern die letzteren *zeit*intensive Versorgungsformen sind, können sie im Rahmen von Dokumentationen, die als Verrichtungsstatistik konzipiert sind, *per se* nicht den größten Anteil der Versorgungsformen ausmachen, sofern der zu dokumentierende Versorgungskontext nicht primär psychotherapeutisch ausgerichtet ist. Daß immerhin 14% bis 20% aller Versorgungsleistungen als "psychologische Beratungsgespräche" gekennzeichnet wurden, spricht dafür, daß bereits nach einer vergleichsweise kurzen Zeit der Einarbeitung und Integration der Projektgruppe ein hohes Maß an Akzeptanz besteht. Denn als "Beratungsgespräche" waren solche Kontakte zu signieren, die thematisch stärker strukturiert waren und ein Problembewußtsein auf Seiten der Betroffenen voraussetzten (vgl. "Definition..." im Anhang).

Wenn auch die faktorenanalytische Auswertung der Screeningdaten die besondere Bewertung der "Spielangebote" durch die Korrelation mit "Behandlergesprächen" andeuten konnte (siehe D 2.2.1.) so muß an dieser Stelle kritisch nachgefragt werden, ob der ansonsten unverständlich geringe Anteil der Spielangebote (2% aller Versorgungsleistungen!) als Hinweis darauf zu werten ist, daß eine psychologische Betreuung eher adoleszenten und erwachsenen Patienten zuteil wird, während zumeist *nonverbale* Hilfen zur Krankheitsverarbeitung, wie sie gerade bei kleineren Kindern angemessen wären, von den Mitarbeitern vernachlässigt bzw. durch Beratung der Eltern ersetzt werden. Inwiefern hier echte Versäumnisse vorliegen, bedarf der klinischen Reflektion und Beurteilung.

DIFFERENTIELLE GESICHTSPUNKTE

Zu den differentiellen Gesichtspunkten der Auswertung der Verlaufsdaten zählen vorrangig **alterspezifische Unterschiede der Inanspruchnahme** von Versorgungsleistungen. Für die Daten des Screening war bereits im Querschnitt geprüft worden, ob eine aus der Basisdokumentation (D 1.) erwartete "Sonderstellung" adoleszenter Patienten und junger erwachsener Patienten sich in einer spezifischen Art und/ oder Intensität der Inanspruchnahme bestätigt, was nicht der Fall war (vgl. D 2.2.2.). Die Daten können nun im Längsschnitt dahingehend überprüft werden, a) ob altersspezifische Unterschiede vorliegen im Hinblick auf den Prozentsatz der *überhaupt* betreuten Patienten (vgl. Tab. 33), b) ob Unterschiede bestehen im *Umfang*, also der Anzahl der Versorgungsleistungen (vgl. Tab. 34) und c) ob Unterschiede in der Nutzung spezifischer Versorgungs*angebote* bestehen (vgl. Tab. 35).

Tab.33: Altersspezifischer Anteil[1] der Patienten in der Versorgung (Prozentwerte)

Alter	Gesamt (N=167)	Essen (N=36)	Frankfurt (N=66)	Hannover (N=65)
< 12 Jahre	53	96	48	25
12 - 17 Jahre	76	100	100	53
≥ 18 Jahre	67	100	100	70	50

1: als "in der Versorgung" zählt jeder Patient, für den im Dokumentationszeitraum wenigstens ein Kontakt notiert wurde; dokumentiert ist der prozentuale Anteil der Patienten aus der jeweiligen Altersgruppe, der "in Versorgung" war

Tab.34: Relativer Anteil[1] der Leistungen des psD nach Altersgruppen

Alter	Gesamt	Essen	Frankfurt	Hannover
< 12 Jahre	56	112	53	14
12 - 17 Jahre	160	86	183	154
≥ 18 Jahre	148	59	120	212

1: ein Wert von 100% besagt, daß der Anteil der Leistungen des psD genau dem Anteil der Altersgruppe in der Stichprobe entspricht

Tab.35: Versorgungsformen nach Altersgruppen (Prozentwerte)[1]

Versorgungsformen	< 12 Jahre	12-17 Jahre	≥ 18 Jahre
Psychologische Beratung	45	68	203
Psychotherapie[2]	74	68	151
Sozialrechtliche Beratung oder Hilfe	30	188	128

1: Alle Angaben als relative Anteile an den Leistungen des psD (100% = Inanspruchnahme proportional zum Anteil der Altersgruppe in der Gesamtstichprobe)
2: incl. Psychodiagnostik und Krisenintervention

Für die Gesamtgruppe der (N=167) Patienten zeigt sich, daß der Anteil der überhaupt betreuten Patienten in der Gruppe adoleszenter Patienten mit 76% am höchsten liegt (vgl. Tab. 31). Betrachtet man jedoch den Anteil der Versorgungsleistungen, der je Altersgruppe erbracht wurde, und setzt diesen Anteil in Relation zum Anteil der jeweiligen Altersgruppe in der Stichprobe, dann wird deutlich, daß die Altersgruppen in sehr unterschiedlichem Maße die Angebote genutzt haben (vgl. Abb. 14). Für adoleszente und erwachsene Patienten erfolgten mit 160% bzw. 148% deutlich mehr Versorgungsleistungen, als es ihrem Anteil an der Gesamtgruppe entsprochen hätte. Im zentrumsspezifischen Vergleich wird erkennbar, daß dieser Effekt ganz wesentlich auf das Zentrum Hannover zurückgeht, in dem auch insgesamt die meisten Versorgungsleistungen erbracht wurden, (vgl. Tab. 34).

Abb. 14 Altersspezifische Inanspruchnahme von Versorgungsleistungen

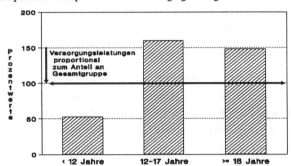

In Hannover werden vor allem ältere Patienten psychosozial versorgt, während für die jüngeren Patienten bei weitem nicht so viele Versorgungsleistungen erbracht werden, wie es ihrem Anteil an der Stichprobe entspräche; umgekehrt, wenn auch weniger extrem, stellt sich die Versorgung in Essen dar, während Frankfurt diesbezüglich eine Mittelposition einnimmt (vgl. Tab. 34).

Die Frage nach altersspezifischen Versorgungs*formen* läßt sich anhand der Daten eindeutig dahingehend beantworten, daß mit zunehmendem Alter (und zunehmenden Belastungen durch die progrediente CF) den psychologischen und auch den psychotherapeutischen Angeboten größere Bedeutung zukommt (vgl. Tab. 35). Die nach dem Anteil der Altersgruppe in der Stichprobe beurteilte Inanspruchnahme *psychologischer Beratungen* erfolgt bei den jüngeren Kindern mit 45% deutlich unterproportional, während sie bei den Erwachsenen mit 203% weit häufiger erfolgt, als es deren Anteil an der Stichprobe entsprochen hätte.

Während in der Projektbegründung *psychologische* Angebote mit Blick auf die Problematik der Non-Compliance vor allem für adoleszente Patienten vorgesehen waren, sprechen die Daten aus der Verlaufsdokumentation dafür, daß in dieser Altersgruppe vor allem der *Sozialarbeit* eine besondere Rolle zukommt, insofern hier die Inanspruchnahme mit 188% weit über dem nach dem Anteil in der Stichprobe Erwarteten lag. Allerdings ist zu berücksichtigen, daß der Adoleszente mit CF in diesem Lebensabschnitt mit schwierigen Problemen der sozialen Karriere konfrontiert ist - neben der Berufsfindung und -ausbildung vor allem der sozialen Verselbständigung - durch die er den schützenden und mitunter überprotektiven Raum der Familie verläßt und einer weit weniger auf ihn eingestellten und ihm entgegenkommenden sozialen Welt entgegentritt: "Der Punkt in dem Leben des behüteten Individuums, an dem der häusliche Kreis es nicht länger schützen kann, wird nach sozialer Klasse, Wohnort und Art des Stigma variieren, wird aber (...) in jedem Fall eine moralische Erfahrung bewirken" (GOFFMAN, 1975, S. 46). Diese "moralische Erfahrung" kann bei CF die Form einer gravierenden *Demoralisierung* annehmen, die - in der Enttäuschung über die Nichtidentität mit Gleichaltrigen - auch Konsequenzen auf die Therapiemotivation und Compliance haben kann, wie es indirekt die Arbeit von CZAJKOWSKI et al. (1987) deutlich macht, in der Non-Compliance vor allem bei solchen jugendlichen und erwachsenen Patienten festgestellt wurde, die soziale Anforderungen nicht mehr erfüllen und den altersgemäßen Erwartungen nicht mehr entsprechen konnten.

Insofern die als "Sozialberatungen" signierten Hilfeleistungen bei Adoleszenten und jungen Erwachsenen gerade in der Form von Hilfeleistungen bzgl. der sozialen Karriere erfolgen, ist ihre präventive Rolle auch für die Compliance-Problematik dieser Patientengruppe kaum zu überschätzen.

Die auffällig geringere Inanspruchnahme psychosozialer Angebote in der Gruppe der unter 12jährigen (vgl. Tab. 34) dürfte im wesentlichen auf zwei Faktoren zurückzuführen sein: Erstens befinden sich Patienten in diesem Alter i.d.R. noch in erheblich besserem Gesundheitszustand, der noch ein normaleres Leben ermöglicht. Die psychosozialen Folgen der CF sind somit noch weniger spürbar, und es dürfte dies eine eher verleugnende und konfliktvermeidende Bewältigungsstrategie begünstigen. Eine aktive Inanspruchnahme insbesondere psychologischer Angebote bedarf insofern hier einer sehr viel größeren "Überwindung" im Sinne der Anerkennung von Problemen des Patienten oder solchen der Familie durch die Betroffenen selbst. Der zweite Grund für eine geringere Inanspruchnahme psychosozialer Leistungen in der Altersgruppe jüngerer Kinder dürfte darin liegen, daß die Kinder noch die Schule besuchen, und sich somit Probleme der sozialen Karriere nicht in vergleichbarem Maße stellen, wie sie in der Adoleszenz und im frühen Erwachsenenalter durch Berufsausbildung und Berufstätigkeit bzw. insgesamt durch die psychosoziale Verselbständigung bestehen.

Differentielle Vergleiche betrafen auch Besonderheiten der Versorgung belasteter Gruppen. Zunächst wurde hier die **psychosoziale Versorgung von Familien mit sozioökonomischen Belastungen** untersucht; hierzu zählen solche Familien, für die seitens der behandelnden Ärzte in der Basisdokumentation gravierende familiäre, materielle oder soziale Schwierigkeiten festgestellt wurden (vgl. D 2.1.). Von den als "belastet" bezeichneten Familien hatten 74% mindestens einen Kontakt mit psychosozialen Mitarbeitern.

Tab. 36: Psychosoziale Versorgung und soziökonomische Belastungen[1] (Prozentwerte)

	Gesamt[2]	Essen	Frankfurt	Hannover
Belastung	74	100	58	75
keine Belastung	60	95	67	31
relativer Anteil der Leistungen des psD[3]	211	--	--	--

1: Die Werte geben den prozentualen Anteil derjenigen Familien an, die psychosoziale Angebote in Anspruch genommen haben.
2: für die Gesamtgruppe (randomisierte Teilstichprobe der Verlaufsdokumentation) sind die als belastet eingestuften Familien N=47 und die als nicht belastet eingestuften Familien N=120
3: ein Wert von 100% besagt, daß der Anteil der Leistungen des psD genau dem Anteil belasteter Familien in der Stichprobe entspricht; Angabe nur für die Gesamtstichprobe wegen zu geringer Stichprobengrößen in den einzelnen Zentren

Problematisch mag zunächst erscheinen, daß immerhin ein Viertel dieser Familien *keine* psychosoziale Versorgung in Anspruch genommen hatte. Dabei dürfte allerdings auch eine Rolle spielen, daß hier erfaßte Belastungen, wie z.b. solche durch Scheidung oder Tod eines Elternteils, zum Zeitpunkt des Beginns psychosozialer Versorgung weit zurückgelegen haben können und insofern nicht umstandslos als Hinweis auf einen aktuellen Versorgungsbedarf gewertet werden können. Um so bemerkenswerter ist jedoch, daß der relative *Anteil* der Versorgungsleistungen, die auf belastete Familien entfielen, mit 211% bei weitem über ihrem Anteil in der Stichprobe lag (vgl. Tab. 36)! Insgesamt weisen diese Daten darauf hin, daß die psychosozialen Dienste auf die Belastungen dieser Familien reagiert haben und daß die eher grobe Einschätzung eines psychosozialen Versorgungsbedarfs anhand der Angaben zu sozio-ökonomischen Belastungen gute Schätzwerte für den tatsächlichen Bedarf bzw. eine Inanspruchnahme von Angeboten darstellen.

Ebenso bedeutsam dürfte es sein, daß auch unter den nicht als belastet eingestuften Familien der Anteil derer, die Versorgungsleistungen in Anspruch genommen haben, hoch lag: bei 60% der Familien, für die nach den Angaben der Behandler keine sozio-ökonomischen Belastungen bekannt waren, hatte (mindestens) ein Kontakt mit dem psychosozialen Dienst stattgefunden (vgl. Tab. 36). Dies weist wiederum auf einen erheblichen Bedarf auch solcher Familien hin, die hierfür keine äußerlich sichtbaren Zeichen zeigten oder die den Behandlern zumindest nicht aufgefallen waren.

Betrachtet man die Inanspruchnahme psychosozialer Versorgungsangebote bei Familien mit bekannten sozio-ökonomischen Belastungen nicht nur hinsichtlich des Umfangs sondern auch bzgl. der *Formen der Inanspruchnahme*, so unterscheiden sich die Familien mit Belastungen von jenen ohne Belastungen dadurch, daß deutlich weniger

"Kontaktgespräche", aber erheblich mehr "Sozialberatungen" erfolgt waren. Dies legt nahe, daß bei Vorliegen von (auch für die Familie erkennbaren) Problemen das Angebot spezifischer genutzt werden kann bzw. nicht im selben Maße ein "warming-up" zum Beziehungsaufbau erforderlich ist. Die Versorgung dieser Familien nähert sich insofern den Versorgungsformen konventioneller Beratungseinrichtungen (mit sogenannter "Komm"-Struktur) an.

Als weitere Gruppe für spezifische Vergleiche belasteter Familien wurde die psychosoziale **Versorgung von untergewichtigen Patienten** analysiert. Auf sie wurde im Abschnitt D 1.5. bereits unter dem Gesichtspunkt der Stigmatisierung durch Abweichungen des körperlichen Erscheinungsbildes eingegangen. Für eine separate Auswertung der Inanspruchnahme bei untergewichtigen Patienten ist neben dem Aspekt der Stigmatisierung zu berücksichtigen, daß das Körpergewicht auch als indirekter Indikator für die Krankheitsschwere zu betrachten ist (vgl. KRAEMER et al., 1978, n. STEINKAMP et al., 1990) und insofern neben dem spezifischen Aspekt der Stigmatisierung auch psychosoziale Folgeprobleme der bereits weiter fortgeschrittenen Grunderkrankung sich auf die Inanspruchnahme von Angeboten auswirken.

Die Daten bestätigen den im ersten Ergebnisteil vermuteten besonderen Versorgungsbedarf dieser Gruppe: bei 86% der Familien mit einem untergewichtigen CF-Kind war es zu mindestens einem Kontakt mit dem psychosozialen Dienst gekommen. Während Familien mit einem untergewichtigen Kind nur 21% dieser Stichprobe stellen, entfielen auf sie 50% aller Versorgungsleistungen. Die Nutzung psychosozialer Angebote lag bei diesen Familien bei 189%. Überraschenderweise waren keine Besonderheiten in der *Form* der Versorgung, d.h. in der Art der Nutzung der Angebote, festzustellen.

Schließlich wurde auch die **Versorgung neu diagnostizierter Familien** in den Vergleichen berücksichtigt.

Die Eröffnung der Diagnose und die Verarbeitung der dadurch ausgelösten Krise der Familie wird in der Literatur verschiedentlich thematisiert (vgl. JEDLICKA-KÖHLER et al., 1988; deWET et al., 1985) und ihr wird eine prognostisch bedeutsame Rolle für die langfristige Adaptation der Familie an die Belastungen durch die Krankheit und Behandlung zugeschrieben (vgl. KOOS nach FRIEDRICH, 1981).

Tab.37: Psychosoziale Versorgung neudiagnostizierter[1] Patienten (Rohwerte/Prozentwerte)

	Verlaufsdokumentation (N=15)	"Screening" (N=73)
in Versorgung[2]	8 von 15	93%
Kontakt[3]	4 von 8	100%
Beratungsgespräch	1 von 8	40%
Psychotherapie[4]	1 von 8	6%
Sozialberatung[5]	2 von 8	81%
anderes[6]	1 von 8	38%

1: Diagnose während oder im Jahr vor der Dokumentation
2: als "in Versorgung" gilt, daß mindestens ein Kontakt stattgefunden hat
3: Kategorien: "Kontaktgespräch" und "Spielangebot" (vgl. "Definitionen..." im Anhang)
4: Kategorien: "Psychotherapie", "Anamnese", "Diagnostik" und "Krisenintervention" (vgl. "Definitionen..." im Anhang)
5: Kategorien: "Sozialberatung" und "Institutionskontakt" (vgl. "Definitionen..." im Anhang)
6: Kategorien: "Behandlergespräch", "Supervision", "Schriftverkehr" und "anderes" (vgl. "Definitionen..." im Anhang)

Die Daten zur psychosozialen Versorgung bieten ein uneinheitliches Bild und weisen eher darauf hin, daß der Problematik neu diagnostizierter Familien bislang nicht hinreichend entsprochen wurde (vgl. Tab. 37). Nach den Angaben des *Screening* wurde zu nahezu allen (N=73) Familien, deren Kind weniger als zwei Jahre vor dem Dokumentationszeitpunkt diagnostiziert wurde, ein Kontakt hergestellt, und es wurden dann auch verschiedene Formen der Versorgung genutzt. Im Unterschied dazu geht aus den Daten zu (N=15) Familien der Zufallsstichprobe aus der Verlaufsdokumentation hervor, daß lediglich die Hälfte der Familien Kontakt zu psychosozialen Mitabeitern hatte (vgl. Tab. 37). Vier von diesen nicht versorgten Familien gehören zur Frankfurter, drei zur Ambulanz in Hannover. Bei allen Familien, für die Versorgungsleistungen notiert waren, lag der Diagnosezeitpunkt *vor* dem Dokumentationsbeginn. Vier der Familien, für die *keine* Versorgungsleistungen notiert wurden, hatten die Diagnose *während* des Dokumentationszeitraums erfahren.

Der Versorgungsaufwand für die neu diagnostizierten Familien lag allerdings mit durchschnittlich sechs Kontakten über dem der Gesamtgruppe.

Sieht man einmal von der Erklärungsmöglichkeit ab, daß hier ganz einfach Versäumnisse der Dokumentation vorliegen, vermitteln diese Daten den Eindruck, daß die psychosoziale Versorgung gerade dieser kleinen, aber bedeutsamen Gruppe bei weitem nicht den Anforderungen entspricht, die hier zu formulieren sind!

Nur noch in groben Zügen soll eingegangen werden auf **weitere differentielle Gesichtspunkte**.
Im Hinblick auf die bereits angesprochene Frage einer sozialen Voreingenommenheit bzw. Ungleichheit in der Versorgung (YAVIS-Selektion) sprachen auch die Daten der Verlaufsdokumentation nicht für ein aus psychotherapeutischen Settings durchaus geläufiges Muster der Bevorzugung von Familien der Mittel- und Oberschicht (vgl. Tab. 38). Dies gilt in Bezug auf die Rate der überhaupt in der Versorgung gesehenen Familien, als auch bzgl. des relativen Anteils der Versorgungsleistungen (zumindest wenn man eine solche Tendenz schon für die "mittlere Mittelschicht", zu der u.a. Lehrer und höhere Angestellte zählen, annimmt und den hohen Wert für die obere Mittel- und Oberschicht mit Blick auf deren sehr geringen Stichprobenumfang relativiert).

Tab.38: Psychosoziale Versorgung und soziale Schicht

	Sozialschicht[1]				
	1 (N=19)	2 (N=35)	3 (N=48)	4 (N=34)	5 (N=8)
Prozentanteil in der Stichprobe	13	24	33	24	2
Prozentanteil in Versorgung[2]	63	54	65	62	88
relativer Anteil der Versorgungsleistungen[3]	85	104	127	83	150

1: Sozialschicht-Rating nach MOORE und KLEINING;Gruppe 1 (SSE1 und SSE2) "untere Unterschicht", Gruppe 2 (SSE 3) "obere Unterschicht", Gruppe 3 (SSE 4) "untere Mittelschicht", Gruppe 4 (SSE 5) "mittlere Mittelschicht", Gruppe 5 (SSE 6 und SSE 7) "obere Mittel- und Oberschicht" (vgl. D 1.1.)
2: "in Versorgung" liegt vor, wenn mindestens ein Kontakt zum psD erfolgte
3: ein Wert von 100% besagt, daß der Anteil der Leistungen des psD genau dem Anteil der Altersgruppe in der Stichprobe entspricht; für die Bewertung der jeweiligen Prozentanteile ist die sehr unterschiedliche Stichprobengröße zu berücksichtigen

Weiter war die naheliegende Vermutung zu klären, ob durch die Einarbeitung der psychosozialen Mitarbeiter in die ihnen anfänglich unvertraute CF-Problematik und durch die Überwindung von Schwellenängsten seitens der Familien sich die Häufigkeit und die Formen der Inanspruchnahme im Verlauf des Projekts ändern würden. Denkbar wäre gewesen, daß es zu einer Zunahme der Inanspruchnahme und zu spezifischeren Formen der Inanspruchnahme im zeitlichen Verlauf gekommen wäre. Eine solche Entwicklung der Versorgungsstrukturen im zeitlichen Verlauf war anhand der vorliegenden Daten nicht zu erkennen. Im Vergleich der drei Viermonatsperioden (des insgesamt 12monatigen Dokumentationszeitraums) zeigten sich keine Unterschiede. Allerdings dürfte der früh gelegene und insgesamt kurz bemessene Beobachtungszeitraum keine Aussagen zu Entwicklungen dieser Art zulassen, die sich wohl nur im Vergleich von in Jahresschritten zu bemessenden Zeitabschnitten nachprüfen lassen werden.

Schließlich fand auch die Frage nach einem Einfluß der Behandlungsbiographie auf das Versorgungsmuster keine Bestätigung durch die Resultate. Denkbar wäre es gewesen, daß infolge eines zunehmenden Kompetenzzuwachses bzgl. des (familiären) Umgangs mit der Krankheit die Bedürftigkeit gegenüber psychosozialen Hilfen nachläßt, wie auch KOCH et al. (1985) eine Abhängigkeit des Bedürfnisses nach professioneller Hilfe von Krankheitsstadien feststellen konnten (vgl. B 2.2.).

Tab.39: Psychosoziale Versorgung und Behandlungsbiographie[1] (Rohwerte)

	Diagnose der CF vor			
	< 2 Jahren (N=15)	2-5 Jahren (N=37)	6-10 Jahre (N=42)	≥ 11 Jahren (N=70)
in Versorgung[2]	8 (57%)	19 (51%)	24 (57%)	49 (70%)
Anzahl der Kontakte				
1 - 5	5;8	18;19	19;24	30;49
6 - 10	2;8	1;19	2;24	5;49
11 - 20	1;8	0;19	3;24	10;49
≥ 21	0;8	0;19	0;24	4;49

1: Mit "Behandlungsbiographie" ist hier der Zeitraum gemeint, in dem eine Familie Erfahrungen sammeln und den Umgang mit CF lernen und leben konnte; das heißt, er bezieht sich auf den Zeitraum seit Diagnosestellung, unterstellt diesen als einen "Lernprozeß", der Konsequenzen auch für die Bereitschaft zur Inanspruchnahme psychosozialer Helfer hat bzw. haben kann.
2: "in Versorgung" liegt vor, wenn mindestens ein Kontakt zum psD erfolgte

In der Gegenüberstellung von Familien, in denen die CF jeweils unterschiedlich lange bekannt war, zeigte sich eher eine Tendenz zu vermehrter Inanspruchnahme bei den Familien mit größerer Erfahrung (vgl. Tab. 39), während man im o.g. Sinne hätte vermuten können, daß Familien, die ohne professionelle Hilfen einen modus vivendi mit der CF finden mußten, weniger bereit sein würden, diesen durch Inanspruchnahme psychosozialer Experten ggf. in Frage stellen zu lassen. Andererseits befinden sich in der Gruppe mit den längsten Erfahrungen mit CF auch jene älteren Patienten, die bereits schwerer erkrankt sind und für die *aus diesem* Grunde auch eine erhöhte Inanspruchnahme zu erwarten gewesen wäre.

AUSLASTUNG DER DIENSTE

Die bisherige Auswertung der Versorgungsdaten war jeweils auf die Inanspruchnahme durch Familien bzw. auf versorgungsspezifische Schwerpunkte bezogen worden, das heißt es waren deren prozentuale *Anteile* am *tatsächlichen* Versorgungsaufwand bestimmt worden. Unter dem Gesichtspunkt der Auslastung der Dienste soll nun der tatsächliche

Versorgungsaufwand mit dem *möglichen* in Beziehung gesetzt werden. Zur Bestimmung der möglichen Auslastung können allerdings keine empirisch fundierten Konventionen oder Maße herangezogen werden. Die Bestimmung der möglichen bzw. *zu erwartenden Vollauslastung* der Dienste kann sich allein auf Plausibilität berufen und erfolgt hier unter folgenden Annahmen:

1. Wie bereits im Zusammenhang der indirekten Versorgungsformen erwähnt (D 2.1.), sind nicht alle versorgungsrelevanten Leistungen eines psD durch das Kategoriensystem dokumentierbar.
2. Der zeitliche Umfang dokumentierbarer Leistungen und damit die potentielle Anzahl der innerhalb eines Arbeitstages *möglichen* Versorgungsleistungen schwankt erheblich. So kann eine dokumentierbare Leistung ein wenige Minuten dauerndes Telefonat sein oder auch ein mehrstündiger Kontakt mit Patienten und Angehörigen z.B. in präfinalen Krisensituationen.
3. Als "faire" Schätzung der Anzahl von Versorgungsleistungen, die täglich zusätzlich zu den nicht dokumentierbaren Leistungen erbracht werden können, gehen wir von *4 dokumentierbaren Leistungen pro Tag und Mitarbeiter* aus. "Fair" sei diese Schätzung insofern genannt, als sie aus der klinischen Erfahrung an dem orientiert ist, was durchschnittlich im Laufe eines Arbeitstages *mindestens* geleistet werden kann.
4. Der effektive Dokumentationszeitraum liegt wegen Urlaubs- sowie anders bedingter Fehlzeiten unterhalb der angegebenen Dauer von 12 Monaten; für die Berechnung werden 45 Wochen als *effektive* Dokumentationszeit angenommen.

Für die Zentren ergaben sich nach diesen Vorgaben und unter Berücksichtigung der jeweiligen Anzahl der Mitarbeiter unterschiedlich viele zu erwartende bzw. mögliche dokumentierbare Versorgungsleistungen (vgl. Tab. 40). Stellt man diesen möglichen dokumentierbaren Leistungen die tatsächlich dokumentierten gegenüber, dann ergeben sich die in Tabelle 40 genannten prozentualen Schätzwerte für die Auslastung der psychosozialen Dienste.

Tab.40: Auslastung des Psychosozialen Dienstes

	Essen[1]	Frankfurt	Hannover
Anzahl der Mitarbeiter[2]	2	2	3
Arbeitsstunden pro Woche	40	70	100
Anzahl möglicher Versorgungsleistungen[3]	300	525	750
Anzahl dokumentierter Versorgungsleistungen	153	200	319
Prozentuale Auslastung	51%	39%	42%

1: In Essen war während des Dokumentationszeitraumes noch eine ABM-Sozialarbeiterin mit 40 Stunden/Woche beschäftigt, deren Versorgungsleistung mit in die Dokumentation einging, die andererseits überwiegend im Sinne der bereits genannten "nicht dokumentierbaren" Leistungen (Freizeiten, Elternabende etc.) tätig war. Wenn diese Arbeitskraft mit 10 Stunden/ Woche mit

einbezogen würde, ergäbe sich eine Auslastung von 41%.
2: gezählt werden hier nur Mitarbeiter, die relevante Leistungen im Sinne der Verlaufsdokumentation erbrachten; die Kinderkrankenschwestern im Projekt sind darin nicht einbezogen.
3: Die Anzahl möglicher Versorgungsleistungen berechnet sich wie folgt:
 a) 4 Versorgungsleistungen pro Tag und vollbeschäftigtem Mitarbeiter (40 Std.)
 b) 45 Arbeitswochen im Dokumentationszeitraum = 225 Arbeitstage
 c) 33% Zufallsstichprobe in der Verlaufsdokumentation
Berechnung: 225 x 4 x (Arbeitsstunden/40) / 3 = Versorgungsleistung bei Vollauslastung

Selbst unter dem - keineswegs unrealistischen! - Vorbehalt, daß die *tatsächlich dokumentierten* Leistungen innerhalb der Vorlaufsdokumentation lediglich 60% der *tatsächlich erbrachten* (und dokumentierbaren) Leistungen darstellen, also unter dem bereits angesprochenen Vorbehalt, daß von einer methodischen Verzerrung durch Dokumentations*versäumnisse* ausgegangen werden muß (siehe unter C 2.3), zeigen diese Schätzungen, daß *zum Zeitpunkt der Dokumentation* die Auslastung der Dienste noch deutlich unter deren Möglichkeiten liegt. Dies spricht nicht notwendig gegen einen entsprechenden Bedarf, denn der Dokumentationszeitpunkt und damit der Zeitpunkt zur Beurteilung der Leistungsfähigkeit und Auslastung der psD's liegt relativ früh.

Bei vorsichtiger Interpretation dieser Schätzwerte läßt sich aber zumindest feststellen, daß die jeweiligen Dienste zum damaligen Zeitpunkt personell über Ressourcen verfügten, die

a) eine *Weiterentwicklung der Versorgung* ermöglichen (im Sinne einer zunehmenden Inanspruchnahme der Angebote einerseits durch eine verbesserte Anpassung der Angebote an den Bedarf der Betroffenen und andererseits durch Abbau von Schwellenängsten der Betroffenen),

die

b) Spielraum bieten gegenüber der stetigen *Zunahme der Patientenzahl* in den CF-Zentren (so stiegen die Patientenzahlen in Essen inzwischen von 106 auf ca. 140, in Frankfurt und Hannover auf ca. 250 und in München auf ca. 300, daß heißt jeweils um 20% bis 30%!),

und die

c) eine *konsiliarische Mitbetreuung* anderer Patienten in Einzelfällen erlaubt. Letzteres ist auch in allen drei Abteilungen der Fall gewesen, allerdings wurden diese Versorgungsleistungen nicht in diese auf Mukoviszidose ausgerichtete Dokumentation aufgenommen.

ERGEBNISSE DER RETROSPEKTIVEN DOKUMENTATION

Im Unterschied zu den vorgenannten Dokumentationsformen, die direkter auf die Darstellung des Bedarfs vermittelt über die Nutzung der Angebote ausgerichtet waren, hat die retrospektive Dokumentation die Aufgabe einer Deskription und Qualifizierung psychosozialer Versorgung zu erfüllen. Es geht also auch um eine empirisch fundierte *Erläuterung* psychosozialer Versorgung als einer ergänzenden Behandlungsstrategie in der somatischen Medizin.

ALLGEMEINE ÜBERSICHT

Die randomisierte Auswahl der Fälle für die retrospektive Dokumentation erfolgte anhand der Angaben zur Inanspruchnahme einzelner Formen psychosozialer Versorgung im Screening. Angenommen wurde, daß bei 4 oder mehr unterschiedlichen Formen der Versorgung eine *intensivere* Versorgung vorgelegen haben müßte, die für eine differenzierende Dokumentation geeignet erschien (vgl. Kapitel C 2.4.)
Insgesamt wurden aus der so vorselektierten Patientengruppe mit mehr als vier Versorgungsformen im Screening 120 Fälle zur Dokumentation nach dem Zufallsprinzip ausgewählt. Daten liegen für 104 Fälle vor, da in Hannover ein Fall und in München 15 Fälle unbeschrieben blieben.

Im Hinblick auf soziodemographische Charakteristika dieser Stichprobe retrospektiv dokumentierter Patienten weicht vor allem das über dem Durchschnitt der Gesamtgruppe liegende Lebensalter deutlicher ab (vgl. Tab. 41). Aufgrund der bisherigen Eindrücke, die auf eine häufigere und intensivere Inanspruchnahme von Versorgungsleistungen durch adoleszente und junge erwachsene Patienten hinwiesen, überrascht dieses Ergebnis nicht.

Tab.41: Soziodemographische Merkmale der Stichprobe (Retrospektive Dokumentation)

	Gesamt	Essen	Frankfurt	Hannover	München
Alter					
Durchschnitt	14,4	13,9	16,5	14,6	12,1
Median	14,0	16,1	17,5	14,0	10,8
Geschlecht					
männlich[1]	47	45	47	52	44
Soziale Schicht[1,2]					
I (N=54)	41 (36)[3]	39 (42)	40 (35)	38 (35)	48 (34)
II (N=48)	33 (34)	38 (29)	37 (40)	28 (28)	32 (34)
III (N=42)	16 (26)	23 (23)	20 (24)	7 (28)	16 (25)

(Fortsetzung...)

1: Angaben in Prozent
2: Kategorie I faßt untere und obere Unterschicht zusammen, Kategorie II entspricht der unteren Mittelschicht, Kategorie III faßt mittlere und obere Mittelschicht sowie Oberschicht zusammen; Rating nach MOORE UND KLEINING(1960); zu 100% fehlende Werte geben Anteil der "nicht zuzuordnenden" Fälle wieder
3: in Klammern sind die Vergleichszahlen für die Gesamtstichprobe genannt (vgl. Tab. 4); zu 100% fehlende Werte geben Anteil der "nicht zuzuordnenden" Fälle wieder

Unterschiede i.S. einer geschlechtsspezifischen Selektion bestanden nicht (vgl. Tab. 41). Zum Teil erheblichere Abweichungen von der aus der Gesamtstichprobe bekannten Verteilung der sozialen Schichten bestanden für mehrere Zentren; allerdings waren diese Abweichungen nicht systematisch verteilt und sie lassen sich auch wegen der unterschiedlich hohen Zahl nicht schichtspezifisch zuzuordnender Fälle nicht eindeutig interpretieren. Angedeutet findet sich eine Tendenz, daß unter den ausgewählten Fällen mit intensiverer, jedenfalls vielfältigerer Versorgung sich vermehrt Familien unterer sozialer Schichten befinden.

Im Hinblick auf die bei dieser Dokumentation nicht festgelegten Behandlungszeiträume, über die fallweise retrospektiv berichtet werden mußte, zeigte sich, daß die zufällige Auswahl der vorselektierten Fälle viele "Langzeit"-betreute Familien aufweist, insofern in der Mehrzahl über Familien berichtet wurde, die seit Beginn des Projekts betreut wurden (vgl. Tab. 42).

Tab.42: Behandlungszeiten und -frequenzen für retrospektiv dokumentierte Fälle

	Gesamt	Essen	Frankfurt	Hannover	München
retrospektiver Zeitraum[1]					
< 12 Monate	10	4	2	4	0
12-17 Monate	10	4	2	4	0
18-23 Monate	29	10	8	8	3
≥ 24 Monate	55	2	18	13	22
Anzahl der Kontakte					
Durchschnitt	33	43	23	42	26
Median	25	23	20	38	26
Maximum[2]	99	99	75	99	99

1: Bei den Angaben handelt es sich um Rohwerte
2: die Anzahl der Kontakte (Versorgungsleistungen) war in der Auswertung durch die Datenbank auf N=99 begrenzt. Tatsächlich wurden in Essen bei sechs Patienten, in Hannover bei 2 Patienten und in München bei 1 Patienten mehr als 100 Kontakte (max. 130) angegeben, wodurch sich die Durchschnittswerte noch entsprechend erhöhen würden. Aussagekräftiger ist in jedem Fall der Median.

In Anbetracht der Vorauswahl und längerer Dokumentationszeiträume verwundert es nicht, daß die durchschnittliche Anzahl der Kontakte, die in den verschiedenen Dokumentationszeiträumen stattgefunden hatten, ganz erheblich höher als in der 12monatigen Verlaufsdokumentation liegt: 33 Kontakte hatten durchschnittlich zwischen psychosozialen Mitarbeitern und dem Patienten und/oder Angehörigen stattgefunden, wobei der bei ungleichen Werteverteilungen verläßlichere Median mit 25 Kontakten diesen hohen Versorgungsaufwand auch bestätigt (vgl. Tab. 42). Wiederum zeigt sich, daß der Versorgungsaufwand (i.S. der Anzahl der Kontakte je Familie) in Hannover deutlich von dem der anderen Zentren abweicht. Bis auf Frankfurt sahen die Zentren im übrigen auch solche Patienten, bei denen es in der Zeit der Betreuung zu sehr zahlreichen Kontakten (bis zu 130) gekommen war.

KONTAKTAUFNAHME UND ANLAß

Der Beginn der psychosozialen Versorgung sollte von den dokumentierenden Mitarbeitern im Hinblick darauf beschrieben werden, wer den Auftrag zur Kontaktaufnahme gab und wie dieser begründet war.

Daß psychosoziale Versorgung bei Mukoviszidose von den typischen Mustern der Inanspruchnahme konsiliarischer Dienste ebenso wie konventioneller psychosozialer Einrichtungen abweicht, zeigen die Angaben zur Initiierung des Kontakts: bei mehr als der Hälfte der Fälle war es zum Kontakt mit der Familie aus eigener Initiative der psychosozialen Mitarbeiter gekommen, in 29% der Fälle hatte der behandelnde Arzt den Auftrag (an den psychosozialen Dienst) erteilt, wie es für konsiliarische Arbeitsstrukturen typisch ist, und lediglich in ca. 10% der Fälle hatte eine aktive Inanspruchnahme durch den Patienten oder durch Angehörige stattgefunden, wie es konventionellen Einrichtungen (Beratungsstellen etc.) entspricht (vgl. Tab. 43).

Tab.43: Aufnahme und Begründung des psychosozialen Versorgungskontaktes (Prozentwerte)

	Gesamt	Essen	Frankfurt	Hannover	München
Kontaktaufnahme durch					
Überweisung (Arzt)	29	25	43	35	8
Überweisung (andere)	3	5	0	3	4
aktive Inanspruchnahme					
(Patient, andere)	12	15	14	14	4
Initiative des psD	57	55	43	48	84
spezifischen Begründungen für den Kontakt	37	40	53	38	16

In dieser von typischen konsiliarischen Diensten ebenso wie von konventionellen psychosozialen Einrichtungen abweichenden Art der Inanspruchnahme zeigt sich die (angestrebte) konzeptionelle Ausrichtung der CF-Versorgung am Modell der Liaison-Versorgung (vgl. JORASCHKY et al., 1986). Den veränderten Überweisungsformen entsprechend, hatte nur in ca. einem Drittel der Fälle eine spezifische Begründung bzw. ein umschriebener Auftrag für den Kontakt bestanden. Solche spezifischen Begründungen konnten etwa lauten, daß Kontakt mit der Mutter eines Patienten aufzunehmen sei, weil diese dem Arzt über Magenschmerzen geklagt hatte und inzwischen auch bei sich selbst die Mukoviszidose zu verspüren meinte, oder daß ein Gespräch gewünscht wurde, weil die Mutter eines Patienten ratlos über die beginnende Alkoholabhängigkeit des emotional involvierten Geschwisterkindes sei, oder daß ein Zugang gefunden werden sollte zu einem schwerkranken Adoleszenten, der die dringend erforderliche Sauerstoffbrille (wie auch das Gespräch mit seinen Behandlern) verweigerte.

Spezifische Begründungen für die Kontaktaufnahme und zumal solche, die bereits deutlich die Probleme der Betroffenen offenlegten, waren allerdings bei weitem nicht die Regel.

Im zentrumsspezifischen Vergleich zeigen sich Unterschiede insofern, als es in München nur höchst selten zu einer Kontaktaufnahme auf gezielte Anweisung des Arztes und entsprechend selten zu umschriebenen Begründungen des Kontakts gekommen ist (vgl. Tab. 43). Dies stimmt plausibel mit den Münchener Daten aus dem Screening überein, die auf eine Versorgungsstrategie im Sinne einer grundsätzlichen Betreuung aller Familien hindeuteten (vgl. D 2.2.1).

ADRESSATEN DER VERSORGUNG

Für die retrospektiv dokumentierten Fälle wurde wie auch in der Verlaufsdokumentation danach gefragt, zu welchen Familienmitgliedern im Laufe der Zeit wenigstens ein Mal Kontakt aufgenommen wurde. Die Frage nach der Intensität der Einbeziehung einzelner Familienmitglieder innerhalb der Versorgung wurde hier jedoch nicht wie in Abschnitt D 2.3.2. über die Anzahl der erfolgten Kontakte operationalisiert, sondern sollte direkt durch die behandelnden Mitarbeiter eingeschätzt werden. Das heißt, die Intensität betrifft hier eher den qualitativen Aspekt der Versorgungsbeziehung im Sinne von Anteilnahme und Offenheit zur Selbstexploration.

Die Abb. 15 veranschaulicht, daß für die retrospektiv dokumentierten Fälle - im Unterschied zu den Resultaten aus der Verlaufsdokumentation - *eher* von einer Familienorientierung gesprochen werden kann. Hinsichtlich der gesunden Geschwister ist allerdings zu beklagen, daß es höchst selten zu auch *intensiveren* Kontakten kam, wie sie zur Aufarbeitung persönlicher Probleme notwendig sind.

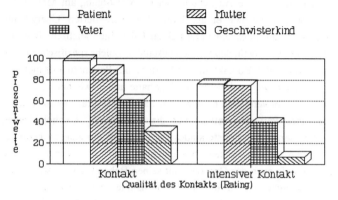

Abb. 15 Familienmitglieder in der Versorgung

Daß immerhin 40% der Väter sich nach dem Eindruck der Behandler intensiver ansprechen ließen und sich engagierten, ist insofern einer Bemerkung wert, als andernorts (vgl. BELMONTE et al., 1973) berichtet wurde, daß die Inanspruchnahme psychosozialer Angebote nicht zuletzt an dem Mißtrauen der Väter gescheitert war bzw. dadurch behindert worden sei.

Betrachtet man die Angaben zu der Frage, mit welchen Familienangehörigen es zu intensiven Kontakten gekommen ist, dann weisen die vorliegenden Daten darauf hin, daß die Betreuung sich im wesentlichen auf den Patienten und auf dessen Mutter zu konzentrieren scheint und sie bestätigen insofern den Eindruck, daß eine Familienorientierung in der Versorgung eher (theoretischer) Anspruch ist, als der Praxis zu entsprechen.

Im zentrumsspezifischen Vergleich ergaben sich nur geringfügige Unterschiede, die auf eine tendenziell stärkere Einbeziehung des Vaters und der Geschwister durch die Arbeitsgruppen in Essen und Hannover hindeuten.

ORGANISATORISCHE UND INHALTLICHE KONZEPTION DER VERSORGUNG

Im Hinblick auf organisatorische und inhaltliche Konzeptionen der Versorgung wurde danach gefragt, a) ob eine oder mehrere psychosoziale Berufsgruppen in der jeweiligen Versorgung beteiligt waren b) ob überwiegend ein fester Ansprechpartner je Familie zuständig gewesen ist, c) welche Bedeutung den einzelnen Versorgungsformen insgesamt zugekommen ist, d) ob die psychosoziale Versorgung auf die klinische Behandlung bezogen oder eher unabhängig von ihr erfolgte und e) welche thematischen Schwerpunkte in der Versorgung bestanden.

Tab.44: Personelle Organisation der Versorgung (Prozentwerte)

	Gesamt	Essen	Frankfurt	Hannover	München
An Versorgung beteiligt					
mehrere Mitarbeiter	62	60	53	83	48
Sozialarbeiter	31	20	43	7	52
Psychologe	6	20	0	7	0
andere	2	0	3	3	0
Kooperation untereinander[1]					
fester Ansprechpartner	43	45	57	52	16
gleiche Zuständigkeit	47	50	33	28	84
anderes	10	5	10	20	0

1: die Frage lautete: "Wie war die Betreuung der Familie/des Patienten **überwiegend** personell organisiert?" und ließ als Antwortmuster zu, daß ein Mitarbeiter der feste Ansprechpartner für die Familie ist, andere nur gelegentlich hinzuzieht, daß mehrere Mitarbeiter jeweils für einzelne Familienmitglieder zuständig sind, daß mehrere Mitarbeiter gleichermaßen zuständig für die Familie sind und 'anderes'.

Für die Gesamtgruppe (N = 104) stellte sich zu den unter a) und b) genannten Aspekten heraus, daß die zwischen Mitarbeitern *kooperativ organisierte* Versorgung bei weitem die Hauptrolle spielt, wobei nahezu die Hälfte aller Familien zwei oder mehr gleichermaßen verantwortliche Mitarbeiter sahen, während ansonsten eher ein fester Ansprechpartner zuständig war, der dann weitere Mitarbeiter für besondere Fragen lediglich hinzuzog (vgl. Tab. 44). Wenn eine Familie allein von einem Mitarbeiter betreut wurde, war dies nahezu immer im Bereich Sozialarbeit/ Sozialpädagogik der Fall, während nur in 6% der dokumentierten Fälle eine Familie ausschließlich psychologisch-psychotherapeutische Betreuung erhielt (vgl. Tab. 44).

Im zentrumsspezifischen Vergleich zeigt sich bezüglich organisatorischer Aspekte, daß eine kooperative, mehrere Mitarbeiter einbeziehende Versorgung vor allem in Essen

(60%) und Hannover (83%) erfolgt. Eine ausschließlich sozialarbeiterische Versorgung fand bei einer größeren Zahl von Familien in Frankfurt und München statt, deren Versorgungsschwerpunkt nach den Angaben des Screening bereits deutlicher im Bereich Sozialarbeit zu erkennen war (siehe D 2.2.1.). Trotz der ausgeprägt kooperativen Versorgung war die Betreuung in Hannover eher durch einen festen Mitarbeiter gewährleistet, während sich in Essen und vor allem in München mehrere Mitarbeiter gleichermaßen für die Familie zuständig fühlten (vgl. Tab. 44).

Auch die retrospektive Dokumentation enthielt Fragen nach dem **Stellenwert** einzelner Versorgungsformen im Gesamtzusammenhang der Versorgung, wobei dieser Stellenwert hier nicht nach der Häufigkeit der Anwendung einzelner Versorgungsformen bestimmt wurde, sondern direkt als Einschätzung (Rating) durch die Mitarbeiter.

Tab.45: Bewertung[1] psychosozialer Versorgungsformen

	Modalwert	Median	Durchschnitt
Kontaktgespräch	1	2	1,8
Behandlergespräch	2	3	2,9
Sozialberatung	5	3	3,0
Institutionskontakt	5	3	3,0
Beratungsgespräch	2	3	3,1
Krisenintervention	5	5	4,2
Spielangebot	5	5	4,2
Diagnose/Anamnese	5	5	4,3
Psychotherapie	5	5	4,7

1: Die angegebenen Werte beziehen sich auf eine fünfstufige Skala, deren Ausprägungen wie folgt definiert waren: 1 = regelmässig/vorrangig genutzt; 2 = häufig genutzt; 3 = sporadisch/gelegentlich bedeutsam; 4 = selten/ausnahmsweise genutzt; 5 = keine Bedeutung

Wie die Tabelle 45 zeigt, bestätigen die Angaben den bereits im Screening (D 2.2.) und in der Verlaufsdokumentation (D 2.3.) festgestellten Vorrang der "Kontaktgespräche" (Beziehungsaufbau und -pflege) vor anderen Versorgungsformen. "Kontaktgespräche" wurden nach den Angaben der Mitarbeiter in der Betreuung der Familien regelmäßig oder häufig genutzt. Für weit bedeutsamer als aus der Verlaufsdokumentation bekannt wurden "Behandlergespräche" in den retrospektiv dokumentierten Fällen eingeschätzt, die häufig oder zumindest gelegentlich bedeutsam waren (vgl. Tab. 42). Dies kann als indirekte Bestätigung für eine methodenspezifische Fehlerrate in der Dokumentation einzelner Versorgungsleistungen angesehen werden (vgl. Kapitel C), d.h. daß solche Versorgungsleistungen in den Verrichtungsstatistiken deutlich unterrepräsentiert waren.

Bezogen auf die aus dem Screening gewonnene Faktorenstruktur psychosozialer Versorgungsformen (siehe unter D 2.2.1.) wird in den retrospektiv dokumentierten Fällen der "klinischen Kooperation", zu denen vor allem die "Behandlergespräche" und "Beratungsgespräche" zählen, eine größere Bedeutung zugeschrieben als der Sozialarbeit. Von geringer Bedeutung blieb (wiederum) der Bereich psychotherapeutischen Handelns. Im Hinblick auf die sozialarbeiterische Versorgung zeigten sich zentrumsspezifische Unterschiede. Die Zentren München und Frankfurt, die nach den Screeningdaten eine als "Regelversorgung" bezeichnete Sozialarbeit praktizieren, waren deutlich an Schwerpunkten solcher behördlichen und institutionellen Kontakte zu erkennen, die im engeren Zusammenhang der Krankheit stehen: Kontakte zu Versorgungsämtern, Krankenkassen und Kureinrichtungen standen in Frankfurt und München ganz im Vordergrund. Wie die Tabelle 26 zeigt, waren Institutionskontakte in München und Frankfurt so häufig, daß sie als Regelangebot für die Familien zu betrachten sind, wobei dies in 98% der Fälle den Kontakt zu Versorgungsämtern einschloß, mit denen zu verhandeln in Essen und Hannover offenbar eher Aufgabe der Betroffenen selbst blieb. In Hannover, wo ebenfalls häufig institutionelle Kontakte im Rahmen der Sozialarbeit aufgenommen werden (vgl. Tab. 26), wird dagegen eine Vielzahl unterschiedlicher Behörden und Institutionen genannt, deren Zuständigkeit eher auf deutlichere soziale Probleme verweist (Sozial-, Jugendämter, Beratungsstellen, Arbeitsamt). Darin ist zumindest angedeutet, daß auch im Rahmen der Sozialarbeit nicht notwendig dieselbe Art von Problemen behandelt wird bzw. daß unter "der" Sozialarbeit Aktivitäten höchst unterschiedlicher Art und Anlässe zu verstehen sind.

Noch auf organisatorische Aspekte der Arbeit bezogen war die Frage nach der **Rolle der Klinik** im Rahmen der psychosozialen Versorgung. Eine "große Rolle" spielte die Klinik, wenn regelmäßig Anfragen der medizinischen Behandler und entsprechende Rücksprachen mit ihnen erfolgten. Als "nachrangig" war die Rolle der Klinik im Verhältnis zur Versorgung zu bezeichnen, wenn die Kontakte überwiegend von den Betroffenen selbst ausgingen oder zwischen den psychosozialen Mitarbeitern und den Betroffenen ausgehandelt wurden, ohne daß die behandelnden Ärzte durch regelmäßige Rücksprachen etc. konkreter in die Versorgung einbezogen wurden.

Tab.46: Die Rolle der Klinik in der Versorgung (Prozentwerte)

	Gesamt	Essen	Frankfurt	Hannover	München
Rolle der Klinik[1]					
große Rolle	46	55	67	24	40
nachrangig	53	45	33	76	56
unwesentlich	1	0	0	0	4

1: die Frage lautete: "Welche Rolle spielte die Klinik <u>überwiegend</u> in der psychosozialen

Versorgung?" und ließ als Antwortmuster zu: *große Rolle*, bei enger Anbindung an Station/Ambulanzarzt durch regelmäßige Anfragen von dort bzw. durch regelmäßige Rücksprachen; *nachrangig*, wenn psychosozialer Kontakt überwiegend vom Betroffenen selbst ausgeht bzw. zwischen psD und Gesprächspartner vereinbart wird, während die Klinik eher "nebenher" läuft; *unwesentlich*, wenn die Klinik diese psychosoziale Betreuung entweder nicht kennt oder zumindest in diesem Fall nicht nennenswert registriert (da sie selbst in diesem Fall kein Anliegen zur psychosozialen Betreuung hat)

In diesem Sinne spielte die Klinik in ca. der Hälfte der Fälle lediglich eine nachrangige Rolle. Bei der anderen Hälfte (46%) der Fälle spielte die Klinik eher eine große Rolle, insofern durch regelmäßige Anfragen der medizinischen Behandler und durch regelmäßige Rücksprachen mit ihnen eine sehr enge Absprache hergestellt wurde (vgl. Tab. 46).

Im Vergleich der Zentren fällt auf, daß eine von der medizinischen Behandlung stärker gelöste Versorgung vor allem in Hannover praktiziert wurde, wo für drei von vier Fällen die Rolle der Klinik in der Versorgung als "nachrangig" im oben genannten Sinne bezeichnet wurde.

Höchst selten (1%) wurde für die dokumentierten Fälle die Rolle der Klinik in der Versorgung als "unbedeutend" bezeichnet, worunter zu verstehen war, daß die Kontakte zwischen Patienten und psychosozialen Mitarbeitern in der Klinik nicht einmal bekannt waren.

Zur Beschreibung konzeptueller Aspekte der Versorgung war schließlich auch nach **thematischen Schwerpunkten** und Orientierungen der Versorgung gefragt worden. Die Medizinsoziologin GERHARDT (1986) hatte in einer Studie zu nierenkranken Patienten darauf hingewiesen, daß in der psychosozialen Versorgung somatisch Kranker häufiger eine eklatante Vernachlässigung sozio-ökonomischer, die Familie als ökonomische Einheit betreffender Aspekte zugunsten psychologischer Aspekte festzustellen sei.

Begrifflich steht für das sozio-ökonomische (bzw. bei GERHARDT: "sozial-ökonomische") Coping im Vordergrund, daß es ein "*soziales Handeln* (ist), dessen Zweck eine Erhaltung oder Wiederherstellung von Statusteilhabe-Möglichkeiten in den Bereichen Beruf, Finanzen und Familie ist, die durch Krankheit (möglicherweise) bedroht oder verloren sind." (dies., 1986, S. 35; Hv. im Original). "Dieser, der Bereich wirtschaftlicher Sicherung des Lebens und der sozialen Existenz eines chronisch Kranken (bzw. seiner Angehörigen), soll als sozial-ökonomisches Coping im Vordergrund unserer Analyse des chronischen Nierenversagens stehen" (a.a.O.).
Die Vernachlässigung dieser Dimension zugunsten einer *unerbetenen* und auf psychologische Krankheitsverarbeitung bedachten Betreuung unterstreicht GERHARDT mit einem Beispiel, an dem die mangelnde Anknüpfung der Orientierung des Helfers an den Bedürfnissen seines Gegenübers besonders deutlich wird: "Unter den von uns interviewten Ehepaaren sind viele, die sich über die Besuche der Sozialarbeiter beklagen und lustig machen (...) Eine Familie, die nicht wußte, wie sie ihre Telefonrechnung bezahlen sollte, erhielt Besuch von der Sozialarbeiterin, die viel Tee trank und mit der Ehefrau über die seelische Verarbeitung der verminderten Sexualität ihres Mannes reden wollte..."(dies., S. 339f).

Aus diesem Grunde wurde der Gesichtspunkt sozio-ökonomischen Copings in die Frage nach Versorgungsschwerpunkten explizit übernommen. Unterschieden wurden Hilfen für verschiedene Dimensionen der Bewältigung krankheitsspezifischer Belastungen: "sozio-ökonomisches Coping" i.S. von GERHARDT (1986), Hilfen für "psychosoziales Coping", in dem interaktionelle Aspekte der Krankheitsbewältigung im Vordergrund stehen, und Hilfen für "psychologisches Coping", als der im engeren Sinne als Krankheitsverarbeitung zu bezeichnenden kognitiv-emotionalen Auseinandersetzung mit dem Kranksein

Tab.47: Konzeptuelle Schwerpunkte der Versorgung (Prozentwerte)

	Gesamt	Essen	Frankfurt	Hannover	München
Sozio-ökonomisches Coping					
untergeordnete Rolle	37	50	23	45	32
wichtig	43	45	60	21	48
vordringlich bedeutsam	20	5	17	35	20
Psychosoziales Coping					
untergeordnete Rolle	17	5	33	10	16
wichtig	51	70	47	55	36
vordringlich bedeutsam	32	25	20	35	48
Psychologisches Coping					
untergeordnete Rolle	29	20	40	21	32
wichtig	38	30	40	38	40
vordringlich bedeutsam	34	50	20	41	28

Es zeigt sich, daß es jeweils Familien gab, in deren Betreuung Hilfen für eine oder mehrere Coping-Formen nur eine untergeordnete oder gar keine Rolle spielten. Im Vergleich zum psychosozialen und psychologischen Coping wurden Hilfen für "sozio-ökonomisches Coping" seltener als vordringlich bedeutsam eingeschätzt. Insgesamt zeigt sich ein leichtes Übergewicht für Hilfen im Bereich psychosozialen Copings (vgl. Tab. 47). Im Hinblick auf die Kritik von GERHARDT (1986) bezüglich der Ausblendung sozio-ökonomischer Gesichtspunkte im Rahmen psychosozialer Versorgung sprechen die Daten zumindest in der spezifischen Auswahl der retrospektiv dokumentierten Fälle nicht für eine erhebliche Vernachlässigung, denn für 63% aller Fälle waren solche Aspekte als wichtig oder vordringlich bedeutsam eingeschätzt worden. Bei jeder 5. Familie nahm dieser Aspekt in der Versorgung immerhin einen *erheblichen* Raum ein (vgl. Tab. 47), allerdings wurden in jedem dritten Fall diese Aspekte auch als untergeordnet oder gar nicht bedeutsam bezeichnet.

Insgesamt liegt der Schwerpunkt psychosozialer Versorgung bei CF eher bei einer Unterstützung des "psychosozialen Coping" der Familie, nämlich Hilfen zum interaktionellen Umgang mit der Krankheit. Hilfen für "psychosoziales Coping" werden bei einer großen Zahl für sehr bedeutsam und nur in einer kleineren Zahl der Fälle für untergeordnet

oder gar nicht bedeutsam bezeichnet (vgl. Tab. 44).
Der zentrumsspezifische Vergleich der Versorgungskonzepte zeigt keine schlüssig interpretierbaren Unterschieden.

HANDLUNGSBEDARF UND HANDLUNGSERFOLGE

Von besonderer Bedeutung war die Frage, wo nach dem Eindruck der psychosozialen Mitarbeiter ein Bedarf für psychosoziale Hilfen bestand und welche Veränderungen jeweils während des Beobachtungszeitraums festzustellen waren, die die Behandler auf ihre Hilfen unmittelbar oder mittelbar zurückführen konnten. Die auf persönlicher Kenntnis der jeweiligen Familie beruhenden **Einschätzungen des Bedarfs** sollten eine Ergänzung und Korrektur darstellen zu der auf eher grobe Aspekte beschränkten Basisdokumentation (vgl. D 1.). So konnte dort ein Patient z.B. durch guten Schulabschluß und Beginn einer qualifizierten Berufsausbildung den Eindruck guter Adaptation und relativer Normalität vermitteln, während erst die genauere Kenntnis der Person auf ggf. schwerwiegende Probleme (z.B. der sozialen Isolation und Kontaktangst) aufmerksam macht, die einen Bedarf für psychosoziale Hilfen bilden können.

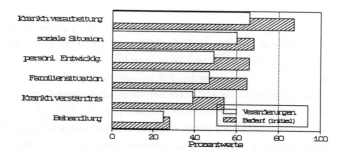

Abb. 16 Psychosozialer Versorgungsbedarf und Veränderungen im Verlauf der Betreuung

Die Abb. 16 veranschaulicht in einer Gegenüberstellung, in wieviel Prozent der Fälle zu Beginn der Versorgung ein Versorgungsbedarf in einzelnen Bereichen festzustellen war und wie häufig in diesen Bereichen im Verlauf der Betreuung dann auch Veränderungen festzustellen waren, die die Mitarbeiter auf ihre Interventionen zurückführen konnten. Vor allem Hilfen zur Krankheitsverarbeitung wurden als wichtiger Bedarf angesehen, immerhin in mehr als der Hälfte der Fälle auch solche für die soziale und familiäre Situation des Patienten oder direkt für seine persönliche Entwicklung und Verfassung.

Im Unterschied zu den Resultaten der epidemiologisch ausgerichteten Basisdokumentation, zeigen die Daten der retrospektiven Dokumentation einen durchweg sehr hohen Bedarf an. Allerdings ist hier an die spezifische Vorauswahl der Fälle für die retrospektive Dokumentation zu erinnern (vgl. C 2.4.), die eine Übertragung dieser Ergebnisse auf die Gesamtgruppe nur eingeschränkt zuläßt.

Im Hinblick darauf, daß vor Beginn (und als eine Begründung) der Versorgungsstudie die Non-Compliance vor allem heranwachsender Patienten von den behandelnden (Chef-) Ärzten betont wurde, überrascht der Befund, daß gerade dieser Aspekt nicht im Mittelpunkt der von den psychosozialen Mitarbeitern gesehenen Probleme stand (vgl. Abb. 16, "Behandlung").

Die Abbildung 16 zeigt zudem, daß in nahezu allen Fällen, in denen ein Bedarf für psychosziale Hilfen festgestellt wurde, auch **Veränderungen** im Rahmen der Betreuung stattgefunden hatten.

Zur Illustration von Veränderungen, die im Zusammenhang psychosozialer Versorgung festzustellen waren, einige Beispiele aus der retrospektiven Dokumentation:

A) Veränderungen der sozialen Situation
"Pat. ist vom Heim in eigene Wohnung übergesiedelt"; "Klärung der finanziellen Situation der Familie"; "Neue Wohnung wegen vormals untragbarer räumlicher Verhältnisse"; "Hilfe bei Berufsfindung"; "Pat. lebt mittlerweile in eigener Wohnung"; "bessere Einschätzung der Versorgungsnotwendigkeit beim Sozialamt"

B) Veränderungen beim Krankheitsverständnis
"Pat. hat realistischeres Bild von derzeitigem Gesundheitszustand"; "Pat. beginnt aktive Auseinandersetzung mit Krankheit und Behandlung (Transplantation)"; "Pat. erhielt Informationen zu CF und Behandlungsmöglichkeiten, die von den Eltern bislang ausgespart wurden"; "Patient versteht jetzt Notwendigkeit der Diabetes-Therapie bei CF"

C) Veränderungen bei der Krankheitsverarbeitung
"Auseinandersetzung mit dem Sterben"; "Pat. kann inzwischen krankheitsbedingte Einschränkungen ertragen (stark sein/schwach sein)"; "beginnende Auseinandersetzung mit Progression und Tod"; "Krankengymnastik/Physiotherapie ist jetzt möglich"; "Von 'Therapie und Sport bringt nichts' hin zu 'Ich finde einen eigenen Weg, meine Therapie für mich zu gestalten'"

D) Veränderungen der persönlichen Entwicklung
"Trennungsängste abgebaut; Pat. kann auch alleine sein"; "Selbstwertproblematik; Vgl. mit anderen Jugendlichen kann offener besprochen und eher ausgehalten werden"; "mehr Kontakte zu anderen CF-Patienten und bessere Integration"; "Auseinandersetzung des Pat. gefördert, inwieweit Partnerwahl und Partnerprobleme mit der CF zusammenhängen"; "Pat. ist jetzt stolz auf eigene Leistungen"

E) Veränderungen der familiären Atmosphäre
"Mutter kann es verkraften, daß Pat. trotz Verschlechterung eigene Wege geht"; "Ehedynamik entschärft: Konflikte der Partner werden nicht mehr fortwährend über den Pat. ausgetragen"; "stärkere Lösung des Pat. von Familie"; "Weniger Auseinandersetzungen, mehr Selbstverantwortung des Patienten"; "Pat. weniger symbiotisch gegenüber gesunder Schwester"

F) Veränderungen der Behandlungsatmosphäre
"Arzt versteht Grund für Therapieabbruch besser und ermöglicht dadurch erst Neubeginn der Kooperation"; "med. Behandler getrauen sich eher Grenzen zu ziehen"; "Pat. zeigt bessere Compliance in essentiellen Dingen"

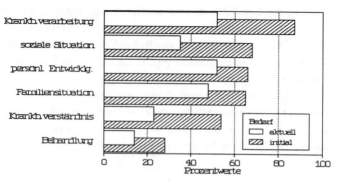

Abb. 17 Psychosozialer Versorgungsbedarf zu Beginn ("initial") und am Ende der Dokumentationszeit ("aktuell")

Während die Abbildung 16 die Häufigkeit von Veränderungen mit dem initial feststellbaren Bedarf kontrastiert, zeigt die Abbildung 17 den zu Beginn ("initial") gegenüber dem zum Zeitpunkt der Dokumentation ("aktuell") durch die Projektmitarbeiter festellbaren Versorgungsbedarf. Eine Reduktion des Bedarfs und damit Veränderungen im Sinne der Lösung von zu Beginn feststellbaren Problemen hatte in allen Bereichen stattgefunden. Erwartungsgemäß waren erfolgreiche Problemlösungen im Bereich der persönlichen und familiären Entwicklung am seltensten.

Aufgrund der Art der Erhebung kann nicht entschieden werden, ob es sich zum Zeitpunkt der Dokumentation um nach wie vor bestehende, oder um eventuell neu hinzugetretene Probleme auf der jeweiligen Dimension handelte.

Im zentrumsspezifischen Vergleich (vgl. Tab. 48) zeigt sich bei den deutlicher psychologisch ausgerichteten Zentren Essen und Hannover, daß sie häufiger einen Bedarf für psychosoziale Versorgung in den Bereichen feststellten, die unter psychologischem Aspekt von besonderem Belang sind (Krankheitsverarbeitung, persönliche Entwicklung, familiäre Atmosphäre). Betrachtet man die Werte für initial und aktuell feststellbare Probleme, so zeigt sich, daß für alle Zentren Probleme im Zusammenhang der Erkrankung (Krankheitsverständnis und -verarbeitung, Störungen der Behandlungsatmosphäre) leichter beeinflußbar zu sein scheinen, als die nur mittelbar krankheitsbezogenen. Auffällig, wenn auch inhaltlich nicht aufklärbar, sind die z.T. deutlichen Unterschiede, die in den Zentren für einzelne Dimensionen genannt wurden. So findet sich in Hannover eher ein besonders geringer Unterschied zwischen der Häufigkeit zu Beginn und aktuell feststellbaren Bedarfs für eine Unterstützung der sozialen und familiären Situation. Ähnlich verhält es sich in Essen und München im Hinblick auf Hilfen zur persönlichen Entwicklung (vgl. Tab. 48).

Tab. 48: Initialer und aktueller Bedarf für psychosoziale Versorgung (Prozentwerte)

	Essen	Frankfurt	Hannover	München
Bedarf für psychosoziale Versorgung bei[1]				
soziale Situation	65 (15)	63 (27)	76 (66)	68 (24)
Krankheitsverständnis	55 (10)	33 (7)	55 (31)	76 (44)
Krankheitsverarbeitung	95 (65)	73 (33)	97 (62)	84 (52)
persönliche Entwicklung	65 (55)	43 (23)	90 (69)	68 (64)
familiäre Atmosphäre	70 (55)	70 (40)	72 (66)	48 (32)
Behandlungsatmosphäre	30 (20)	17 (10)	31 (3)	36 (24)

1: in Klammern genannt ist die Häufigkeit, mit der zum Dokumentationszeitpunkt also noch aktuell bestehend jeweils ein Bedarf von den Mitarbeitern festgestellt wurde.

Unter dem Gesichtspunkt eines Bedarfs für psychosoziale Unterstützung wurde - zumal in Anbetracht der weiten Einzugsgebiete der Zentren - auch die **Möglichkeit externer Hilfen** (Beratungsstellen etc.) berücksichtigt. Es wurde danach gefragt, a) ob den Mitarbeitern bekannt war, daß Familien aus eigener Initiative solche Hilfen vor Beginn des Projekts oder während dieser Zeit wahrgenommen hatten, oder b) ob auf Veranlassung der psychosozialen Mitarbeiter solche Hilfen in Anspruch genommen wurden.

Überraschend war zunächst, daß in nahezu der Hälfte aller Fälle die erste Frage nicht beantwortet werden konnte!

In 10% der Fälle war den Mitarbeitern bekannt, daß die Familie auf eigene Initiative bzw. unabhängig vom Projekt eine externe Einrichtungen aufgesucht hatte, wobei es sich überwiegend um psychologisch beratende Einrichtungen handelte.

Für eine Delegation an externe (überwiegend beratende) Einrichtungen, d.h. die *Überweisung* der Familien an wohnortnahe Einrichtungen, sahen die Mitarbeiter in der Regel (65%) keine Veranlassung. In einigen Fällen (6%) war mit Erfolg, in anderen (3%) ohne Erfolg auf Initiative der Mitarbeiter eine Überweisung vermittelt worden. Immerhin für ein Viertel der Familien wurde seitens der Mitarbeiter eine solche Hinzuziehung externer Einrichtungen erwogen, jedoch wegen unterschiedlicher Bedenken zum Zeitpunkt der Dokumentation noch nicht empfohlen oder in die Wege geleitet.

SCHWIERIGKEITEN UND BELASTUNGEN DER PSYCHOSOZIALEN VERSORGUNG

Für die Beschreibung und Beurteilung der psychosozialen Versorgung sollten auch Belastungen und **Schwierigkeiten** berücksichtigt werden, die eine optimale Umsetzung der Ziele behinderten.
Solche Schwierigkeiten traten nach dem Eindruck der Mitarbeiter in zwei Drittel der Fälle auf (vgl. Tab. 49).

Tab.49: Schwierigkeiten in der Psychosozialen Versorgung (Prozentwerte)[2]

	Gesamt[1] (N=98)	
keine	34	
mangelnde Kooperation (Patient)	30	1: im zentrumsspezifischen Vergleich, der sich wegen geringer Fallzahlen auf die Gesamtrate beschränken mußte, traten folgende Unterschiede auf: in Essen bei 55% der Fälle Schwierigkeiten benannt, in Frankfurt bei 57%, in Hannover bei 83% und in München bei 68%.
mangelnde Kooperation (Familie)	39	
mangelnde Kooperation (Institution)	29	
mangelnde Kooperation (Behandler)	13	
soziale Realität	28	
eigenes Verständnis	20	
Entfernung	22	
anderes	16	2: Mehrfachantworten waren möglich

Schwierigkeiten mit auswärtigen Stellen (Institution) betrafen vor allem Auseinandersetzungen mit den Sozialämtern, während es seltener zu Schwierigkeiten mit den am häufigsten frequentierten Institutionen, den Versorgungsämtern und Krankenkassen gekommen war. Nur in einem Viertel aller Fälle, in denen Kontakt mit auswärtigen Institution aufgenommen wurde, war der jeweilige Adressat mit der CF-Problematik vertraut, wohingegen er ansonsten mehr oder weniger detailliert über die Besonderheiten und Erfordernisse der CF erst aufgeklärt und sensibilisiert werden mußte. Auffällig waren zentrumsspezifische Unterschiede dadurch, daß in Hannover am häufigsten über Schwierigkeiten bei der Umsetzung der Versorgungsziele berichtet wurde (vgl. Tab. 49, Anmerkung 1). Im Vergleich der hauptsächlich genannten Schwierigkeiten weisen die Zentren jeweils unterschiedliche Problemfelder aus: in Essen ist die deutlich am häufigsten genannte Schwierigkeit die mangelnde Kooperation und Resonanz der medizinischen Behandler, in Frankfurt sind es neben der Kooperation des Patienten Schwierigkeiten der psychosozialen Mitarbeiter, mit den Problemen adäquat umzugehen, in Hannover eher die Kooperation der Familie und diejenige auswärtiger Institutionen und in München sowohl die Kooperation der Familie wie die des Patienten. Wegen der sehr geringen Fallzahlen ist die Aussagekraft dieser Unterschiede jedoch fraglich.

Neben den genannten Schwierigkeiten wurde auch nach "**Behandlerfehlern**" gefragt. Diese können einen positiven Umgang mit der Erkrankung, aber auch die Inanspruchnahme psychosozialer Angebote behindern.

Tab.50: Belastungen durch "Behandlerfehler" (Prozentwerte)[2]

	Gesamt[1] (N=103)	
keine "Behandlerfehler"	55	1: im zentrumsspezifischen Vergleich, der sich wegen geringer Fallzahlen auf die Gesamtrate beschränken mußte, traten folgende Unterschiede auf: in Essen bei 65% der Fälle Behandlerfehler benannt, in Frankfurt bei 43%, in Hannover bei 28% und in München bei 52%.
Vorwürfe	47	
unzulängliche Erklärungen	38	
Bevormundung	34	
Zeitmangel	26	
mangelnde Absprache	17	
anderes	17	2: Mehrfachantworten waren möglich

"Behandlerfehler" waren den psychosozialen Mitarbeitern in etwa der Hälfte aller Fälle aufgefallen (vgl. Tab. 50), wobei Belastungen durch vorwurfsvolles Reagieren, durch unzureichende Erklärungen und durch entmündigendes oder bevormundendes Verhalten der Ärzte aus der Sicht der psychosozialen Mitarbeiter von besonderer Bedeutung waren. Wie schon hinsichtlich der "Schwierigkeiten" finden sich auch bei den Behandlerfehlern deutliche zentrumsspezifische Unterschiede. Wiederum weicht Hannover von den anderen Zentren ab, insofern nur bei einem Viertel der Fälle und damit deutlich am seltensten über solche Fehler berichtet wurde. Während in Essen vor allem Probleme durch "Bevormundung" des Patienten genannt wurden, waren es in Frankfurt und Hannover solche durch vorwurfsvolles Reagieren bzw. Zeitmangel der medizinischen Behandler. In München wurde dagegen vor allem in unzureichenden Erklärungen der Behandler eine Belastung für die Betroffenen gesehen. Wiederum gelten Vorbehalte bei der Interpretation den geringen Fallzahlen.

Schließlich können zu den Schwierigkeiten im Rahmen der psychosozialen Versorgung indirekt auch die gegebenenfalls mangelnde Vertrautheit der psychosozialen Mitarbeiter mit verschiedenen Aspekten der von ihnen betreuten Personen gerechnet werden. Zugleich reflektieren solche Angaben zur Vertrautheit und **Sicherheit der Einschätzung**, in welchem Maße es den Behandlern gelungen ist, über informelle "Kontaktgespräche" den Aufbau der Beziehung so weit zu ermöglichen, daß subtilere Konflikte erkennbar und damit in ihren Erscheinungsformen und Auswirkungen angehbar werden.
Die psychosozialen Behandler sollten auf einer fünfstufigen Skala einschätzen, wie sicher bzw. vertraut sie sich in der Beurteilung verschiedener Aspekte der von ihnen betreuten

Familien fühlen (vgl. Punkt 27, "Psychosozialer Behandlungsbericht" im Anhang).

Tab.51: Sicherheit der Einschätzung[1] psychosozialer Aspekte durch die Mitarbeiter

	Modalwert	Median	Durchschnitt
Patientenbezogene Aspekte			
Soziale Situation	2	2	1,8
Krankheitswissen	2	2	2,6
Progression/Prognose	2	3	3,0
Verhältnis zum Körper	3	3	3,1
Verhältnis zur Sexualität[2]	5	4	3,7
Familiäre Aspekte			
häusliche Therapie[3]	2	2	2,1
familiäre Probleme	2	2	2,4
Geschwisterkinder[4]	3	3	3,3
Diagnoseproblematik	5	4	3,8

1: Einschätzung auf fünfstufiger Rating-Skala unter der Frage, wie sicher bzw. vertraut man sich bezüglich o.g. Aspekte fühlt; wenn mehrere Mitarbeiter in der Versorgung beteiligt waren, sollte die jeweils beste (sicherste) Einschätzung genannt werden; der optimale Wert ist 1, der negative Wert 5
2: nur bei adoleszenten und jungen erwachsenen Patienten (N=58)
3: schließt Aspekte wie Aufgabenverteilung in der Familie, Probleme der Familie bei der Umsetzung etc. ein
4: Bei N=77 Familien sind Geschwister vorhanden

Es zeigte sich, daß Sicherheit am ehesten in der Einschätzung der sozialen und familiären Situation bestand, daneben auch bzgl. des Krankheitswissens des Patienten. Demgegenüber war für die Mitarbeiter i.d.R. kaum zu beurteilen, a) welche Erfahrungen Eltern mit der Diagnosestellung gemacht hatten und wie sie damit umgegangen waren, und b) welches Verhältnis der (adoleszente oder junge erwachsene) Patient zur eigenen Sexualität hat (vgl. Tab. 51). Mittlere Wertungen erhielten der Umgang des Patienten mit Prognose und Progression der CF, das Verhältnis des Patienten zum eigenen Körper und die Situation der Geschwister.

Während die Beurteilung solcher Einschätzungen am Maßstab *psychotherapeutischer* Behandlungen sicher ungünstig ausfallen müßte, können diese Daten hier einerseits als Ausdruck einer bei somatisch Erkrankten notwendigerweise sehr behutsamen und stabilisierenden, statt direktiven Vorgehensweise interpretiert werden (vgl. FREYBERGER, 1985, BALCK et al., 1983, MEERWEIN, 1988; demgegenüber jedoch PETERMANN et al., 1986, 1987), durch die die Exploration und das Gewahrwerden subtilerer Konflikte sich erheblich verzögern und erschweren kann. Die Daten können andererseits darauf hinweisen, daß die Bearbeitung weitreichenderer und aus biographischen oder psychodynamischen Gründen verdeckterer Probleme des Patienten oder der Familie nur langfristig erfolgen kann. Dies war im Vergleich des zu Beginn und zum Zeitpunkt der

Dokumentation feststellbaren Bedarfs für psychosoziale Hilfen an den geringeren Veränderungsraten bei Problemen der persönlichen oder familiären Entwicklung bereits angeklungen (vgl. Abb. 16).

DISKUSSION DER ERGEBNISSE

In der Diskussion der Ergebisse möchte ich mich auf die wesentlichen Gesichtspunkte der multizentrischen Studie beschränken:
1. Lassen sich anhand der Daten zu psychosozialen Aspekten der untersuchten Familien Hinweise auf einen (besonderen) Bedarf für psychosoziale Versorgung feststellen? Wenn ja, worin ist dieser vor allem begründet?
2. Läßt sich anhand der Daten zur faktischen Inanspruchnahme der Versorgungsangebote die Relevanz und Nützlichkeit des Projekts (im Hinblick auf eine eventuelle Aufnahme solcher Angebote in die Regelversorgung) aufzeigen?

Der erste Gesichtspunkt wird vor allem durch die Daten der Basisdokumentation thematisiert, während auf den zweiten Gesichtspunkt die verschiedenen Dokumentationsformen zur psychosozialen Versorgung bezogen sind.

Insofern die psychosoziale Versorgung im Modellprojekt weiter gefaßt war, als es zum Beispiel für die Evaluation der *psychologischen* Betreuung in der Arbeit von JEDLICKA-KÖHLER et al. (1989b) der Fall war, konnte und mußte ein großes Spektrum an potentiellen Anlässen und Aufgabenfeldern psychosozialer Versorgung erfaßt werden: Ein Bedarf für spezifische Versorgungsleistungen hatte im Rahmen der Basisdokumentation deutlich werden können in besonderen Belastungen (Destabilisierungen) der Familie, in Beeinträchtigungen resp. Abweichungen der sozialen Karriere der Patienten infolge der Erkrankung und ihrer Behandlung, in Störungen der persönlichen Entwicklung aufgrund krankheitsspezifischer Stressoren (Erscheinungsbild, Krankheitsschwere), und schließlich in offenkundigen psychischen Dekompensationen infolge der Krankheitsbelastungen oder psychosozialer Stressoren. Für alle Aspekte lassen sich, schematisch vereinfacht, unterschiedliche Aufgaben für primär psychologische und primär sozialarbeiterische Arbeitsansätze formulieren (siehe Tafel 1).
Zusätzlich wurden die aus der häuslichen und der klinischen Behandlung resultierenden Belastungen zu erfassen versucht, um zumindest einen Anhaltspunkt für die von Fall zu Fall sehr unterschiedlichen individuellen und familiären Anforderungen zu erhalten.
Die diesen Bereichen aus der Basisdokumentation zuzuordnenden Items (vgl. C 2.1.) sind im Unterschied gerade zu experimentellen Untersuchungen durch ihre geringe Operationalisierung und eine sehr grobe Ausrichtung gekennzeichnet. So sind zum Beispiel Belastungen der Partnerschaft in einer gegebenen Population keineswegs nur anhand der Anzahl der Scheidungen abzuschätzen. Zudem waren etliche Items nur als Einschätzung der behandelnden Ärzte erhoben worden und so mit einer schwer kalkulierbaren Verzerrung durch deren subjektives Urteil belastet. Eine in diesem Sinne eher als

Tafel 1 **Aufgabenfelder und Hilfsangebote im Rahmen psychosozialer Versorgung**

Psychologie	Bereich	Sozialarbeit
Verlust und Tod Familiäre Kommunikationsstile	**Stabilität der Familie**	sozio-ökonomische Belastungen Zusatzbelastungen durch Pflege- und schwere Krankheitsfälle
Überprotektion Loslösungsproblematik Krankheitsakzeptanz	**Verselbständigung**	schulisch-berufliche Rehabilitation Hilfen zum Lebensunterhalt und eigenständigem Haushalten
Stigmatisierung Identität Selbstakzeptanz	**persönliche Entwicklung**	rehabilitative Hilfen bei fortgeschrittener Erkrankung
reaktive psychische und psychiatrische Auffälligkeiten Familiendynamik	**konventionelle Kriterien**	flankierende Maßnahmen insbesondere bei akuten Krisen

Screening aufzufassende Erhebung von Merkmalen dürfte in einem Paradigma experimenteller Forschung kaum Bestand haben, insofern eine Präzisierung von Einzelaspekten anhand der Daten nicht möglich ist.

Für die hier gewählte Vorgehensweise sprach jedoch einerseits die Einbettung der Forschung in einen (erst noch aufzubauenden) Versorgungszusammenhang, wodurch die Datenerhebung ungleich stärker mit dem Problem der Integritätswahrung der Klientel konfrontiert ist, als in lediglich Einzelhypothesen testenden (Quasi-) Experimenten (vgl. C 1.). Andererseits bildet eine so gestaltete Bedarfsabschätzung durchaus relevante Aspekte insofern ab, als es in der Praxis zumeist die (Eindrücke der) behandelnden Ärzte sowie eher grobe (Vor-) Informationen über die Patienten und ihre Familien sind, die die Grundlage für Behandlungsaufträge und Interventionen psychosozialer Mitarbeiter bilden. Mit anderen Worten: psychosoziale Versorgung orientiert sich in der Praxis gerade nicht an den Ergebnissen der für experimentelle Studien typischen testpsychologischen oder psychiatrischen *Befunderhebungen*, deren umstandslose Durchführung sich gerade bei einer "non-psychiatric population" (MILLER, 1988) verbietet. Auch STEINHAUSEN (1981) hatte am Schluß seiner psychiatrischen Studie einräumen müssen, daß konkrete Hilfen sich nicht primär am (auffälligen) Befund orientieren können, sondern auf die Kooperation der Betroffenen angewiesen sind (weshalb sich für Studien, die diesen Zusammenhang systematisch unberücksichtigt lassen, mit Notwendigkeit die Frage ihrer praktischen Relevanz stellt; vgl. HOLZKAMP, 1972).

Gleichwohl wird für die Bewertung eines psychosozialen Versorgungsbedarfs üblicherweise die Frage gestellt, ob bei Vorliegen einer CF vergleichsweise häufiger *auffällige Befunde* (der sozialen Karriere, des Verhaltens, der Compliance etc.) erhoben werden können, die (nur) dann eine spezifische Versorgung zu rechtfertigen scheinen (vgl. JACQUE, 1988; STEINHAUSEN, 1981).

Betrachtet man daraufhin die Resultate der Basiserhebung, dann läßt sich die Population insgesamt eher im Sinne *relativer Normalität* kennzeichnen, wie es insbesondere neuere angloamerikanische Studien verschiedentlich nahegelegt haben (vgl. LEVISON et al., 1987).
Nach den vorliegenden Daten sind Abweichungen und Beschädigungen der sozialen (schulisch-beruflichen) Karriere der Patienten eher die Ausnahme. Im Gegenteil zeigte sich bei den erwachsenen Patienten sogar eine überdurchschnittliche Qualifikation, womit sie der seitens der Ärzte verschiedentlich formulierten Empfehlung zu entsprechen scheinen, ein so hohes Qualifikationsniveau wie möglich anzustreben (vgl. NORMAN et al., 1983). Auch der Anschluß an das Berufsleben scheint erwachsenen CF-Patienten trotz der Erkrankung überwiegend gut zu gelingen. Der Anteil arbeitsloser Patienten lag jedenfalls nicht über dem gesunder Altersgenossen, wobei allerdings über den Umfang der Berufsatätigkeit keine Angaben vorliegen. Erwachsene Patienten sind auch zu einem erheblichen Anteil (ca. 40%) vom Elternhaus gelöst und sie bestreiten ihren Unterhalt überwiegend (ca. 70%) eigenständig, wenngleich der Anteil der von den Eltern materiell (und sozial) abhängigen Patienten dennoch insgesamt noch höher liegen dürfte, als es normalerweise der Fall ist (vgl. SHEPHERD et al., 1990). Auch psychiatrische Auffälligkeiten (als Folgeprobleme der Krankheitsbelastungen) scheinen zumindest keine offen zutage tretenden Probleme darzustellen.
Ähnlich verhält es sich im Hinblick auf die Familien: auffällig selten lagen sozio-ökonomische Krisen z.B. durch Arbeitslosigkeit der Eltern vor, ebenso Ehescheidungen, die mit ca. 10% deutlich seltener auftraten, als es im Bevölkerungsdurchschnitt der Fall ist. Psychiatrische Auffälligkeiten der Familienmitglieder waren am ehesten in Bezug auf die Mütter bekannt, blieben insgesamt aber eher marginal bedeutsam. Diese "relative Normalität" der CF-Familie spiegelt sich auch in der ärztlichen Bewertung der Compliance, die - im Vergleich zu den bei anderen Krankheitsformen mitgeteilten Quoten (vgl. MASEK et al., 1982; LA GRECA, 1988) - eher selten, nämlich in 10% bis 20% der Fälle, von ihnen als unzureichend bezeichnet wurde.

Während so die Daten der Basiserhebung zumindest nicht die Dringlichkeit erkennen lassen, mit der die Einrichtung psychosozialer Dienste seitens der behandelnden Institutionen und auch seitens der Elternverbände gefordert und begründet wurde, ist gegen eine unkritische bzw. kurzschlüssige Interpretation der Daten der schwerwiegende Vorbehalte geltend zu machen, daß die geläufige Begründung psychosozialen Handlungsbedarfs mit *überzufällig* häufigen Dysfunktionen der Familien den Umstand ignoriert, daß - im Vergleich zu der "normalen" Familie - für die von chronischer Krankheit betroffene Familie durch die Krankheit und ihre Behandlung *grundsätzlich verschiedene Daueranforderungen* bestehen, für deren Kennzeichnung der Begriff der *"Verpflichtung zur Funktionstüchtigkeit"* angemessen sein dürfte. Die auf *zusätzliche* Belastungen ausgerichteten Angaben enthalten keinen Hinweis auf die tatsächliche familiäre Bedeutung solcher Belastungen für eine Familie, deren Bewältigungsnot *durch die CF allein* eigentlich schon "groß genug" sein sollte. Wenn also die Daten lediglich in Beziehung zu vergleichbaren Daten eines Normalkollektivs gesetzt werden - wenn also *Bedeutung* nur in dem (signifikant) gesteigerten *Ausmaß* an Belastungen gesehen wird -dann wird dadurch gerade nicht beachtet, daß und in welchem Maße für die Familien durch die Krankheit und ihre Behandlung eine besondere Verpflichtung zur Funktionstüchtigkeit besteht. Erst diese effektive Dauerbeanspruchung durch die chronischen Behandlungs- und Bewältigungsanforderungen, die an die Familie herangetragen werden, kann den Maßstab für die Einschätzung der Bedeutung zusätzlicher Belastungen abgeben.

Dysfunktionen und Belastungen (z.B. Scheidungen) sind insofern nicht primär in Bezug zu setzen zu einem "normal häufigen Versagen" von Familien, sondern in Bezug zu den Herausforderungen, die von solchen Familien täglich zu bewältigen sind.

Gemessen an diesen Herausforderungen - die anhand der Daten zur klinischen und häuslichen Behandlung, zur Belastung durch zusätzliche Komplikationen der Erkrankung und solche durch zusätzlich erkrankte oder an CF verstorbene Geschwister ebenso wie durch zusätzlich schwerkranke Familienmitglieder zumindest wohl angedeutet werden konnten - sind psychosoziale Dysfunktionen *nicht* relativ zu einer "Normalverteilung" bedeutsam, sondern *überhaupt*, das heißt als solche, und sie müssen für die Begründung eines Bedarfs für psychosoziale Hilfen berücksichtigt werden. Tatsächlich gleicht die persönliche oder familiäre Krankheitsbewältigung häufig einem "Seilakt", zu dessen Bewältigung alle Ressourcen mobilisiert werden (müssen). Es ist *diese* enorme, aber ständig von Rückschlägen durch die Krankheit bedrohte Leistung und Anspannung der Betroffenen ("aura of tension", BURTON, 1975), die den Ärzten und Betroffenen vor Augen steht und auf die sich die Dringlichkeit ihrer Forderung nach psychosozialer Versorgung gründet. Letztlich ist es die Prognose bzw. die endogene Progression der CF, die das jeweils hergestellte persönliche oder familiäre Gleichgewicht bedroht. Querschnittlich erhobene psychosoziale Charakteristika der beschriebenen Art enthalten insofern gerade im Hinblick auf die in solchen Ist-Daten nicht inbegriffene *Prognose* der Erkrankung die Gefahr, anhand nicht signifikant gesteigerter Auffälligkeiten eine falsche Beruhigung zu stiften.

In Anspielung an McKEY, der drei von vier CF-Familien als zerbrochen betrachtete und häufiger Suizidversuche der Eltern sowie psychiatrische Auffälligkeiten gesunder Geschwister von CF-Kindern beobachtete, und der die Mukoviszidose daher als eine "family shattering disease" bezeichnete (1973, S. 94), läßt sich unter einem solchen defizitorientierten Gesichtspunkt die CF-Familie im Blick auf die hier zusammengetragenen Daten keineswegs als "Scherbenhaufen" bezeichnen, den zu kitten, Aufgabe eines psychosozialen Dienstes wäre. Eher gleicht die CF-Familie einer "Trutzburg", in der enorme Energien zur Aufrechterhaltung von Normalität aufgewendet werden.

BÜRGIN kommt das Verdienst zu, diesen *defensiven* Umgang mit Belastungen im Detail für krebskranke Kinder aufgezeigt und zugleich Möglichkeiten der Entlastung benannt zu haben. Er kommt zum Schluß seiner klinischen Studie zu der Einschätzung, daß "viele Kinder glauben, sich dem therapeutischen Optimismus des Behandlungsteams angleichen zu müssen. Sie versuchen oft, die besorgten Eltern vor weiterem Kummer dadurch zu schützen, dass sie keine unbequemen Fragen stellen und ihre Angst und Verzweiflung bis zuletzt zu dissimulieren. Die daraus entstehende Einsamkeit ist gross. Nur zu oft findet sich in dieser Grenzsituation kein konstanter Dialogpartner, dem die mit der Krankheit und dem erahnten Sterben verbundenen, schlimmen Befürchtungen mitgeteilt werden könnten oder der imstande wäre, die Funktion eines Blitzableiters für die (nicht seiner Person geltenden) aggressiven Spannungen zu übernehmen. Unliebsame Affekte und Gedankeninhalte werden zur Schonung der Eltern und des Behandlungsteams zumeist auf Personen verschoben, zu denen die Patienten keine nähere Beziehung haben, oder von denen sie nicht unmittelbar abhängig sind. Sie treten in der Phänomenologie des klinischen Bildes somit wenig in den Vordergrund, zeigen sich aber sofort, wenn das Kind sich frei genug fühlt, sein wirkliches Erleben mitzuteilen" (1978, S. 277; vgl. a. WOLFF, 1978).

Gleichwohl lassen sich anhand der Daten zur psychosozialen Lage der Betroffenen einige mögliche Handlungsfelder und Aufgaben psychosozialer Versorgung kennzeichnen, die über die Daten zur faktischen Inanspruchnahme zum Teil direkt überprüft werden können:

1. Adoleszente und erwachsene Patienten
   stellen schon jetzt (und in zunehmendem Maße) einen bedeutsamen Anteil der Gesamtgruppe erkrankter Patienten und sind in besonderer Weise als Adressaten psychosozialer Versorgung zu sehen: Sie gehören zu den am schwersten erkrankten Patienten und stehen zugleich vor der entwicklungspsychologisch und sozial schwierigen Aufgabe der Verselbständigung und Loslösung; sie müssen sich dieser normativen Erwartung jedenfalls stellen und die mögliche Demoralisierung durch das Verfehlen solcher Anforderungen (etwa die Nicht-Lösung erwachsener Patienten vom

Elternhaus oder die krankheitsbedingte Einschränkung oder *Aufgabe* einer Berufstätigkeit) kann vermittelt über die zentrale Bedeutung der aufwendigen häuslichen Therapie wiederum drastische Konsequenzen für den Verlauf der Erkrankung und ihre Prognose haben (vgl. WADDELL, 1983; s.a. SHEPHERD et al., 1990). Bezeichnenderweise sehen die behandelnden Ärzte bei dieser Patientengruppe am ehesten Versäumnisse der Therapie, die sich der einzelne im fortgeschrittenerem Krankheitsstadium immer weniger "leisten" kann.

2. Krankheitsspezifische Belastungen

zu denen neben den Komplikationen durch Folgeerkrankungen und Progression der CF vor allem *Abweichungen im Erscheinungsbild* des Patienten gerechnet werden müssen. Insbesondere das proportional zur Länge unzureichende Körpergewicht sowie z.T. gravierende Verzögerungen der Pubertätsentwicklung sind hier zu nennen, insofern bei weit mehr als einem Drittel der Patienten schwerwiegende Auffälligkeiten festzustellen waren. Die psychische Problematik solcher Abweichungen klingt (bei allem Bemühen um Kontrolle) in der folgenden Bemerkung einer erwachsenen Patientin an: "'So alt bist Du schon?! Ich hätte Dich höchstens so auf 12 Jahre geschätzt!' - Eine blöde und taktlose Bemerkung, die ich immer wieder höre und die mich immer wieder auf die Palme bringt". Angesichts der bemerkenswert seltenen Feststellung (eindeutiger) psychischer Auffälligkeiten scheinen diese Belastungen der Identität gleichwohl nicht "expressiv" im Sinne psychischer oder familiärer Dysfunktionen verarbeitet zu werden. Eine solche nicht-expressive, eher blande Verarbeitung ist für Stigmaprobleme (vgl. GOFFMAN, 1975) und für chronische Erkrankungen insgesamt nicht untypisch (vgl. BALCK et al., 1983 oder WIRSCHING, 1983 und 1986) und sie verleitet, wie das o.g. Zitat von BÜRGIN (1978) zeigt, durch das "pseudonormale" Erscheinungsbild zu einer erheblichen *Fehleinschätzung des individuellen Leidens* (vgl. a. UHLEMANN, 1990).

Als Handlungsfeld für psychosoziale Versorgung ergibt sich hier die vordringliche und wiederum besonders adoleszente Patienten betreffende Förderung der Krankheitsverarbeitung in dem Sinne, daß krankheitsspezifische bzw. über die Krankheit vermittelte, potentiell beschädigende Einflüsse nicht durch persönlichen oder familiären Rückzug und Stillstand und damit durch eine teilweise Aufgabe des Selbst beantwortet werden (vgl. BALCK et al., 1983). Das Ziel sollte sein, eine Bearbeitung und einen *Ausdruck* für die krankheitsspezifischen Belastungen und Erfahrungen zu ermöglichen, das heißt, eine "Wiederherstellung gestörter Beziehungen" im Sinne einer "Rekonstruktion bedeutungsvoller Kommunikation" (BÜRGIN, 1978, S. 292).

3. Psychosoziale Sensibilisierung der Behandler
und zwar vor allem im Hinblick auf die gerade genannte, eher blande Ausdrucksform der psychosozialen Problematik der CF. Denn die (im wörtlichen Sinne) unwahrscheinlich geringe Festellung von Auffälligkeiten durch die behandelnden Ärzte (3% emotionale oder Verhaltensauffälligkeiten bei Patienten, 1% bei den Geschwisterkindern) weist darauf hin, daß die besondere Situation und die krankheitsspezifischen Verarbeitungsformen der CF-Betroffenen dem ärztlichen Blick eher entgehen. Nicht die *Abtretung* psychosozialer "Problemfälle" *an* dafür spezialisierte Mitarbeiter, sondern die *Erhöhung* der psychosozialen Kompetenz aller involvierten Behandler *durch* diese neuen Mitarbeiter sollte ein vorrangiges Ziel psychosozialer Versorgung neben der Arbeit mit dem einzelnen Patienten oder der Familie sein (vgl. PASNAU, 1988).

4. Sicherung der Lebensqualität
insofern, als zwar die vorliegenden Befunde zur psychosozialen Situation von Patient und Familie eher gegen die Befürchtung krankheitsbedingt gesteigerter Dysfunktionen sprechen, vielmehr ein besonderes (und z.T. erfolgreiches) Bemühen um Aufrechterhaltung der Normalität kundtuen, jedoch die Ausklammerung der Prognose in den Querschnittsdaten und die Problematik der "Verpflichtung zur Funktiontüchtigkeit" den Blick auf einen systematischen Ansatz und auf das Hauptaufgabengebiet der psychosozialen Versorgung bei Mukoviszidose gelenkt haben: nicht eine allgemeine soziale und/oder berufliche *Rehabilitation* steht im Vordergrund der Versorgung, sondern es muß gerade im Hinblick auf den primär endogenen, aber psychosozial überformten Verlauf der CF vorrangig darum gehen, eine Unterstützung und *Sicherung der jeweils (noch) möglichen Lebensaktivitäten* zu betreiben und also die Lebensqualität für Patient und Familie *zu erhalten.*

Die vorliegende Studie unterscheidet sich von anderen psychosozialen Studien in grundsätzlicher Hinsicht. Die Mehrzahl psychosozialer Beiträge zur CF beschäftigt sich mit der *potentiellen* Relevanz psychosozialer Angebote. Diese Frage wird zu beantworten versucht anhand der Art und Ausprägung psychischer und/ oder familiärer Störungen, wobei die oft nicht von Vergleichsgruppen abweichenden Auffälligkeiten in der CF-Population als Indiz für deren Normalität und eo ipso nicht spezifische Bedürftigkeit für entsprechende Versorgungsangebote gesehen wird (vgl. LEVISON et al., 1987; TAVORMINA et al., 1976). Demgegenüber besteht durch das multizentrische *Versorgungs*projekt die Möglichkeit, die Relevanz eines solchen Angebots anhand seiner faktischen Inanspruchnahme zu evaluieren.
Psychosoziale Versorgung in der im Modellprojekt praktizierten Form, das heißt durch

Mitarbeiter verschiedener Berufsgruppen, die den CF-Abteilungen spezifisch zugeordnet waren und die sich eigenständig in die Betreuung der Familien einschalten konnten (sog. Liaison-Modell; vgl. JORASCHKY et al., 1986), hat es bei Mukoviszidose bislang nicht gegeben (vgl. Kapitel B 2.). Das Fehlen vergleichbarer Programme erschwert daher die Bewertung der vorliegenden Daten, in deren Vordergrund die tatsächliche Inanspruchnahme und die Art der wahrgenommenen Angebote stehen müssen.

Bevor die wichtigsten Ergebnisse der Studie unter den eingangs genannten Fragestellungen angesprochen werden können, ist kurz auf die *nicht* in die Dokumentation einbezogenen, sogenannten "indirekten" Versorgungsleistungen einzugehen (siehe Kap. D 2.). Hierbei handelt es sich unter anderem um fachliche Beratung der medizinischen Behandler, wie sie als Kernbestandteil eines am Liaison-Modell orientierten Ansatzes nicht unüblich sind. (vgl. JORASCHKY et al., 1986; PASNAU, 1988). Gerade für Evaluationsformen, in denen Fallzahlen und die Häufigkeit von Patientenkontakten je Fall im Vordergrund stehen, wie es auch hier mit Blick auf die Überprüfung der Inanspruchnahme geschah, muß kritisch berücksichtigt werden, daß indirekte, also auf andere Berufsgruppen zielende und dadurch potentiell multiplikativ wirksame Leistungen psychosozialer Dienste in deren Effizienzbewertung häufig übersehen werden. Es kann sogar zu einer dann fälschlichen Negativbewertung solcher Dienste kommen, wenn durch solche Aktivitäten die Fallzahl vermindert und dadurch der Eindruck geringerer Leistungsfähigkeit erweckt wird, worauf sehr deutlich SARTORIUS und HARDING (1983) hinweisen.
Gleichwohl wird eine solche kritische Berücksichtigung des Beitrags indirekter Versorgungsleistungen dann notwendig oberflächlich (und dadurch potentiell unwirksam) bleiben, wenn diese im strengen Sinne interdisziplinären Leistungen in ihren spezifischen oder unspezifischen *Wirkungen* nicht ihrerseits evaluiert werden, was jedoch, wie auch SARTORIUS und HARDING feststellen, häufig methodisch schwer lösbare (und deshalb oft übergangene) Probleme aufwirft. Dies gilt auch für die vorliegende Studie, in der ein solcher interdisziplinärer Arbeitsansatz lediglich *benannt*, nicht aber in seinen spezifischen Formen bzw. Wirkungen untersucht werden konnte.
Die Evaluation beschränkte sich so im wesentlichen auf die Inanspruchnahme der Versorgungsleistungen durch die *direkten* Adressaten des Angebotes (Patienten, Familien).

In einem ersten Schritt wurde in der Form eines Screening für alle Familien erhoben, ob es überhaupt zu einem Kontakt mit psychosozialen Mitarbeitern gekommen war und welche Interventionsformen im einzelnen notwendig waren. Der Zeitpunkt dieser ersten Dokumentation lag ca. 12 Monate nach Beginn des Projekts (Variation infolge unterschiedlich rascher Stellenbesetzung in den Abteilungen). Dieses erste Screening erbrachte drei (auch für die weitere Analyse wichtige) Hauptresultate:

1. Zwischen den Zentren bestehen deutliche Unterschiede hinsichtlich der Versorgungsangebote. In München und Frankfurt wird der Bereich Sozialarbeit als *Regel*angebot für nahezu alle Familien betont; in Essen kam es ebenfalls zu allen Familien zu einem Kontakt, wobei hier der Beziehungsaufbau und die Beziehungspflege ("Kontaktgespräche") deutlichen Vorrang gegenüber spezifischen Angeboten hatten. Lediglich in Hannover wird eine selektivere Strategie verfolgt, deren Bedeutung allerdings erst die Verlaufsdokumentation zu erkennen gibt. Selbst in Hannover war jedoch noch für zwei von drei Familien mindestens ein Kontakt angegeben worden.

2. Die faktorenanalytische Auswertung der Daten zeigte drei inhaltlich sinnvolle Versorgungsmuster: *Sozialarbeit*/Beziehungsaufbau, *klinische Kooperation* und *therapeutisches Handeln* (in der Reihenfolge ihrer Wertigkeit anhand der Häufigkeit der Nutzung zugehöriger Interventionsformen). Eine enge klinische (interdisziplinäre) Kooperation bestand erwartungsgemäß bei psychologischen Kriseninterventionen, bemerkenswerterweise auch bei psychologischen Beratungsanlässen, nicht jedoch bei im engeren Sinne psychotherapeutischen Interventionen.
3. Die zwischen den Zentren eher ähnliche Häufigkeitsverteilung für die einzelnen Versorgungsformen bestätigt den von MILLER (1988) für die CF und von BALCK et al. (1983) allgemein für chronische Erkrankungen geäußerten Vorbehalt gegenüber einem konventionellen psychotherapeutischen Arbeitsansatz. Im Vordergrund scheinen *supportive* Strategien zu stehen (87%), die ein aktives und zugleich nicht-direktives Zugehen auf die Familie beinhalten (vgl. FREYBERGER, 1985), wie es im Rahmen der Dokumentation die "Kontaktgespräche" charakterisiert. Die recht seltene Erwähnung der Psychotherapie (8%) mag im Hinblick auf zahlreiche neuere Studien plausibel erscheinen, in denen nach standardisierter Erhebung psychopathologischer Auffälligkeiten jeweils nicht bedeutsam erhöhte Störungsraten bei CF festgestellt wurden (vgl. B 2.1.). Um so bemerkenswerter ist es, daß bei mehr als einem Drittel der Familien (mindestens) ein als "psychologisches Beratungsgespräch" signierter Kontakt stattgefunden hatte. Im Hinblick auf die gemeinsame Ladung dieser Interventionsform mit der Kategorie "Behandlergespräche" auf dem Faktor klinische Kooperation liegt die Vermutung nahe, daß die psychologischen Beratungsgespräche eher mit krankheitsspezifischen Aspekten befaßt waren, also mit Problemen des häuslichen Managements und dergleichen. Insofern dürfte die Hemmschwelle zur Inanspruchnahme der Beratungsgespräche sowie ihre praktische Relevanz größer gewesen sein, als es für die primär psychotherapeutisch konzipierten Angebote gilt.

Ein gravierender Mangel dieser die gesamte Stichprobe umfassenden Dokumentation (Screening) war die Unfähigkeit zur Differenzierung von Kontakthäufigkeiten je Fall sowie diejenige nach Empfängern der jeweiligen Angebote. Dies sollte durch die 12monatige Verlaufsdokumentation anhand einer 30%-Zufallsstichprobe genauer überprüft werden, wobei aufgrund von Dokumentationsversäumnissen auf die Daten eines Zentrums nicht zurückgegriffen werden konnte.

Die Ergebnisse der Verlaufsdokumentation bestätigen nicht nur im wesentlichen die inhaltlichen Gewichtungen aus dem Screening, sondern auch die nach den Daten der Basisdokumentation vermuteten Schwerpunkte psychosozialer Versorgung:
1. Die Erweiterung der Auswertungsperspektive auf den Gesamtumfang der Ver-

sorgungsleistungen je Fall macht deutlich, daß im Unterschied zu Essen und Frankfurt in Hannover insgesamt bedeutend weniger Familien gesehen wurden, für diese jedoch erheblich mehr Versorgungsleistungen erbracht wurden. Dies bestätigt den im Screening bereits erkennbaren Unterschied der Versorgungskonzeption zwischen den Zentren.

Andererseits lag in *allen* Zentren der Anteil der Familien, die mehrmals psychosoziale Leistungen erhalten hatten, deutlich über den von KEREKJARTO et al. (1987) in einer mehrjährigen Verlaufsstudie zur Versorgung erwachsener Krebspatienten festgestellten Rate der Inanspruchnahme.

> Nach den Ergebnisse der begleitenden externen Evaluation der vorliegenden Studie durch KOCH und Mitarbeiter waren die medizinischen wie psychosozialen Behandler mit der Inanspruchnahme der psychosozialen Angebote ausnahmslos zufrieden (vgl. dies., 1990, S. 82), und 53% der von ihnen befragten Eltern (N=232) hielten die Inanspruchnahme für "gut bis sehr gut" (ebd., S. 93). (Bemerkenswert ist an diesen Daten von KOCH et al. allerdings, daß ein großer Teil dieser Eltern meinte, psychosoziale Angebote bisher *nicht* genutzt zu haben!)

2. Die Berücksichtigung der Adressaten psychosozialer Angebote erlaubte zudem eine kritische Evaluation der tatsächlich erbrachten Leistungen vor dem Hintergrund unterschiedlich begründeter Erwartungen und Vorgaben. Im Hinblick auf die offenkundige Relevanz des familiären Hintergrundes für die Bewältigung einer chronischen und behandlungsintensiven Erkrankung (vgl. BALCK et al., 1983; PETERMANN et al., 1987) und in Anbetracht der verschiedentlich beklagten Vernachlässigung des Leids nicht-erkrankter Geschwisterkinder (vgl. BURTON, 1975; ANGERMEYER, 1981) war als immanente Zielsetzung der Versorgung die Einbeziehung der Familienmitglieder schon im Projektantrag formuliert worden. Dieser Anspruch wird auch durch die "Expertenbefragung" im Rahmen der externen Evaluation durch KOCH und Mitarbeiter unterstützt, aus der hervorgeht, daß 50% der Versorgungsleistungen für den Patienten, 33% für die Familienangehörigen und 17% für die Behandler aufgewendet werden *sollten* (dies., 1990, S. 51). Im Rahmen einer zweiten "Expertenbefragung" zu einem späteren Zeitpunkt wurde diesem "Soll-" ein "Ist-" Zustand gegenübergestellt. Während die direkte Befragung der Experten im Rahmen der externen Evaluation eine scheinbare Deckung von Soll- und Ist-Zustand ergab (ibd.), offenbart (erst) die Auszählung der Versorgungsleistungen, die in der Verlaufsdokumentation der internen Evaluation erfaßt wurden, ein deutlich anderes Bild: Außer auf den Patienten selbst, auf den sich die Angebote vor allem konzentrieren, sind es die Mütter, die als in die Versorgung einbezogen bezeichnet werden können, während von keinem Zentrum behauptet werden kann, es habe den Anspruch einer familienorientierten Versorgung bislang in größerem Umfang realisieren

können. Die häufige Einbeziehung der Mütter dürfte mit deren Anwesenheit während stationärer Aufenthalte des Patienten sowie während der Sprechstunde zusammenhängen; diese Bereiche sind unter den Settings psychosozialer Arbeit - ebenfalls in deutlichem Gegensatz zu den Vorgaben nach der "Expertenbefragung" - in der Praxis bei weitem die wichtigsten. Während nach den vorliegenden Verlaufsdaten 39% bis 79% der Versorgungsleistungen im stationären oder ambulanten Bereich erbracht werden, 14% bis 54% in mittelbaren (telefonischen oder schriftlichen) Kontakten, die in der "Expertenbefragung" gar nicht berücksichtigt waren, und lediglich 1% bis 3% der Versorgungsleistungen als Hausbesuche, sah das "Expertenurteil" in der Studie von KOCH und Mitarbeitern vor, daß 68% der Versorgungsleistungen im stationären oder ambulanten Bereich erbracht werden sollten und 32% (!) im Rahmen von Hausbesuchen (dies., 1990, S. 51).

Es ist hier für die gesamte "Expertenbefragung" im Rahmen der externen Evaluation allerdings einschränkend hinzuzufügen, daß keiner dieser "Experten" genötigt war, seine Empfehlung inhaltlich zu begründen. Vielmehr wurden die *Befragten* (CF-Ärzte, Pflegepersonal, Selbsthilfevertreter, psychosoziale Mitarbeiter und externe Fachleute) in der Art eines "Planspiels" aufgefordert, entsprechende Vorgaben zu machen, deren Realitätsgehalt systematisch unhinterfragt blieb. Insofern dürfen die Abweichungen dieser Befunde vom Expertenurteil nicht umstandslos zu Lasten der im Modell realisierten Versorgung interpretiert werden.

3. In sehr eindrücklicher Weise bestätigten sich die Aufgabengebiete psychosozialer Versorgung, die (jenseits einer psychopathologischen Defizitbegründung) nach den Daten der Basisdokumentation formuliert wurden (siehe oben): Für die Gruppe adoleszenter und junger erwachsener Patienten und für untergewichtige Patienten wurde eine weit überrepräsentative Anzahl der Versorgungsleistungen erbracht, ebenso wie für Familien, bei denen nach Auskunft der Ärzte familiäre und/ oder soziale Probleme bekannt waren. Lediglich für letztere hätte eine primär defizitorientierte Indikation zu psychosozialer Versorgung einen gesteigerten Bedarf erwarten lassen.

Gleichwohl wies die differentielle Auswertung der Versorgungsleistungen auch auf erhebliche noch bestehende Mängel der Versorgung hin. So waren zumindest die in der Teilstichprobe der Verlaufsdokumentation erfaßten Familien, die kurz vor oder sogar während des Projektzeitraums die Diagnose CF erfahren hatten, nur zu einem Teil *überhaupt* psychosozial betreut worden.

4. Während insbesondere für Psychotherapie (vgl. BECKMANN et al., 1978), aber auch für andere psychosoziale Hilfen (vgl. WIRTH, 1982) bekannt ist, daß in ihrer Inanspruchnahme Selektionsmechanismen wirksam sind, die eine Benachteiligung von Bevölkerungsgruppen zur Folge haben (sog. YAVIS-Selektion, vgl. Kap. D 2.), zeigte

zumindest die nach dem Rating der sozialen Schicht durchgeführte Auswertung der Versorgungsdaten eine solche Selektion nicht an. Im Gegenteil konnte für die *retrospektive* Dokumentation, in der vor allem intensiver versorgte Familien erfaßt wurden, eher eine Berücksichtigung von Familien niedrigerer sozialer Schichten festgestellt werden.

5. Die letztlich auf klinischem Eindruck beruhende Schätzung der Auslastung der Dienste deutete an, daß die reale Auslastung noch deutlich unter deren Möglichkeiten liegt. Die Dienste dürften somit sowohl die zwischenzeitliche Zunahme der Patientenzahlen als auch konsiliarische Anfragen, die nicht in die Dokumentation eingegangen sind, im Rahmen ihrer personellen Möglichkeiten bewältigen können. Nach Auskunft der Mitarbeiter hat sich in der Zeit nach Abschluß der auf Versorgungsleistungen bezogenen Dokumentation (9/89) die Inanspruchnahme nach Art und Umfang erwartungsgemäß intensiviert, d.h. es erfolgen mehr Kontakte und spezifischere Kontakte als während des (frühen) Dokumentationszeitraums. Darin deutet sich die zunehmende Integration der Dienste in die jeweiligen Abteilungen und Versorgungszusammenhänge an, die auch in der externen Evaluation von KOCH und Mitarbeitern in ihrem Bericht festgestellt werden konnte und die dort als günstiger beurteilt wurde, als in den zuvor evaluierten Abteilungen mit psychosozialen Diensten in der Onkologie (dies., 1990, S. 77).

Dieselben Autoren kommen anhand der Ergebnisse ihrer "Expertenbefragung" zu dem Schluß, daß die personellen Kapazitäten in den CF-Abteilungen nur 50% des idealen Sollwertes erreichen, weshalb die Personalkapazität entsprechend zu erweitern sei (dies., S. 126).

Idealer Sollwert: Ein psychosozialer Mitarbeiter auf 51 Patienten; im Durchschnitt wurde in den Zentren ein Personalschlüssel von 1:95 erzielt, als geforderter Mindestwert wurde in der Befragung ein Wert von 1:69 ermittelt. Selbst der "ideale" Sollwert liegt noch weit oberhalb des für nephrologische und onkologische Patienten ermittelten Wertes, worauf die Autoren jedoch nicht weiter eingehen (vgl. dies., 1990, S. 36).

Dieser Einschätzung kann mit Blick auf die Daten zur Auslastung der Dienste jedoch nicht zugestimmt werden. Hier ist im Gegenteil die Gültigkeit der "Expertenurteile" insofern zweifelhaft, als die Befragten den Bedarf zu einem Zeitpunkt zu beurteilen hatten, als die Leistungsfähigkeit der Arbeitsgruppen noch gar nicht genau abgeschätzt werden konnte, zumal keiner der befragten "Experten" sich im Hinblick auf die Abschätzung des mutmaßlichen Versorgungsbedarfs *konkret* überlegen mußte, womit die Mitarbeiter im einzelnen ihre Arbeitszeit ausfüllen sollen. Während üblicherweise der Mangel an psychosozialen Fachkräften im medizinischen Bereich beklagt wird (vgl. z.B. WEBER-FALKENSAMMER et al., 1983), sollten angesichts von "Planspielen", die in der Form von "Expertenurteilen" personalpolitische Bedeutung gewinnen (können), auch Überlegungen zur Möglichkeit psychosozialer Überversorgung angestellt werden bzw. es sollte die Beantwortung der Frage eines *Personalschlüssels* dann aufgeschoben oder mit Vorsicht behandelt werden, wenn noch kein in sich wohl begründetes und längerfristig erprobtes (krankheitsspezifisches) Versorgungskonzept vorgelegt wurde.

Diese dezidierte Mahnung zur Vorsicht in Fragen des Personalbedarfs hängt auch mit den persönlichen Erfahrungen bzgl. der Auswirkungen solcher Personalschlüssel zusammen: Seitdem die Zahlen von KOCH und Mitarbeitern veröffentlicht sind, war es wiederholt zu beobachten, daß in Ambulanzen, die so wenig CF-Patienten betreuen, daß bloß *gelegentlich ein* (!) Patient stationär behandelt wird, nachgerechnet wurde, auf wieviel Stellen nun nach dem Personalschlüssel "Anspruch" bestünde. In der Regel hatte man sich dann weder über die Unterbringung neuer Mitarbeiter Gedanken gemacht, noch darüber, womit diese sich den Tag über beschäftigen sollen. Die Personalfrage wird insofern von den Ärzten (verständlicherweise) immer von Patientenseite gestellt: "Habe ich Patienten, (mit) denen es (mir) schlecht geht, dann brauche ich dafür (eigene) psychosoziale Mitarbeiter". Bei der Einstellung von Mitarbeitern ist jedoch nicht allein von den Problemen mit einzelnen Patienten auszugehen, sondern von der Auslastung und Leistungsfähigkeit dieser einzustellenden Mitarbeiter!

Gerade mit Blick auf die Ergebnisse der Verlaufsdokumentation läßt sich die Frage nach dem Bedarf für psychosoziale Mitarbeiter nicht mehr pauschal beantworten, insofern sich eine sehr unterschiedliche Inanspruchnahme zeigte. So wird der *Zusammensetzung* der jeweiligen CF-Population besondere Beachtung geschenkt werden müssen, hier insbesondere dem Anteil erwachsener Patienten, dem Anteil schwerkranker und körperlich auffälliger Patienten und dem Anteil offenkundig psychosozial belasteter Familien.

Auch KNISPEL et al. (1985) kamen in ihrer Studie an 105 kinderonkologischen Patienten zu dem Ergebnis, daß der Bedarf für und die Inanspruchnahme von psychosozialen Hilfen differentiell zu beurteilen ist und nicht, wie dies noch immer häufig geschieht, von einer psychosozialen Homogenität von Patienten gleicher Diagnosen auszugehen ist (vgl.a. LAST et al., 1987). Dieses Problem ist in der Psychotherapieforschung wohlbekannt und bereits vor Jahren von KIESLER (1977) unter dem Stichwort des "Mythos der Uniformität" attackiert worden.

Mit Hilfe des Screening und der Verlaufsdokumentation sollte vor allem die Frage geklärt werden, ob und in welchem Maße die Angebote genutzt wurden. Die tatsächliche Inanspruchnahme kann als *indirekter*, die Basisdokumentation (C 2.1) ergänzender Hinweis auf den Bedarf für eine Versorgung betrachtet werden und sie spiegelt zugleich *direkt* deren Akzeptanz wider. Zugleich konnten durch differentielle Auswertungen die Schwerpunkte (ebenso wie Versäumnisse) der Versorgung aufgezeigt werden.
Gleichwohl blieb die stark abstrahierende, kategoriale Dokumentation der Versorgung eine (quantifizierende) Beschreibung ihrer spezifischen Eigenarten und Merkmale

schuldig. Die Beschreibung der "strukturellen Rahmenbedingungen und eine genaue Prozeßanalyse", die von SCHWARTZ (1990, S. 560) als eine typische Aufgabe begleitender Forschung von Modellvorhaben genannt wird, erfüllt eine als Verrichtungsstatistik konzipierte Dokumentation insofern gerade nicht.

Auf diese Aspekte war daher ein Großteil der Fragen in der *retrospektiven* Dokumentation bezogen, der eine vorselektierte Zufallsstichprobe von solchen Familien zugrunde lag, für die eine Inanspruchnahme von mehreren Versorgungs*formen* schon zum Zeitpunkt der ersten Dokumentation (Screening) bekannt war. Mit den inhaltlich differenzierten Fragen zum Bedarf für psychosoziale Hilfen, zu bereits erzielten Problemlösungen sowie zu den zum Zeitpunkt der Dokumentation noch fortbestehenden Problemen, sollte darüber hinaus aus der Sicht der psychosozialen Behandler die Frage nach dem Bedarf für psychosoziale Versorgung ergänzend zu den vorherigen Dokumentationsformen beantwortet werden.

Es sollen nun zunächst die Ergebnisse zur Beschreibung struktureller Rahmenbedingungen zusammenfassend diskutiert werden.

Ähnlich wie in der versorgungsorientierten Explorationsstudie von KNISPEL et al. (1985), die anhand einer inhaltsanalytischen Auswertung von Beratungsanlässen und -themen sowie deren Häufigkeit in den jeweiligen Versorgungsbeziehungen eine empirisch fundierte Abgrenzung der psychologischen Betreuung krebskranker Kinder von konventionellen psychotherapeutischen (Problemanlässen und) Angeboten unternahmen, zielen zahlreiche Aspekte der retrospektiven Dokumentation auf eine solche inhaltlich abgrenzende Charakterisierung der Modellversorgung.

Die im Projekt realisierte Versorgung als Regelangebot, das - im Sinne des Liaison-Modells - auch ein aktives Vorgehen psychosozialer Spezialisten einschließt, unterscheidet sich in vielerlei Hinsicht von konventionellen Hilfsangeboten, etwa solchen durch Beratungsstellen oder regulärer Psychotherapie. Für letztere ist jeweils charakteristisch, daß die Klienten die Hilfe aktiv *aufsuchen*, was in der Regel ein spezifisches Problembewußtsein der Klienten voraussetzt und dem professionellen Helfer einen Vertrauensvorschuß einbringt, der es ihm zunächst erlaubt, die ihm angemessen erscheinenden Maßnahmen zur Definition des Problems sowie zu dessen Lösung zu ergreifen. Wie WIRTH (1982) zutreffend feststellt, macht gerade diese Konstellation die *Definitionsmacht* des professionellen Helfers aus, deren Negativeffekt in einer "Verengung der Problemdefinition" (ibd, S. 133) und der Abspaltung und Delegation von Teilaspekten der Problematik liegt, für die *andere* Helfer und Institutionen zuständig erklärt werden. (vgl.a. CRAMER, 1982).

Die psychosoziale Versorgung im Rahmen des Modellprojekts weist demgegenüber einige

wichtige Unterschiede auf:
1. In der Mehrzahl (57%) kam es zu einem ersten Kontakt aufgrund der Initiative der psychosozialen Mitarbeiter, während die Inanspruchnahme durch die Betroffenen selbst eher die Ausnahme als die Regel war (12%).
2. Dem Modus der Kontaktaufnahme entsprechend, waren spezifische Begründungen und (von den Klienten) vorgetragene Problemdefinitionen seltener. Dies erschwert die Orientierung der Beteiligten erheblich, insofern die Definition der Rolle des Helfers nicht (allein) an den von den Betroffenen vorgetragenen Problemen ausgerichtet werden kann, sondern von Fall zu Fall ausgehandelt werden muß, wobei fachliche und/oder institutionelle Anliegen mit in die Definition der Beziehung einfließen. Dies ist ein systematisches Problem einer *aktiven* Versorgungsstrategie und nicht etwa der Ausdruck einer mangelhaften Umsetzung des Versorgungsauftrags im Projekt.

Sehr große strukturelle Analogien zu der Problematik einer solchen aktiven Vorgehensweise werden in der Arbeit von SELVINI- PALAZZOLI et al. (1989) deutlich, in der sie die Rolle des Schulpsychologen unter dem Aspekt ihres "systemischen" Ansatzes analysieren und auf weitreichende Negativeffekte durch mangelhafte oder widersprüchliche Definitionen seiner Rolle und Zuständigkeit hinweisen. Ihre Ergebnisse sind in zahlreichen Aspekten umstandslos auf die Verhältnisse psychosozialer Versorgung in der Medizin übertragbar.

3. Die Versorgung war in der Mehrzahl (62%) personell *kooperativ* organisiert, insofern Mitarbeiter unterschiedlicher Berufsgruppen in die Betreuung der Familien einbezogen waren. Sie war zugleich im doppelten Sinne *integrativ*, nämlich einerseits insofern in fast der Hälfte der Fälle die Klinik durch Ab- und Rücksprachen eng in die Betreuung einbezogen war (organisatorischer Aspekt), und andererseits insofern in zahlreichen Fällen mehrere Dimensionen der jeweiligen Problematik in der Versorgung berücksichtigt und bearbeitet wurden, anstatt sie an jeweils spezialisierte Institutionen zu deligieren (konzeptueller Aspekt). Zwar scheint das Hauptgewicht der Versorgung auf Hilfen für "psychosoziales Coping" im Sinne der interaktionellen Aspekte der Krankheitsbewältigung gelegen zu haben, gleichwohl wurden auch sozioökonomische und primär psychologische Aspekte jeweils in mehr als der Hälfte der Fälle für "wichtig" oder "vordringlich bedeutsam" eingeschätzt.
4. Die - auch von KNISPEL et al. (1985) festgestellten - Unterschiede zwischen psychosozialer Versorgung in medizinischen Kontexten im Vergleich besonders zu regulärer Psychotherapie wird schließlich auch durch das Rating deutlich, das die psychosozialen Mitarbeiter bezüglich verschiedener psychosozialer Aspekte ihres Klientels abgeben sollten. Trotz der zum Teil ja sehr hohen Zahl an Versorgungskontakten war die Einschätzung der Mitarbeiter zumeist nur in jenen Bereichen von ihnen als sicher bezeichnet worden, die mehr oder weniger direkt krankheits-

spezifische und aktuelle Belange betrafen. Im Unterschied dazu kann in regulären Versorgungszusammenhängen schon aufgrund der Definitionsmacht des Experten (siehe oben) zum Beispiel eine extensive biographische Anamnese erhoben werden, die einen sehr viel weiterreichenden Einblick in (nicht notwendig problemrelevante) Lebensbereiche und -abschnitte vermittelt.

Wie sehr die strukturell (das heißt bzgl. der Rolle des Helfers) *uneindeutige* Konstellation der psychologischen Betreuung einer "non-psychiatric population" in diesem Sinne zu einer Einschränkung professioneller Exploration und Problemanalyse beiträgt, deutet einerseits die extrem seltene Nennung der Versorgungsformen "Anamnese" und "Diagnostik" im Rahmen der Verrichtungsstatistik an, und sie wird andererseits deutlich, wenn man anhand des Ratings zur Urteilssicherheit der psychosozialen Mitarbeiter erfährt, daß die familiäre Bedeutung der Diagnosemitteilung offenbar als Thema ebenso tabuisiert ist, wie die Exploration der sexuellen Identität des Patienten (vgl. Tab. 51)!

Als Aspekte der "strukturellen Rahmenbedingungen" der Modellversorgung sind schließlich innerhalb der retrospektiven Dokumentation Behinderungen der psychosozialen Versorgung zu betrachten, die die Effektivität der Hilfeleistungen einschränken können. Die retrospektive Dokumentation war auf diesen Aspekt durch Fragen nach "Schwierigkeiten" in der Versorgung sowie nach "Behandlerfehlern" eingegangen.

Außer dem insgesamt sehr hohen Anteil (55% bis 85%) der Fälle, in denen überhaupt Beeinträchtigungen der Versorgung durch Schwierigkeiten im Sinne mangelnder Kooperation der Betroffenen usw. (vgl. Tab. 49) aufgetreten waren, überrascht vor allem der hohe Stellenwert, den Schwierigkeiten mit der Familie oder dem unmittelbar Betroffenen einnahmen (vgl. Tab. 49). Dies weist auf die unsichere Stellung psychosozialer Versorgung bei CF hin: je geringer der Anteil der aktiv in Anspruch nehmenden und nicht vom Arzt geschickten Familien, um so eher werden unsichere und von der Familie *nicht anerkannte* Aufgabendefinitionen psychosozialer Versorgung auftreten. Insofern stellen diese Daten einen kritischen Hinweis auf die Akzeptanz psychosozialer Versorgung in einzelnen Fällen dar. Gerade wegen der schwierigen Loyalitätskonflikte erscheint es notwendig, daß sich die psychosozialen Behandler selbstkritisch Rechenschaft darüber ablegen, inwiefern die Angebote und Inititativen im einzelnen den Interessen und Bedürfnissen der versorgten Familien entsprechen oder denen der Institution - oder inhärenten psychologischen Maßstäben und Idealen (vgl.a. ULLRICH, 1990).

Im Hinblick auf die von psychosozialen Mitarbeitern festgestellten "Behandlerfehler" fällt auf, daß an erster Stelle Verhaltensweisen genannt sind, auf die im Rahmen von Mitarbeiterschulungen leicht Einfluß genommen werden könnte.

Daß solche indirekt wirksamen Versorgungsleistungen, von denen die Patienten also vermittelt über die dann höhere psychosoziale Kompetenz der medizinischen Behandler profitieren, gerade im Rahmen eines Liaison-Ansatzes mindestens dieselbe Priorität besitzen sollten wie die direkte Versorgung am Patienten, ist zwar nicht unumstritten, wird aber u.a. von PASNAU (1988), einem der Pioniere der Liaison- und Konsultationspsychiatrie, besonders betont.

Neben der Beschreibung struktureller Aspekte der Modellversorgung sollte die retrospektive Dokumentation auch zur Differenzierung des Bedarfs sowie zur Frage der Wirksamkeit der Versorgung beitragen. Die Ergebnisse zu diesem Bereich machen sehr deutlich, daß aus der Sicht psychosozialer Mitarbeiter eine sehr viel weiter reichende Notwendigkeit zur Hilfe für den Patienten und/oder die Familie besteht, als es den Daten zur psychosozialen Lage (Basisdokumentation) zu entnehmen war. Dies gilt um so mehr, als nur ein relativ kleiner Teil der Familien sich eigenständig andernorts um psychosoziale Hilfen bemüht hatte.

Nach den Ergebnissen der Elternbefragung im Rahmen der *externen* Evaluation des Modellprojekts (KOCH et al., 1990) und übereinstimmend mit KNISPEL et al. (1985) dürfte für dieses reduzierte Aufsuchen von Hilfen ausschlaggebend sein, daß Familien mit chronisch somatisch kranken Kindern die jeweils aufrechterhaltende Normalität nicht durch potentiell diskreditierende Hilfen zu untergraben wagen, das heißt: ihr ausgeprägtes Bemühen, *alleine* mit den Problemen zurecht zu kommen.
Andererseits sind es nach HÜRTER (1990) gerade die Eltern, die Vorerfahrungen mit psychosozialen bzw. psychotherapeutischen Hilfen besitzen, die sich von fachlicher Unterstützung im Sinne der über das Modellprojekt praktizierten Krankheitsbegleitung positive Wirkungen versprechen und daher solche Hilfen eher fordern als andere.

Probleme mit der Erkrankung und ihrer Behandlung stehen nach den Daten der retrospektiven Dokumentation gleichrangig neben sozialen, persönlichen und familiären Schwierigkeiten. In allen Bereichen konnten im Rahmen der Versorgung zum Teil erhebliche Veränderungen erzielt werden, wenn auch nach Einschätzung der Mitarbeiter vor allem in den nicht direkt krankheitsbezogenen Bereichen zum Zeitpunkt der Dokumentation noch erhebliche Probleme fortbestehen, die einen fachlichen Handlungsbedarf begründen.

Gleichwohl sind einige der mitgeteilten Daten zur Einschätzung der anfangs festgestellten Problematik sowie der zum Zeitpunkt der Dokumentation noch bestehenden Probleme nicht ohne weiteres nachvollziehbar.

So ergibt sich für das Zentrum Essen, daß gravierende Verbesserungen im Bereich "soziale Situation" erzielt wurden, wenngleich aus der Verlaufsdokumentation bekannt war, daß gerade in diesem Bereich (Sozialberatung, Institutionskontakte) in Essen praktisch keine Versorgungsleistungen erbracht wurden.

Umgekehrt stellt sich für Hannover angesichts der gerade dort sehr hohen Anzahl an Versorgungsleistungen je Fall die Frage, weshalb es zu Problemlösungen in der "sozialen

Situation" des Patienten oder der Familie so vergleichsweise selten gekommen ist. Immerhin ist dort dieser Bereich nur bei 10% der Fälle (im Vergleich zu 30% bis 50% in den anderen Zentren) im Verlauf der Versorgung *kein* Anlaß mehr für professionelle Hilfen. Daß auch die fachlichen Schwerpunkte und Präferenzen sich in der Wahrnehmung von versorgungsrelevanten Defiziten niederschlagen, wird deutlich, wenn man die stärker psychologisch-psychotherapeutisch orientierten Zentren Essen und Hannover mit Frankfurt und München vergleicht. Daß versorgungsrelevante Probleme der persönlichen Entwicklung in Hannover objektiv doppelt so häufig aufgetreten sein sollen, als in Frankfurt, ist mehr als unwahrscheinlich und dürfte eher Ausdruck der fachlichen Prioritäten der dokumentierenden Mitarbeiter sein.

Damit sind grundsätzliche Grenzen und Probleme der Evaluation dieses Modellprojekts berührt, die im Rahmen einer kritischen Betrachtung im Rückblick auf das Projekt zusammen mit einigen Reflektionen zur allgemeinen Problematik psychosozialer Versorgung in der Pädiatrie nun abschließend aufgegriffen werden sollen.

Kritische Betrachtungen im Rückblick

> "MICHAELIS gab zu bedenken (vgl. MICHAELIS und SILBEREISEN, 1980), daß praktisch alle Psychiatriereformen verboten werden müßten, gäbe es juristische Handhabe gegen die Anwendung psychologischen Wissens in der Praxis und würden für die Bewertung Standards zugrunde gelegt, wie sie für Pharmazulassungen üblich/verbindlich sind." (KLEIBER, 1988, S. 90)

Die Multizentrische Studie unter dem Gesichtspunkt wissenschaftlicher Evaluation

Ich möchte in dem ersten Teil meiner rückblickenden Betrachtungen auf zwei Aspekte eingehen:

1. Es soll die multizentrische Studie im größeren Zusammenhang der Evaluationsforschung sowie im Vergleich zum Stand der Evaluation liaison-psychiatrischer Dienste diskutiert werden.
2. Es soll die Undurchführbarkeit einer Evaluation und die bloß scheinbare Evaluation psychosozialer Arbeit im Rahmen der vorliegenden Studie wie auch durch die externe Evaluation von KOCH und Mitarbeitern aufgezeigt werden.

Betrachtet man mit BRANSFIELD Evaluation lediglich als Sonderfall hypothesentestender Experimente, der einen "a priori research approach" erfordere "that closely adheres to the traditional outline of scientific inquiry" (1987, S. 124), dann wäre die vorliegende Arbeit wegen des Mangels an systematischer Kontrolle der unabhängigen sowie intervenierender Variablen von vornherein nicht als wissenschaftliche Evaluation zu bezeichnen. Methodisch gegensätzlich argumentiert CRAMER, der die systematische (quantifizierende) Beurteilung und Bewertung psychosozialer Arbeit wegen ihres Komplexitätsgrades für prinzipiell undurchführbar hält bzw. meint, daß diese bestenfalls Resultate erbringe, die ebenso "allgemein wie nichtssagend oder gar unsinnig" seien (1982, S. 52).

Beide Autoren legen aus unterschiedlichen Positionen ein Verständnis von Evaluation als Forschungsparadigma zugrunde, das den Forschungsbereich bzw. seine Methodik *unangemessen* auf Quasi-Experimente einschränkt (vgl. PALMER et al, 1979). So weist auch SCHWARTZ ausdrücklich darauf hin, daß eine strikt am experimentellen Paradigma orientierte Vorgehensweise nicht selten "theoretisch bleiben" müsse und auch weniger strikt konzipierte Studientypen "einen hevorragenden Platz" in der Evaluation haben sollten (1990, S. 561).

Mit HOLLAND (1983, S.8) ist Evaluation zu verstehen als "the formal determination of effectiveness, efficiency, and acceptability of a planned intervention in acheiving stated objectives", wobei sich effectiveness auf das Maß der Realisierung der Vorgaben bezieht ("technical outcome"), efficiency auf die Kosten relativ zur effectiveness; und acceptability auf die Akzeptanz von Hilfen sowie ihre Notwendigkeit (i.S. von Zumutbarkeit sonst entstehender Risiken). Noch deutlicher auf den Berwertungsaspekt der Evaluation bezieht sich SCHWARTZ (1990), der eine begriffliche Abgrenzung der Evaluation gegenüber anderen Forschungsansätzen in der "nachvollziehbaren Bewertung der Nutzendimension und des zugeordneten Ressourcenverzehrs" sieht (S. 560), wobei man die in den letzten Jahren zunehmende "wissenschaftliche Begleitforschung" von Programmen und Modelleinrichtungen als "Sonderfall von Evaluation" betrachten könne (ibd.). Im Rahmen der Evaluation seien vorrangig zu beantworten die Fragen nach a) der Relevanz, b) der Effektivität und c) der ökonomischen Nützlichkeit der jeweiligen Maßnahme.

Sowohl SCHWARTZ als auch HOLLAND räumen in ihren Übersichten ein, daß eine Evaluation von Programmen (im Unterschied zur Evaluation umschriebener Maßnahmen oder Techniken) häufig problematisch sei und nicht selten auch auf methodische Grenzen stoße.

Als den am häufigsten beschrittenen Weg der Evaluation nennt HOLLAND (1983) die *Prozeßevaluation*, das heißt, die fortlaufende Dokumentation von Versorgungsleistungen sowie den Vergleich der geforderten mit den tatsächlich realisierten Aktivitäten. Das eigentliche Problem einer solchen Prozeßevaluation sieht HOLLAND darin, "that all to often it is assumed that the programme is successful because all the planned activities are carried out" (S. 10; vgl.a. ATTKISSON et al., 1979). Gleichwohl sieht er in einer solchen Analyse der Anwendung und Nutzung von Programmen "essential prerequisites" für die Effektivitäts- und Effizienzbestimmung. SCHWARTZ (1990, S. 562) bezeichnet die Prozeßevaluation als "eine evaluative Daueraufgabe von Rang" und auch BIEFANG (1980, S. 44) betont ihre Nützlichkeit insbesondere im Hinblick auf die "Identifikation von Benutzer-Barrieren" (vgl. a. WIRTH, 1982).

Im Zentrum der Evaluation müsse trotz allem die "outcome evaluation" stehen, die - sofern sie überhaupt erfolge - häufig nur unzureichend durchgeführt werde. Als Hauptgründe für solche Versäumnisse nennt HOLLAND (1983, S.10; vgl.a. SCHWARTZ, 1990):

1. die Zielkriterien sind nicht (explizit genug) festgelegt
2. bei erfolgreicher Evaluation *und* "ungünstigem" Resultat können Arbeitsplätze gefährdet sein (worin SCHWARTZ ein besonderes Problem für die in Projekte eingebundene Begleitforschung sieht)
3. zur Wirkungsmessung bedarf es zumeist komplexer Forschungsdesigns und selbst dann

sind manche Aspekte nicht zureichend objektivierbar. SCHWARTZ (1990) macht zur "outcome evaluation" zudem darauf aufmerksam, daß sich häufig "die gewählten Effektivitätsparameter oder ihre Auswertung auf *kurzfristige* Ziele" beschränken (S.561, Hv. im Org.), was bei chronischen Erkrankungen und insbesondere bei allen "langfristig angelegten Vorbeugungs- oder Behandlungsstrategien" problematisch sei, insofern sie "einen Nutzenstrom in die Zukunft (erzeugen), der ein derzeit kaum lösbares Analyse- und Prognoseproblem darstellt" (ibd.). Auf einen weiteren, gerade für die Programmevaluation zentralen Aspekt machen KOCH et al. (1988) aufmerksam, wenn sie kritisieren, daß die angemessene Anwendung bzw. "Implementation" eines Programms häufig nicht untersucht, sondern *als gegeben vorausgesetzt* werde (vgl. a. SCHADE, 1988).

Gerade die beiden zuletzt genannten Aspekte, der Zeitpunkt der Evaluation im Verhältnis zum "Nutzenstrom" der Maßnahmen sowie das Problem der Implementation, sind für die Evaluation von Programmen, die am Liaison-Modell orientiert sind, von besonderer Bedeutung. Wirkungen der Interventionen sind - insbesondere was die auf das Behandlungsfeld als ganzes und nicht auf den einzelnen Patienten bezogenen Zielkriterien angeht - *ausschließlich langfristig* zu erwarten, was für kurzfristig angelegte Evaluationen falsch negative Resultate wahrscheinlich macht. Als noch problematischer erweist sich der von KOCH et al. (1988) betonte Gesichtspunkt, für die Evaluation sicherzustellen bzw. zu überprüfen, ob überhaupt eine angemessene Implementation der zu evaluierenden Dienste vorliegt. Dies setzt - zusätzlich zu der Festsetzung von (methodisch häufig nicht exakt erfaßbaren) Kriterien der Liaisontätigkeit - die Festsetzung und Überprüfung von Kriterien zur Implementation psychosozialer Dienste und zur Realisierung des Liaison-Auftrags voraus, worin KOCH et al. (1988) folgerichtig eine zukünftig entscheidende Forschungsaufgabe sehen, die im Sinne von SCHADE (1988) als Bestandteil einer Evaluation *erst ermöglichenden Versorgungsforschung* aufzufassen wäre. Wie notwendig eine genaue Überprüfung des Grades der Implementation ist, ergibt sich aus einer Stellungnahme von PASNAU (1975; n. JORASCHKY et al., 1986), demzufolge die erfolgreiche Implementation eines Liaison-Dienstes *einen Zeitraum von 5 Jahren umfaßt* bzw. umfassen kann, sofern es überhaupt zu einer stabilen Verankerung eines solchen Dienstes kommt (vgl. dazu auch den von BRÄUTIGAM, 1988, herausgegebenen Kongreßbericht, der in zahlreichen Originalbeiträgen und Diskussionsanmerkungen die Langwierigkeit und die Labilität solcher Unternehmungen dokumentiert).

So verwundert es nicht, wenn in Übersichtsarbeiten zur Liaison-Psychiatrie und zu konsultativen Ansätzen psychosozialer Versorgung in der Medizin ausnahmslos ein eklatanter Mangel an Evaluationsstudien beklagt wird (vgl. ENELOW, 1980; JORASCHKY et al., 1986; PASNAU, 1988; STABLER, 1988). Während Studien zur Effizienz (Evaluation der Kosten unter dem Gesichtspunkt der Wirksamkeit) nahezu vollständig fehlen (vgl.

PASNAU, 1988), finden sich verschiedentlich Untersuchungen, in denen die Effektivität der Liaisonarbeit zumeist nur bezüglich sehr spezifischer Aspekte (z.B. Überweisungsverhalten von Ärzten nach Schulungen im Rahmen der Liaison-Kooperation, vgl. STABLER, 1988) überprüft wurde (vgl. a. ENELOW, 1980). Solche Untersuchungen dienen primär dem Nachweis, daß überhaupt eine (intendierte) Wirkung erzielt wurde. OLSON et al. (1988) überprüften die Zufriedenheit der überweisenden Ärzte mit der Problemlösung durch den konsiliarischen (pädiatrisch-psychologischen) Dienst, erarbeiteten aber weder a priori Zielkriterien noch wurde die Wirkung der konsiliarischen Versorgung selbst überprüft. Auch McCARTNEY et al. (1989) beschränken sich in ihrer Evaluation eines psychiatrischen Liaisonprogramms bei erwachsenen Krebspatienten auf die durch die Liaisonaktivitäten (von 2 % auf 9 %) erhöhte Inanspruchnahme des Dienstes und konstatieren ansonsten ebenfalls den Mangel an verbindlichen Studien.

Der Bezug auf solche bescheidenen Evaluationsbemühungen im Bereich psychosozialer Kooperationsmodelle in der Medizin *relativiert* zwar, aber er entbindet nicht von der Aufgabe, den eigenen Ansatz kritisch im Kontext der Evaluationsforschung zu betrachten. Bezogen auf die eingangs referierten Arbeiten von HOLLAND (1983) und SCHWARTZ (1990) läßt sich die vorliegende Studie lediglich als *Bestandteil einer Evaluation* psychosozialer Versorgung bezeichnen:

- Die Erhebung von Daten zur psychosozialen Situation der Patienten und ihrer Angehörigen im Rahmen der *Basisdokumentation* konnte zwar Anhaltspunkte auf einen (professionell bestimmten) Bedarf für psychosoziale Versorgung liefern, jedoch fehlte dieser Erhebung die nötige methodische Absicherung sowie die Ergänzung der Bedarfsermittlung über Angaben zur Einschätzung der Betroffenen selbst.

Hierfür sind die Angaben aus der Elternbefragung im Rahmen der externen Evaluation von KOCH et al. (1990) von Interesse: zu den wichtigsten dort erfragten Gründen für die *Nicht-Inanspruchnahme* psychosozialer Dienste zählen das Gefühl, allein zurecht zu kommen, sich durch familiäre Selbsthilfe ausreichend unterstützt zu fühlen und "andere" für hilfsbedürftiger zu halten, worin die im zweiten Kapitel angesprochene Tendenz anklingt, sich primär an Normalität zu orientieren und ohne Hilfe von außen ein Gleichgewicht im Unglück der Krankheit (wieder-) zufinden. Immerhin 50% der Eltern verneinten, "psychische Probleme" zu haben, und jeder Dritte zöge es vor, mit dem behandelnden Arzt über seine Probleme zu sprechen.

- Unter evaluativen Gesichtspunkten ist die Nutzeranalyse auf der Grundlage der *Verlaufsdokumentation* am aussagefähigsten, zumal auch LYONS et al. (1988) einen Mangel an solchen Studien gerade im Bereich der Liaisondienste beklagen. Jedoch kann die Verlaufsdokumentation den Einwand von HOLLAND (1983) nicht entkräften, daß die Inanspruchnahme eines Dienstes streng genommen nicht dessen Notwendigkeit oder gar Effizienz belegt.
- Auch die im Rahmen der *retrospektiven Dokumentation* erhobenen Daten können

lediglich Informationen liefern zur strukturellen Einbettung und Ausrichtung der neu eingerichteten Dienste sowie auf deren gegenüber konventionellen Angeboten veränderte Arbeitsweise aufmerksam machen. Eine genaue Wirkungsanalyse (outcome evaluation) als Bestandteil einer Effektivitätsbeurteilung erlaubt eine solche ausschließlich auf Behandlerangaben beruhende Dokumentation jedoch (auch) nicht.

Das vollständige Fehlen von (validen und reliabel erfaßbaren) *Zielkriterien* vereitelt eine Evaluation im eigentlichen Sinne im Ansatz, worauf sehr entschieden HOLLAND (1983) verweist (vgl.a. BIEFANG, 1980; SCHWARTZ, 1990).

Die Überprüfung von *ursprünglich formulierten* Zielkriterien, etwa die Reduktion von Non-Compliance bei Jugendlichen aufgrund psychosozialer Betreuung, hätte die Durchführung mehrerer *Teilstudien* notwendig gemacht, was weit über den personellen Rahmen der wissenschaftlichen Begleitforschung hinausgegangen wäre. Zudem wäre für solche Teilstudien dasselbe Problem der *Intrusion* aufgeworfen worden und damit das der Beeinträchtigung dessen, was (objektiv) beforscht werden soll, auf das im Kapitel C ausführlicher eingegangen wurde.
Eine denkbare methodische Lösung des Intrusions-Dilemmas, nämlich die Konstruktion non-reaktiver Meßinstrumente, wie sie PALMER et al. (1979) für psychiatrische Patienten exemplarisch diskutieren, ließe sich für den vorliegenden Bereich erst aufgrund detaillierter Kenntnisse der Untersuchungsbereiche bewerkstelligen, die *zu Beginn* des (innovativen Modell-) Projekts gerade nicht existierten.

Für die Beurteilung der hier dargestellten Begleitforschung als Evaluation ist ein weiterer Aspekt in Betracht zu ziehen, nämlich der Zeitpunkt der Evaluation. Die multizentrische Studie war auf drei Jahre konzipiert und die interne Dokumentation sollte innerhalb dieses Zeitraumes die Relevanz und den Nutzen (Effektivität) des Vorhabens belegen. Selbst wenn man den von PASNAU (1975) genannten Zeitraum von 5 Jahren zur erfolgreichen Einrichtung (Implemtierung) eines Kooperationsmodells als *Obergrenze* annimmt, wird eine auf drei Jahre konzipierte "Evaluation" allenfalls *den Prozeß dieser Implementation* erfassen, nicht aber die Effektivität der zu implementierenden Maßnahme. Da die Perspektive wegen des zweifellos existierenden Legitimationsdrucks (vgl. SCHWARTZ, 1990) zudem gerade auf den Nutzen, anstatt auf die zu diesem Zeitpunkt allein feststellbare Implementation der psychosozialen Angebote gerichtet war, kommt dieser Prozeß der Implementation wiederum in den Daten allenfalls indirekt zum Vorschein. Mit anderen Worten: Der Erfolgs- und Legitimationsdruck des Modellvorhabens vereitelte die Möglichkeit, die Begleitforschung extensiv für die Aspekte zu öffnen und zu nutzen, die im Hinblick auf den zeitlichen Rahmen allein sinnvoll und ertragreich hätten beforscht werden können, nämlich die Dynamik der Implementierung neuer psychosozialer Mitarbeiter in unterschiedlich strukturierte und motivierte medizinische Abteilungen.
Insofern kann die vorliegende Untersuchung aufschlußreiche Nutzeranalysen sowie in

Teilaspekten relevante Prozeßanalysen kooperativer Versorgung in der Medizin aufweisen, während das eigentliche Evaluationsanliegen sich aus strukturellen Gründen als *undurchführbar* erweist und eine unter Forschungsgesichtspunkten äußerst nützliche Untersuchung der Implementation zugunsten evaluativer Aussagen in den Hintergrund gedrängt wurde.

In ähnlicher Weise gilt diese Einschätzung, daß eine valide Evaluation *nicht* stattgefunden hat, auch für die externe Evaluation von KOCH et al. (1990), die im übrigen gleichermaßen vor demselben Dilemma stand, daß eine Evaluation von Diensten vorgenommen werden sollte, deren angemessene Implementation zum Zeitpunkt ihrer Beurteilung zumindest noch nicht als abgeschlossen betrachtet werden konnte.

Ihr Evaluationsauftrag gründete auf einem Vorbehalt gegenüber der *bloß* internen Evaluation, deren Einbindung in das Projekt Einbußen der evaluativen Objektivität befürchten ließen, wie SCHWARTZ (1990, S.560) dies insgesamt für "Begleitforschung" konstatiert, die "angesichts des natürlichen Überlebenswillens der Modelleinrichtungen" häufig einem Druck in Richtung "positiver Ergebnisse" ausgesetzt sei (vgl. dazu jedoch BIEFANG, 1980, oder ATTKISSON et al., 1979. Letztere plädieren besonders für eine interne Evaluation, deren Aufgabe sie in einer fortlaufenden Korrektur ["creative evaluation"] des Programm-Managements sehen).

Im Unterschied zur internen Evaluation, deren eng gesteckte Grenzen die bisherigen Betrachtungen deutlich machen sollten, erfüllt die externe Evaluation *formal* alle Anforderungen einer (Programm-)Evaluation, insofern - neben zahlreichen Aspekten zur Klärung "struktureller Rahmenbedingungen" (SCHWARTZ, 1990, S.560) - die von SCHWARTZ (1990) genannten Schlüsselfragen der Relevanz, Effektivität und Effizienz (Kosten-Nutzen-Bewertung) von KOCH und Mitarbeitern berücksichtigt werden. Gleichwohl bleibt auch diese Evaluation in entscheidenden Punkten einen überzeugenden Nachweis schuldig, weshalb durch sie bloß formal (bzw. scheinbar) der Auftrag einer Evaluation psychosozialer Versorgung in den verschiedenen Modelleinrichtungen eingelöst wird:

1. zur *Beurteilung der Relevanz* diente eine "Elternbefragung", in der sowohl Items zum Bedarf als auch zur Nachfrage aufgenommen waren.

    Die konkrete Beurteilung (Evaluation) sowohl des Bedarfs wie der Nachfrage bleibt mangels Kriterien bzw. Vergleichsgruppen jedoch arbiträr.

2. zur *Beurteilung der Effektivität* dienten die "Expertenbefragungen", in denen Zielkriterien erhoben und mit tatsächlich realisierten Aktivitäten verglichen werden konnten. Insofern war hier formal eine hinreichende Grundlage für die von HOLLAND (1983) geforderte "outcome evaluation" gegeben.

    Die tatsächliche Beurteilung der Effektivität wird jedoch durch zwei Umstände annulliert:

Erstens wurde nicht sichergestellt, daß es sich bei den Befragten wirklich um Experten im Hinblick auf den Untersuchungsgegenstand handelt, im Gegenteil ist gerade wegen des innovativen Charakters des Vorhabens zu bezweifeln, ob ein relevanter Anteil der das "Planspiel" durchführenden "Experten" sich kritisch seiner Entscheidungen und Vorgaben bewußt war (vgl. Kapitel E). Zweitens war zumindest ein Teil der Befragten im Sinne von SCHWARTZ (1990) aus "natürlichem Überlebenswillen" an "positiven Ergebnissen" interessiert, und konnte die "Effektivität" praktisch selbst bestimmen!

So wurden die Aufgabenschwerpunkte psychosozialer Versorgung (Patient, Familie, Personal) im Rahmen der "Soll"- und "Ist"-Analyse der externen Evaluation durch die Befragten als nahezu deckungsgleich (d.h. als dem Soll entsprechend) dargestellt, wohingegen die Auswertung der entsprechenden Daten aus der Verlaufsdokumentation der *internen* Evaluation deutliche Abweichungen von den geforderten Schwerpunkten offenbarte (vgl. Kap. D).

3. die *Bewertung der Effizienz* erfolgt unter Berücksichtigung des Bedarfs und der Effektivität und wird bei KOCH et al. mangels Hinweisen auf unangemessenen Einsatz der Arbeitskapazitäten oder auf Überqualifikation für die Tätigkeiten als "dem Gebot sparsamer und wirtschaftlicher Betriebsführung" entsprechend bezeichnet (KOCH et al.,1990, S.127). Abgesehen davon, daß in die Beurteilung der Effizienz die oben bereits als problematisch bezeichneten Beurteilungen des Bedarfs und der Effektivität einfließen, fehlen Angaben dazu, woran ein unangemessener Einsatz von Arbeitskapazitäten bzw. eine Überqualifikation im Rahmen der Erhebung hätte erkannt werden sollen (Kriterien).

Faßt man diese auf den Prozeß der Evaluation bezogenen Betrachtungen zusammen, so bleibt festzustellen:
1. Die interne Evaluation konnte Daten zu möglichen Aufgabenfeldern psychosozialer Versorgung und vor allem solche zur Akzeptanz der Angebote vorlegen. Diese Daten betreffen zumindest Teilaspekte einer Evaluation bzw. die interne Evaluation ließe sich mit SCHADE (1988, S. 8) zutreffender als *Versorgungsforschung* bezeichnen, die er als Grundlage einer angemessenen Evaluation betrachtet: "Eine Evaluation, die dem zu evaluierenden Gegenstand 'Versorgung' gerecht werden will, benötigt gesichertes Grundlagenwissen über Versorgungsdefizite".
2. Die externe Evaluation erfaßt vor allem Daten zu strukturellen Rahmenbedingungen psychosozialer Versorgung, *Hinweise* auf Bedarf und Nachfrage sowie auf mögliche Kriterien psychosozialer Versorgung. Das eigentliche Anliegen der Evaluation der Modellprojekte wird aber auch hier nicht oder bloß formal, d.h. scheinbar erfüllt. Die positiv zu beurteilenden Seiten der Evaluation liegen im Bereich der Prozeßevaluation, in dem sie - wie etwa von LYONS et al. (1988) so formuliert - im Sinne einer

"naturalistic epidemiology" für größere Transparenz des Forschungsgegenstandes sorgen konnte. Als Evaluation im strengen Sinne der (rationalen und reliabel operationalisierten) Nutzenbewertung sind jedoch *beide* Ansätze nicht wirklich zu bezeichnen, weshalb PETRICH (1990) Recht zu geben ist, der für die Zukunft psychosozialer Begleitforschung in der Pädiatrie neben dem Aspekt der Qualitätssicherung den des (differentiellen) *Wirkungsnachweises* betont. Zugleich macht das aus KLEIBER (1988) zitierte Motto für dieses Kapitel deutlich, daß sich die Evaluation psychosozialer Versorgung in der Medizin mit grundlegenden Problemen konfrontiert sieht, die auch im traditionsreicheren Gebiet der Psychotherapie- und Psychiatrieforschung noch keineswegs zufriedenstellend gelöst sind.

Während KOCH et al. angesichts gut belegter Evaluationsergebnisse, die oft genug konsequenzlos geblieben seien, zu Recht feststellen, daß Evaluationsforschung häufig in der Gefahr stehe, "als Alibi mißbraucht zu werden", um "notwendige Reformen der Regelversorgung abzuwehren" (1988, S.85), stellt sich angesichts dieser eher schlecht belegten Evaluationsergebnisse, die mit der Übernahme der Modelle in die Regelversorgung gleichwohl sehr nachhaltige "Konsequenzen" hatten, die Frage, ob Evaluation hier als "Legitimation mißbraucht" wurde. Anders ausgedrückt stellt sich die Frage, ob Evaluationsforschung - entgegen ihrer erklärten Absicht (vgl. BIEFANG, 1980) - nicht überwiegend noch gerade dies ist: in Zeiten einer verwissenschaftlichten Politik (BECK, 1986, S. 254ff) die Legitimation für "positive" oder "negative" Entscheidungen bereitzustellen, die unabhängig von ihr bereits beschlossen wurden!

"Ebenso illusorisch wäre die Ansicht, er (der Psychologe, G.U.) könne dann, wenn er erst in die Organisation eingetreten ist, sich über das hinwegsetzen, was seinerzeit vereinbart worden ist. Wenn der Psychologe etwa versuchen wollte, die Beschränkungen zu umgehen, die ihm und seiner Tätigkeit durch die hierarchische Struktur der Organisation gesetzt sind ... dann würde er sich sehr bald unüberwindlichen Schwierigkeiten gegenübersehen und unter Umständen sogar feststellen müssen, daß er selbst zum Katalysator von Kommunikationsstörungen in der Organisation geworden ist" (V. UGAZIO, 1984, S. 246)

DIE MULTIZENTRISCHE STUDIE UNTER DEM GESICHTSPUNKT PSYCHOSOZIALER VERSORGUNG IN DER MEDIZIN

Nach KLEIBER (1988) führt ein *technologisches* Verständnis psychosozialer Maßnahmen in der Form der Anwendung "linear-kausaler Annahmen auf dynamische Systeme" regelhaft zu einer "Vernachlässigung von Neben- und Fernwirkungsabschätzungen" (S. 84). Das heißt, nur "angezielte Hauptwirkungen werden beachtet (evaluiert)" (ibd.). Gerade im Hinblick auf die Beeinflussung und Entwicklung dynamischer Systeme (zu denen sowohl die betreuten Familien wie die pädiatrischen CF-Abteilungen zu rechnen sind) dürfe man "sich jedoch nicht um die Effekte kümmern, die man erreichen will, sondern um die, die man tatsächlich erzeugt" (KLEIBER, ibd.).
Auch SCHWARTZ (1990) stellt in seinem Überblick zur Evaluationsforschung fest, daß "die Beschreibung ggf. auftretender negativer Nutzeneffekte" ein häufig vernachlässigter Aspekt der Effektivitätsbestimmung neu eingeführter Programme sei und daß es "eine lohnende Aufgabe der Evaluationsforschung (ist), das Bewußtsein für derartige negative Wirkungen zu schärfen" (S. 563).
Ich möchte in diesen rückblickenden Betrachtungen zur psychosozialen Versorgung durch spezifisch dafür qualifizierte Mitarbeiter einige grundsätzliche Überlegungen anstellen, die sich auf einen solchen möglichen Negativeffekt beziehen. Daß es sich um *mögliche* Negativeffekte handelt, soll heißen, daß sie vermeidbar sind und ihre kritische Berücksichtigung respektive Antizipation den positiven Gesamtnutzen solcher Programme fördert.

Die These, die ich im Folgenden näher erläutern will, lautet pointiert: Psychosoziale Versorgung durch dafür spezialisierte Mitarbeiter ist eingebettet in einen Prozeß der Rationalisierung der Medizin, wobei die arbeitsteilige Verlagerung von Tätigkeiten als Deprofessionalisierung bezeichnet werden kann, die seitens der psychosozialen Mitarbeiter zur Professionalisierung im Sinne einer Tendenz zur Monopolisierung von Zuständigkeiten aufgegriffen wird. Insofern psychosoziale Dienste als direkte Nutznießer solcher Rationalisierungen betrachtet werden können, sind sie nur bedingt bereit oder in der Lage, den Schaden dieser Prozesse zu erkennen.

NOVAK und ZIPP stellten Anfang der 80er Jahre für den psychiatrischen Bereich fest, daß sich auf "der Ebene des professionellen Umgangs mit psychischen Erkrankungen und psychisch Kranken ... Tendenzen zur Deprofessionalisierung (abzeichnen; G.U.), auf den subprofessionellen und nicht professionellen Ebenen Tendenzen zur Professionalisierung" (1981, S. 94). Unter Bezugnahme auf FREIDSON (1975) charakterisieren sie "Professionalismus" als "seiner Natur nach in schwerwiegender Weise defizient" (dies., S.95), wie es auch in dem für psychosoziale Versorgungssysteme geläufigen Begriff der "Anbieterdominanz" zum Ausdruck kommt, der impliziert, daß der Professionelle auf Kosten des Nutzers/Patienten dessen Anliegen oder Problem nach eigenen Maßstäben (neu) definiert und zurichtet (vgl. WIRTH, 1982). Dementsprechend fassen NOVAK und ZIPP Deprofessionalisierung als eine *Verbesserung* für die Nutzer von Dienstleistungen auf (1981, S. 94), insofern solche Prozesse die Flexibilität der versorgenden Institution in der Wahrnehmung und Behandlung von Problemen ihrer Nutzer (Klienten, Patienten) *vergrößern*. Von Deprofessionalisierung wollen die Autoren in Gegensetzung zur Dominanz der Professionellen ("Expertendominanz", "professioneller Imperialismus"; FREIDSON, 1975) dann sprechen, "wenn von ihrer beruflichen Qualifikation her kompetente, aber offiziell 'nicht autorisierte Praktiker' Aufgaben aus professionell beanspruchten Kompetenzbereichen übernehmen, weil ihre Dienstangebote für solche Klienten attraktiv geworden sind, die professionelle Defizienzen zu spüren bekommen haben" (dies., S. 101f). In diesem Sinne ließe sich die Integration psychosozialer Dienste in den Bereich der regulären Versorgung somatisch Kranker als ein Deprofessionalisierungsprozeß auffassen: psychosoziale Mitarbeiter ("nicht autorisierte Praktiker") übernehmen Teile der Versorgung chronisch Kranker, die in den professionell beanspruchten (ärztlichen) Kompetenzbereich fallen ("Patientenführung", Begleitung), dort jedoch defizitär (?) umgesetzt wurden.

Deprofessionalisierungsprozesse seien nach HAUG (1973; n. NOVAK et al., 1981) als eine Reorganisation der für die problemadäquate Versorgung notwendigen Maßnahmen aufzufassen ("Reaggregation der Fragmente" S.102) dergestalt, "daß professionelle Aufgaben (das heißt, bislang ärztliche Aufgaben; G.U.) *aufgeteilt* werden in solche Aspekte, die lange formale Ausbildungsgänge und umfangreiches spezialisiertes Wissen erfordern sowie in solche Aspekte, die im Extrem durch Personen zu bewältigen sind, welche allein, während und durch den helfenden Einsatz Problemlösungskompetenz erwerben (on-the-job-training). Das können also auch Laien sein" (S.102; Hv. G.U.). Die Parallele zur psychosozialen Versorgung chronisch somatisch Kranker läßt sich auch hier aufzeigen: die Ärzte spezialisieren sich entlang der Herausforderungen einer sich (technologisch) zunehmend verkomplizierenden "Somatik", während generelle Aspekte der Patientenführung an sich darauf spezialisierende psychosoziale Mitarbeiter abgetreten werden, oder aber, wie es SWERTZ (1985) vorschlägt, von ehrenamtlichen Mitarbeitern übernommen werden, wie es für die ehrenamtlichen Krankenhausdienste der Fall ist, bei denen dann in der Tat ein (unüberprüftes) "on-the-job-training" vorliegt. Offensichtlich läßt sich eine so verstandene "Reaggregation der Fragmente" nicht allein als Deprofessionalisierungs- sondern auch als *Rationalisierungsprozeß* bezeichnen, insofern nämlich jeweils eine Konzentration spezialistischer und generalistischer Fertigkeiten stattfindet. Die Gefahr solcher Prozesse sieht HAUG (1973) denn auch in einer Fragmentierung der Versorgung durch arbeitsteilige Spezialisierung, was übertragen auf den Bereich der somatischen Medizin das gerade Gegenteil einer "ganzheitlichen" Versorgung bedeuten würde, wenn nämlich die somatische Versorgung durch (nur noch darauf) spezialisierte Ärzte erfolgt, die (Grund-) Pflege durch das Pflegepersonal und die Beziehungspflege durch psychosoziale (Beziehungs-) Experten.

Damit ist auch das entscheidende Problem bzw. der "negative Nutzen" benannt, dem man mit der Einführung spezialisierter psychosozialer Dienste in den Bereich der somatischen Medizin gegenübersteht.

Welche Rolle spielen psychosoziale Dienste in diesem Prozeß, wie gehen sie mit den darin angelegten Problemen der Fragmentierung um?

Diese mit NOVAK und ZIPP (1981) als Deprofessionalisierung umschreibbaren Prozesse stehen m.E. in der somatischen Medizin in engem Zusammenhang zu einer Rationalisierung der Behandlung, die ihrerseits unter anderem in einem psychosozialen Defizit des Arztes in Erscheinung treten kann (und so gerade den Ruf nach bzw. den Bedarf für "nicht autorisierte Praktiker" verstärkt): Nicht nur wird der Arzt in seiner Ausbildung primär "somatisch" sozialisiert (vgl. z.B. ZEPF, 1981), sondern er steht in der Praxis zudem vielfältigen und *beständig zunehmenden* Anforderungen im technisch-medizinischen Management gegenüber, die seinen Spielraum zur Entfaltung interaktiver Kompetenzen z.T. extrem einengen und so das negative Klischee des "Organ-Mediziners" mit hervorbringen, der den Patienten nicht mehr sieht. Auf solcherart defizitäre Konstellationen sind psychosoziale Dienste, wie die in dieser Studie untersuchten, (zumindest auch) bezogen, was von UEXKÜLL (1985) zu der paradox anmutenden Feststellung veranlaßte, daß es nicht etwa das jahrzehntelange Bemühen der Fachpsychosomatik gewesen sei, sondern gerade die enormen Fortschritte der "High-Tech-Medizin", die eine zunehmende Berücksichtigung des "Subjekts" in der Versorgung erzwungen habe (vgl. dazu a. ULLRICH, 1990).

Die Frage, wie psychosoziale Dienste/ Mitarbeiter mit den Problemen der Fragmentierung innerhalb dieser (Rationalisierungs-/Deprofessionalisierungs-) Prozesse umgehen, läßt sich mangels eindeutiger empirischer Daten nicht klar beantworten. Nach meinem persönlichen Eindruck findet sich jedoch nicht selten eine Tendenz, die Existenzbegründung psychosozialer Spezialisten in der somatischen Medizin zu *verklären*. Damit ist gemeint, daß der Aspekt der Rationalisierung der Medizin in den Begründungen ausgeklammert wird, stattdessen der Bedarf für psychosoziale Versorgung überhöht und eine spezifische Zuständigkeit reklamiert wird, die häufig im Sinne einer durch psychosoziale Arbeit überhaupt erst "ganzheitlichen" Medizin mystifiziert wird.

Eine solche Verklärung ist auch in der hiesigen Studie ebenso wie in der externen Evaluationsstudie von KOCH et al. (1990) in Ansätzen zu erkennen. So wurden hier wie dort zwar unterschiedliche Hinweise auf Belastungen der Familien oder der Patienten zusammengetragen, die jedoch *ohne* einen spezifischen Nachweis als Beleg für die Notwendigkeit einer *speziellen* Versorgung angesehen wurden. Dies ließe sich polemisch als "Belastungs-Rhetorik" bezeichnen, insofern das Ausmaß der wahrnehmbaren Belastungen (u.a. unter Vernachlässigung jeweiliger Coping-Strategien und Ressourcen) die Notwendigkeit spezieller Versorgungsmaßnahmen suggestiv sicherstellen soll. Dazu gehört auch die vollständige Ausklammerung der Frage, ob nicht Möglichkeiten bestanden hätten, mit dem *vorhandenen medizinischen* (und psychosozialen) Personal eine zumindest annähernd problemangemessene Versorgung zu erreichen, wobei dies nicht primär als ein Problem der Evaluation anzusehen ist, sondern schon als eines der Konzeption der (patientenzentrierten) Versorgungsstrategien.

In ähnlicher Weise findet man eine solche Tendenz zur Verklärung auch in einer Arbeit von WEBER-FALKENSAMMER et al. (1983), in der sie den eklatanten Mangel an Sozialarbeitern in der Medizin beklagen. Zwar erwähnen die Autoren eingangs auch das Problem der Knappheit medizinischen Personals und dessen ungünstige Arbeitsbedingungen, sie übergehen diesen Aspekt jedoch in der "Begründung" spezialisierter Mitarbeiter: "Jeder Patient muß im Krankenhaus die Chance haben, sich mit seiner krankheits- oder behinderungsbedingten veränderten Lebenslage ... aktiv auseinandersetzen zu können. *Zu den hier vorrangig tätigen Berufen* zählen Sozialarbeiter und Sozialpädagogen" (dies., S. 121; Hv. G.U.). Ein anders *gesinnter* Autor hätte hier ebenso gut von Psychologen (oder Ärzten) statt von Sozialpädagogen sprechen können, auch ist unklar, wie die Autoren auf einen Fehlbedarf von 7000 (!) Sozialarbeitern kommen, wenn solche Mitarbeiter dort angeblich bereits zu den "vorrangig tätigen" Berufen zählen. Schließlich wäre mit KASCHADE (1982) darauf hinzuweisen, daß die Sozialarbeit die Medizin bis vor kurzem (u.a. wegen der "Hierarchieprobleme") gemieden hat und erst neuerdings für die Ausbildung die Möglichkeit zur Hauptfachqualifizierung (im

Gesundheitsbereich) vorgesehen ist, weshalb es eher zweifelhaft ist, ob die implizit reklamierte "vorrangige" Zuständigkeit von Sozialarbeitern und Sozialpädagogen sachlich überhaupt gerechtfertigt werden kann.

Entscheidend ist im vorliegenden Kontext aber gar nicht die genaue Beantwortung dieser Frage, vielmehr soll dies als Beispiel für eine bestimmte Art der Reklamierung von Zuständigkeit dienen. Mit CRAMER (1982) läßt sich diese Art als "Professionalismus" bezeichnen, worunter er die "Monopolisierung von Problemlösefähigkeiten für die jeweilige eigene Berufsgruppe" versteht, während andere, *vor allem* "benachbarte Berufsgruppen sowie die 'Laien'... für inkompetent erklärt (werden)" (S. 86). Es handelt sich also um eine "berufsständische Attitüde" (ibd.).

Statt (kostendämpfende) Rationalisierungsbestrebungen in der Medizin kritisch im Zusammenhang der eigenen Existenzbegründung zu reflektieren, reagieren psychosoziale Mitarbeiter in der Medizin nicht selten (im Alltag wie in Publikationen) in der Form solcher berufsständischen Attitüden.

Während psychosoziale Berufsgruppen i.d.R. neben der Betonung seelischer Probleme und Belastungen der Betroffenen ihre eigene besondere Qualifikation in der Vordergrund rücken, findet sich bezeichnenderweise ein explizites Bewußtsein und Eingeständnis des Rationalisierungsdrucks *und* der *psychosozialen* Kompetenz *medizinischer* Behandler (nur) in einem Beitrag, der nicht berufsständische Interessen vertritt, sondern die durch Rationalisierung und Spezialisierung entstehenden Defizite der medizinischen Versorgung durch ehrenamtliche Tätigkeit kompensiert sehen will:
"Technik, Rationalisierung und andere Faktoren wirken sich im Krankenhaus mitunter belastend für den Patienten aus: Die enorme Steigerung der medizinischen und medizinisch-technischen Möglichkeiten hat für das Krankenhaus eine zunehmende Spezialisierung erforderlich gemacht... Dies ist auch in einem direkten Zusammenhang mit den Bemühungen der Krankenhausträger um Kostendämpfung zu sehen... Diese Aspekte der Krankenhausentwicklung treffen auch auf den Pflegebereich zu, für den eine immer weitergehende Spezialisierung kennzeichnend ist. Wenngleich alle Mitarbeiter sich nachhaltig um eine menschliche Zuwendung zum Patienten bemühen, so sind mit der neueren Entwicklung des Krankenhauses... für viele Patienten doch Unsicherheiten und Ängste verbunden. Um Furcht und Ängste beim Patienten abzubauen, braucht man aber nicht unbedingt die Hilfe von Spezialisten, sondern hier können Menschen, die ganz einfach Zeit zur Verfügung stellen und den verunsicherten Patienten oder Besucher begleiten oder unterstützen, wichtige Aufgaben für die menschliche Zuwendung übernehmen (SWERTZ, 1985, S. 196f).

Während FRIEDRICH (1988) einerseits zu Recht den Mangel an Konkurrenzbereitschaft psychosozialer Mitarbeiter in der Medizin dergestalt kritisiert, daß sie die der Medizin eigentümliche Hierarchie und Rivalität nicht selten als speziell ihnen geltend mißverstehen "und damit in ein Selbstmitleid abgleiten", das sie nicht befähigt, "innerhalb der Klinikorganisation tätig zu werden" (S. 101), muß andererseits diese "berufsständische Attitüde", die die spezifische Notwendigkeit und Zuständigkeit psychosozialer Mitarbeiter unter Aussparung der Kompetenzen der medizinischen Behandler betont, gerade als eine subtile Variante des Konkurrierens aufgefaßt werden.

Seine besondere Wirksamkeit bzw. "Überzeugungskraft" entfaltet eine solche Attitüde durch ihre inhaltliche Übereinstimmung mit der inzwischen öffentlichen Kritik an der Medizin. Ihr wird allenthalben eine Vernachlässigung genereller (psychologischer) Aspekte in der medizinischen Versorgung zugunsten der Focussierung auf hoch spezialisierte (z.T. technologische) Aspekte der somatischen Diagnostik und Therapie vorgehalten. Die Wirksamkeit des psychosozialen "Professionalismus", die sich niederschlägt in einer häufig bloß defensiven Haltung der Ärzte gegenüber den an ihnen beklagten psychosozialen Defiziten, zu deren Behebung sich psychosoziale Spezialisten berufen fühlen, dürfte zudem in der "Schuld und Angst" der medizinischen Behandler begründet sein, die nach der von BECKER et al. (1988, S. 127) zusammengefaßten Diskussion zur Entstehung und wechselseitigen Motivation für psycho-somatische Kooperationsmodelle auf Seiten der "Somatiker" häufig deren Triebfeder für die Beteiligung oder Initiierung solcher Projekte darstellt. Psychodynamisch betrachtet wäre demnach ein Kooperationsanliegen von vornherein auf der Ebene Über-Ich/ Ich-Ideal angesiedelt, was für die in der Praxis häufig anzutreffenden Interaktionsprobleme zwischen "Somatikern" und Liaisonpsychiatern von einiger Bedeutung sein dürfte.

Mit dieser kritischen Haltung gegenüber psychosozialem "Professionalismus" soll nicht einem ärztlichen Professionalismus das Wort geredet werden, der - unbesehen der faktischen Defizite und Probleme einer hoch spezialisierten und dennoch patientenzentrierten Medizin - die Zuständigkeit des Arztes für die ganzheitliche Versorgung seinerseits bloß reklamiert (vgl. z.B. BRAUN, 1990). Vielmehr wäre eine angemessene Herangehensweise und Grundhaltung seitens der psychosozialen Spezialisten etwa in dem Grundsatz von BALINT (1964, S. 15f) zu sehen, "daß das am allerhäufigsten verwendete Heilmittel der Arzt selber sei"[1], daß dessen "Pharmakologie" jedoch erst noch zu studieren sei, um die "Droge 'Arzt'" systematisch *positiv*, also zum Nutzen des Patienten, zu verwenden (was impliziert, daß eine sich allein auf den "gesunden Menschenverstand" oder die klinische Autorität des Arztes berufende ärztliche Praxis keineswegs schon zum Vorteil für den jeweiligen Patienten geraten muß). Ganz im Sinne dieser Korrektur einer vermeintlich bloß naturwissenschaftlich-somatischen Medizin betont etwa auch FRIEDRICH (1988), daß trotz der primär funktionsspezifischen Ausrichtung ärztlicher

---

[1] Das Dilemma der modernen, naturwissenschaftlichen Medizin besteht gerade darin, daß sie methodisch - nämlich über das (Doppel-Blind-) Experiment, das idealisch als einziges Instrument der Erkenntnis zugelassen ist - das Heilmittel "Arzt" gerade ausschließt, was zu einem systematischen Selbstmißverständnis der Medizin führen muß, die sich so einzig auf die Heilkraft der positiv getesteten Medikamente und Maßnahmen verläßt und alle sonstigen Effekte unter dem Etikett des "Placebo" geringschätzt und bloß aushilfsweise einsetzt.

Tätigkeit und der "Verhaltenskultur der Affektneutralität" die Arzt-Patient-Beziehung "in hohem Maße... aus Gefühlsarbeit" besteht (S.100), die unausgesprochenermaßen "eine wichtige Determinante in der ärztlichen Identität des Somatikers darstellt" (ibd.). Sofern der psychosoziale Mitarbeiter sich "als Experte für Beziehungs- und Gefühlsarbeit im Krankheitsgeschehen" definiere, "impliziert dieses einen Angriff auf die ärztliche Identität des organmedizinisch tätigen Arztes", wodurch "Schutz- und Abwehrmechanismen" ausgelöst würden, die nicht selten in einer Entwertung der Arbeit psychosozialer Mitarbeiter in Erscheinung treten (ibd.). Solche Entwertungen können dann wiederum als "Trigger" für die "berufsständische Attitüde" und für Selbstrechtfertigungen psychosozialer Mitarbeiter wirken und die (dann wechselseitige) Identitätskrise verschärfen, was im theoretischen Kontext der "systemischen" Analysen organisatorischer und institutioneller Konflikte, wie sie seitens der Mailänder Schule publiziert wurden (vgl. SELVINI-PALAZZOLI et al. 1984, 1989), der dort als "symmetrische Eskalation" bezeichneten "Interaktionsfalle" entspricht.

Für den Bereich der Mukoviszidose hat AXELROD (1973) diesen Sachverhalt sehr klar benannt, wenn er die Motivation des Arztes in diesem nicht durch Heilungserfolge belohnenden Arbeitsfeld in der Möglichkeit der Entwicklung vertraulicher Versorgungsbeziehungen sieht. Die Hinzuziehung psychosozialer Spezialisten beschwöre deshalb das Problem der Verarmung der Behandlungsbeziehungen, also der beruflichen Wirklichkeit des Arztes und des Pflegepersonals herauf. Auch WADDELL (1983) bestreitet die häufig beklagte Fixierung des Arztes auf Organisches und stellt in seiner Feldstudie zum gemeinsam zwischen Patient, Familie und Pädiater ausgehandelten Management der Mukoviszidose gerade die subtilen psychosozialen Beobachtungen und Rücksichtnahmen der Ärzte heraus.

Schließlich deuten auch die Ergebnisse der Elternbefragung im Rahmen der externen Evaluation (KOCH et al., 1990) darauf hin, daß dem Arzt ein enormer Vertrauensbonus eingeräumt wird, wenn immerhin ein Drittel der Befragten angibt, eine psychosoziale Versorgung (durch spezifische Mitarbeiter) nicht zu brauchen, weil bei Vorhandensein von Problemen dafür eher der Arzt in Anspruch genommen würde.

Ähnlich wie FRIEDRICH (1988) äußert sich auch MEERWEIN (1988), der als ein Konfliktfeld der liaisonpsychiatrischen Arbeit erwähnt, daß der Liaisonpsychiater (oder psychosoziale Mitarbeiter) versucht sein könne, gewissermaßen als "besserer Mensch" in Erscheinung zu treten, wenn er eine Gegenüberstellung letztlich "inhumaner Organmedizin" und humaner, psychotherapeutisch orientierter Versorgung betreibe. Dies müsse notwendig zu einem Motivationsverlust seitens der Medizin führen, da die *beherbergende* (somatische) Medizin sich so leicht verlassen fühlen werde.

Eine "berufsständische Attitüde", die ohne eine kritische Berücksichtigung und Würdigung der Kompetenzen medizinischer Behandler Zuständigkeit für psychosoziale Aspekte der Betreuung somatisch Kranker erheischt, führt *notwendig* zu einer Störung innerhalb der beherbergenden Medizin und provoziert, obwohl als (rhetorisches) Mittel zur Sicherung der eigenen Position intendiert, gerade ihre Gefährdung und Aufhebung. Bestenfalls kann es auf solcher Grundlage zu einer "friedlichen Koexistenz" zwischen einer dann tatsächlich "organizistischen" Medizin einerseits und psychosozialer Versorgung anderseits kommen. Diese wären dann in ihren Arbeitsweisen und Perspektiven komplementär (anstatt symmetrisch i.s. der Analysen von SELVINI-PALAZZOLI et al., 1984) und könnten insofern relativ störungsfrei zusammenarbeiten, genau genommen: *nebeneinanderher* arbeiten - aber als ganzheitliche Medizin wäre diese psycho-somatische Kooperation dann gewiß nicht zu bezeichnen.

Dies klingt auch in Diskussionsanmerkungen zur Tagung anläßlich des 40jährigen Jubiläums der Heidelberger Abteilung für Psychosomatik an (vgl. BRÄUTIGAM, 1988), wenn dort etwa festgestellt wird, daß solcherart "friedliche Koexistenz" im chirurgischen (nicht jedoch im internistischen !) Bereich stattgefunden habe (S.126) oder wenn das Paradoxon beklagt wird, daß es angesichts der Vielzahl gescheiterter Versuche gerade primär motivierter "Somatiker" so scheine, als sei "ein hochtechnisiertes, unübersichtliches, seelenloses Großkrankenhaus mit mehreren Tausend Betten die Voraussetzung einer patientenorientierten, psychosomatischen Versorgung" (REFFERT et al., 1988, S. 120).

Dies sind nicht "Deprofessionalisierungen" im positiven Sinne der Einschränkung "professioneller Dominanz", wie sie NOVAK und ZIPP (1981) meinten. Vielmehr handelt es sich um *Fehlentwicklungen*, in denen es im Falle der "friedlichen Koexistenz" zu einer Abtretung (Delegation) psychosozialer Verantwortung an Spezialisten kommt, deren Gewinn für den Arzt in einer psychischen Entlastung und in der Erleichterung eines instrumentellen Umgangs mit den (Organ-) Patienten besteht, während es im Falle der "konflikthaften Koexistenz" zu einer uneingestandenen und nicht positiv ausgehandelten Konkurrenz wechselseitig professioneller Ansprüche kommt, für die die Beziehung zum Patienten dann nicht selten der Austragungsort ist. Die Idee einer "ganzheitlichen", patientenzentrierten Medizin verwandelte sich in beiden Fällen in einen Euphemismus! Das *Ausagieren* eines uneingestandenen "Professionalismus" im Sinne von CRAMER (1982) kann so zum Nachteil der Behandler wie der Patienten zu einer arbeitsteiligen Fragmentierung der Versorgung führen, wie sie HAUG (1973) befürchtete, oder aber - was häufiger der Fall zu sein scheint (vgl. BRÄUTIGAM, 1988) - zum Scheitern kooperativer Versorgungsmodelle.

Insofern diese kritischen und sozusagen "anti-berufsständischen" Überlegungen auf einen *möglichen* "negativen Nutzen" psychosozialer Spezialisten in der Medizin bezogen sind, möchte ich zum Abschluß zumindest andeuten, wie ein solcher *abgewendet* werden kann bzw. positiv gesprochen: wie es zu einer Integration im Sinne einer Kooperation anstelle bloßer Koexistenz der beiden Bereiche kommen kann.

"There will never be enough psychiatrists to go around" - mit dieser Feststellung markiert PASNAU (1988, S. 9) eine Position im Streit um eine primär patientenzentrierte

(fallbezogene), gegenüber einer arzt- oder mitarbeiterzentrierten Strategie der Liaisonpsychiatrie (vgl. a. JORASCHKY et al., 1986). Insofern die letztere Strategie den psychosozialen Spezialisten primär für die Beratung und Weiterbildung der vorhandenen Mitarbeiter ("Multiplikatoren") vorsieht, *begrenzt* sie den Bedarf für Spezialisten, deren Einstellung (Finanzierbarkeit) eben dadurch realistischer wird (vgl. KOCH et al., 1985). Zugleich würdigt ein solcher, *indirekter* Versorgungsansatz schon von der Konzeption her die psychosozialen Ressourcen der etablierten Behandler und weist insofern für sie ein erheblich geringeres Kränkungspotential auf, das sonst häufig die Ursache für gestörte oder scheiternde Kooperationen darstellt (vgl. FRIEDRICH, 1988). Schließlich ist auch das geläufige Problem der Spaltung (in "gute" und "böse" Behandler) seitens der Patienten und die sich daraus ergebende Eifersuchtsdynamik (vgl. MEERWEIN, 1988) besser zu bewältigen, wenn sie nicht damit koinzidiert, daß unterschiedliche Berufsgruppen involviert sind. Das heißt, bezogen auf die Problematik der Identitätsstörung und berufsständischen Rivalisierung eignet sich ein indirektes Versorgungsmodell am ehesten. "Thus, education is the *major function* of liaison psychiatry, and enhancement of quality of care is its goal" (PASNAU, 1988, S. 10; Hv. G.U.).
Ein gravierender Nachteil besteht jedoch darin, daß der psychosoziale Experte als (Berufs-) *Fremder* zumeist nicht als Berater anerkannt wird bzw. "daß eine Kooperation, die v. a. aus einem Supervisionsangebot besteht, die Gefahr in sich birgt, daß der Psychosomatiker unberührt von der Praxis über Supervision zum Besserwisser wird" (BECKER et al., 1988, S. 125). Anerkennung durch die anderen Berufsgruppen wird der psychosoziale Mitarbeiter *zu Anfang* gerade durch seine (erfolgreiche) Arbeit mit einzelnen *Patienten* erwerben können, wobei er sich in dieser Arbeit der Integritätsverletzung gegenüber den anderen Behandlern bewußt bleiben muß. Dieses Bewußtsein kann praktiziert werden, indem er zwischen einer patientenbezogenen und einer mitarbeiterbezogenen Beratung oszilliert, im Verlauf seiner Einarbeitung in den jeweiligen Versorgungszusammenhang nicht auf eine intensivere Überweisung von Patienten hinarbeitet, sondern auf eine Balance zwischen fallbezogener Arbeit dort, wo er diese durch einen Bedarf für spezielle Hilfen plausibel machen kann, und einer mitarbeiterbezogenen Arbeit dort, wo die (emotionale) Begleitung des Patienten (also eher unspezifische Hilfe) im Vordergrund steht.

Dieses Oszillieren kann durchaus einen unterschiedlichen Verlauf in der Zeit aufweisen, wie es RAPPAPORT (1988) unter dem Begriff der "Evolution" eines Konsultations-Liaison-Dienstes für eine Knochenmark-Transplantationsstation vorgestellt hat. Nach einer initialen Phase intensiverer, fallbezogener Mitarbeit des Psychiaters kam es in der Folgezeit zu einer Übernahme der bisher vom Psychiater eingebrachten Gesichtspunkte und Strategien durch die medizinischen Behandler, so daß sich der Psychiater etwas aus dem Feld zurückziehen konnte, um nur noch gezielt für Patienten gerufen zu werden, deren Problematik die Kompetenz der medizinischen Behandler überforderte.

Einen Königsweg im Sinne eines garantierten Erfolgs kennen die Liasonpsychiatrie und die psychosoziale Arbeit in der somatischen Medizin bislang nicht. Mit den *patientenzentrierten* Modellprojekten, die das Bundesministerium für Arbeit und Sozialordnung für krebskranke, chronisch nierenkranke und nierentransplantierte Kinder sowie für Mukoviszidose-Patienten in den letzten Jahren finanziert hat, wurde der richtige *Einstieg* in die jeweiligen Abteilungen gewählt, denn durch die Bewährung am Patienten können sich die neu eingestellten psychosozialen Behandler als Berater auch des medizinischen Personals qualifizieren. Mit den kritischen Anmerkungen zu möglichen "negativen Nutzen" dieser oder ähnlicher Programme sollte das Augenmerk auf deren "Evolution" gerichtet werden und die Auseinandersetzung von den Effekten, die man erreichen will, auf die, die man tatsächlich erzeugt, gelenkt werden.

LITERATURVERZEICHNIS

Allan, J.L., R.R.W. Townley und D. Phelan (1974): Family response to cystic fibrosis. AUST PAEDIATR J, 10: 136-146

Andersen, D.H. (1938): Cystic fibrosis of the pancreas and its relation to coeliac disease: Clinical and pathological study. AM J DIS CHILD, 56: 344

Anderson, J. (1981): The social construction of illness experience: families with a chronically-ill child. J ADV NURS, 6: 427-434

Angermeyer, M.C. und O. Döhner (1981): *Chronisch kranke Kinder und Jugendliche in der Familie: Versuch einer Synopse.* In: Angermeyer, M.C. und O. Döhner (Hg.): Chronisch kranke Kinder und Jugendliche in der Familie. Stuttgart: Enke Verlag, S. 121-124

Attkisson, C.C. und A. Hargreaves (1979): *A Conceptual Model for Program Evaluation in Health Organizations.* In: Schulberg, H.C. und F. Baker (Hg.): Program Evaluation in the Health Fields. Vol. II. New York: Human Sciences Press, S. 53-72

Axelrod, B.H. (1978): The Chronic Care Specialist: *'But who supports us ?'* In: Sahler, O.J.Z. (Hg.): The Dying Child and Death. St. Louis: The C.V.Mosby Company, S. 139-150

Balck, F., M. Dvorák und H. Speidel (1983): *überlegungen zu einem Konzept der Psychotherapie bei chronisch körperlich Kranken.* In: Studt, H.H. (Hg.): Psychosomatik in Forschung und Praxis. Muenchen: Urban und Schwarzenberg, S. 377-387

Balint, M. (1964): Der Arzt, sein Patient und die Krankheit. Stuttgart: Klett-Cotta (Greif-Buch, Ausgabe von 1991)

Balint, M. und E. Balint (1962): Psychotherapeutische Techniken für die Medizin. Stuttgart: Klett

Barnes, M.J. (1978): *The Reactions of Children and Adolescents to the Death of a Parent or Sibling.* In: Sahler, O.J.Z. (Hg.): The Child and Death. Saint Louis: The C.V. Mosby Comp., S. 185-201

Bartholomew, L.K., D.K. Seilheimer, G.S. Parcel, S.H. Spinelli und A.J. Pumariega (1989): Planning patient education for cf - application of a diagnostic framework. PATIENT EDUCATION AND COUNSELING, 13: 57-68

Batten, J.C. (1983): *The Adolescent and Adult.* In: Hodson, M.E., A.P. Norman und J.C. Batten (Hg.): Cystic Fibrosis. London: Bailliere Tindall, S. 209-218

Batten, J.C. und D.J Matthew (1983): *The Respiratory System.* In: Hodson, M.E., A.P. Norman und J.C. Batten (Hg.): Cystic Fibrosis. London: Bailliere Tindall, S. 105-131

Beck, U. (1986): Risikogesellschaft. Auf dem Weg in eine andere Moderne. Frankfurt a.M.: Suhrkamp

Becker, H. und H. Schmidt (Berichterstatter) (1988): *Arbeitsgruppe 2: Onkologie.* In: Bräutigam, W. (Hg.): Kooperationsformen somatischer und psychosomatischer Medizin. Berlin, Heidelberg, New York, London, Paris, Tokyo: Springer Verlag, S. 124-128

Beckmann, D., J.W. Scheer und H. Zenz (1978): *Methodenprobleme in der Psychotherapieforschung.* In: Pongratz, L.J. (Hg.): Handbuch der Psychologie. Klinische Psychologie Bd. 8 (2. Halbbd.). Göttingen, Toronto, Zürich: Hogrefe, S. 1085-1124

Belmonte, M.M und Y.St. Germain (1973): *Psychosocial Aspects of the Cystic Fibrosis Family*. In: Patterson, P.R., C.R. Denning und H.A. Kutscher (Hg.): Psychosocial Aspects of Cystic Fibrosis. A Model for Chronic Lung Disease. New York, London: The Foundation of Thanatology (distr. by: Columbia University Press), S. 84-92

Berscheid, E. und E. Walster (1974): Physical Attractiveness. ADV EXP SOC PSYCHOL, 7: 157-215

Biefang, S.(Hg.) (1980): Evaluationsforschung in der Psychiatrie: Fragestellungen und Methoden. Stuttgart: Enke Verlag

Boland, C. und N.L. Thompson (1990): Effects of newborn screening of cystic fibrosis on reported maternal behaviour. ARCH DIS CHILD, 65: 1240-1244

Boyle, I.R., P.A. Di Sant'Agnese, S. Sack, F. Millican und L.L. Kulczycki (1976): Emotional adjustment of adolescents and young adults with cystic fibrosis. J PEDIATR, 88: 318-326

Boyle, I.R., S. Sack, F. Millican und P.A. Di Sant'Agnese (1973): *Emotional Adjustment in Adolescents and Young Adults with Cystic Fibrosis*. In: Mathews, K.A. und R.C. Talamo (Hg.): Fundamental Problems of Cystic Fibrosis and Related Diseases. Miami, Florida: Symposia Specialists, S. 385-390

Bräutigam, W.(Hg.) (1990): Kooperationsformen somatischer und psychosomatischer Medizin. Berlin, Heidelberg, New York, London, Paris, Tokyo: Springer Verlag

Bransfield, D.D. (1987): *Evaluation of Psychosocial Intervention in Oncology*. In: Aaronson, N.K. und J. Beckmann (Hg.): The Quality of Life of Cancer Patients. Monograph Series of the European Organization for Research and Treatment of Cancer (EORTC) Vol. 17. New York: Raven Press, S. 119-126

Braun, O. (1990): Wahrhaftigkeit im Umgang mit dem kranken Menschen. DT ÄRZTEBL, 87: b881-b883

Brede, K. (1972): Sozioanalyse psychosomatischer Störungen. Frankfurt a.M.: Athenaeum Verlag

Brennan, J.L., A.L. Todd, P.A. Jools und K.J. Gaskin (1990): Malnutrition in cystic fibrosis: psychosocial functioning of patients and their families. J PAEDIATR CHILD HEALTH, 26: 36-40

Breslau, N., M. Weitzman und K. Messenger (1981): Psychologic functioning of siblings of disabled children. PEDIATRICS, 67A: 344-353

Bresnitz, S. (1985): *Denial versus Hope: Concluding Remarks*. In: Bresnitz, S. (Hg.): The Denial of Stress. New York: International Universities Press, Inc., 2. Aufl.,S. 297-302

Brissette, S., R. Zinman und M. Reidy (1988): Disclosure of psychosocial concerns of young adults with advanced cystic fibrosis (CF) by a nurse home visiting program. INT J NURS STUD, 25: 67-72

Bryce, M.M., D. Rodgers und J.B. Rodnan (1984): *Group Intervention Techniques with Parents of Chronically Ill Children*. In: Lawson, D. (Hg.): Cystic Fibrosis: Horizons. Chichester, New York, Brisbane, Toronto, Singapore: John Wiley & Sons, S. 227-227

Bürgin, D. (1978): Das Kind, die lebensbedrohende Krankheit und der Tod. Bern, Stuttgart, Wien: Huber Verlag

Burton, L. (1975): The Family Life of Sick Children: A Study of Families Coping With Chronic Disease. London, Boston: Routledge & Kegan Paul

Bywater, E. (1981): Adolescents with cystic fibrosis: Psychosocial adjustment. ARCH DIS CHILD, 56: 538-543

Cohen, J., S. Danson, R.K. Woods und E. Freeman (1988): *Independent Living Skills Workshop for Young Adults With Cystic Fibrosis*. In: Mellis, C.M. und S. Thompson (Hg.): 10th International Cystic Fibrosis Congress: Sydney, Australia, 5-10 March 1988. Congress Abstracts. Excerpta Medica: Asia Pacific Congress Series 74, S. 151-152

Cohen, L.F., P.A. Di Sant'Agnese und J. Friedlander (1980): Cystic fibrosis and pregnancy - a national survey. THE LANCET, 2: 842

Cowen, L. (1987): An Evaluation of Eating Behavior in Adolescents With Cystic Fibrosis. THESIS UNIV OF TORONTO, CANADA, (Abstract)

Cowen, L., M. Corey, R. Simmons, N. Keenan, J. Robertson und H. Levison (1984): Growing older with cystic fibrosis: Psychological adjustment of patients more than 16years old. PSYCHOSOM MED, 46: 363-376

Cowen, L., J. Mok, M. Corey, H. MacMillan, R. Simmons und H. Levison (1986): Psychologic adjustment of the family with a member who has cystic fibrosis. PEDIATRICS, 77: 745-753

Cramer, M. (1982): Psychosoziale Arbeit. Stuttgart, Berlin, Köln, Mainz: Verlag W.Kohlhammer

Cystic Fibrosis Foundation Committee (1990): Cystic fibrosis foundation guidelines for patient services, evaluation, and monitoring in cystic fibrosis centers. AM J DIS CHILD, 144: 1311-1312

Cytryn, L., P.V.P. Moore und M.E. Robinson (1973): *Psychological Adjustment of Children With Cystic Fibrosis*. In: Anthony, E.J. und C. Koupernik (Hg.): The Child In His Family. The Impact of Disease and Death. New York, London, Sydney, Toronto: Yearbook of the International Association for Child Psychiatry and Allied Disciplines (Wiley Interscience Publ.), S. 37-48

Czajkowski, D.R. und G.P. Koocher (1986): Predicting medical compliance amoung adolescents with cystic fibrosis. HEALTH PSYCHOL, 5: 297-305

Czajkowski, D.R. und G.P. Koocher (1987): Medical compliance and coping with cystic fibrosis. J CHILD PSYCHOL PSYCHIATRY, 28: 311-327

Dam, F.S.A.D. van und N.K. Aaronson (1987): *Practical Problems in Conducting Cancer-Related PsychosocialResearch*. In: Aaronson, N.K. und J. Beckmann (Hg.): The Quality of Life of Cancer Patients. Monograph Series of the European Organization for Research and Treatment of Cancer (EORTC) Vol. 17. New York: Raven Press, S. 111-118

Davies, M. und W. Addington (1973): *Psychological Aspects of Cystic Fibrosis Family Life as They Affect Medical Management*. In: Patterson, P.R., C.R. Denning und H.A. Kutscher (Hg.): Psychosocial Aspects of Cystic Fibrosis. A Model for Chronic Lung Disease. New York, London: The Foundation of Thanatology (distr. by: Columbia University Press), S. 59-70

Davies, P.B. (1983): *Cystic Fibrosis in Adults*. In: Lloyd-Still, J.D. (Hg.): Textbook of Cystic Fibrosis. Boston, Bristol, London: John Wright

de Wet, B. und S. Cywes (1985): The birth of a child with a congenital anomaly: Part I. Some difficulties experienced by parents in the maternity home. S AFR MED J, 23: 292-296

Denning, C.R., M.M. Gluckson und I. Mohr (1976): *Psychological and Social Aspects of Cystic Fibrosis*. In: Mangos, J.A. und R.C. Talamo (Hg.): Cystic Fibrosis. Projections into the Future. New York: Stratton, S. 127-149

Denning, C.R. und M.M. Gluckson (1984): *Psychosocial Aspects of Cystic Fibrosis*. In: Taussig, L.M. (Hg.): Cystic Fibrosis. New York: Thieme, Stratton, S. 461-492

Dietzsch, H.J., B. Gottschalk und K.W. Mittenzwey (1978): über die Mitarbeit der Eltern chronisch kranker Kinder dargestellt am Beispiel der Mukoviszidose. KINDERÄRZTL PRAX, 46: 337-340

Dominick, H.C. (1983): *Seelsorge bei Kindern mit chronischen Magen-Darm-Erkrankungen*. In: Braun, O.H. (Hg.): Seelsorge am kranken Kind. Was Ärzte, Psychologen und Seelsorger dazu sagen. Stuttgart: Kreuz Verlag, S. 90-96

Drotar, D., C.F. Doershuk, R.C. Stern, T.F. Boat, W. Boyer und L. Mathews (1981): Psychosocial functioning of children with cystic fibrosis. PEDIATRICS, 67: 338-343

Dushenko, T.W. (1981): Cystic fibrosis: A medical overview and critique of the psychological literature. SOC SCI MED, 15 (E): 43-56

Dvorák, M., F. Balck und H. Speidel (1985): *Psychotherapeutische Ansätze bei Dialysepatienten und ihren Partnern*. In: Balck, F., U. Koch und H. Speidel (Hg.): Psychonephrologie. Psychische Probleme bei Niereninsuffizienz. Berlin, Heidelberg, New York und Tokyo: Springer Verlag, S. 506-527

Enelow, A.J. (1980): *Consultation-Liaison Psychiatry*. In: Kaplan, H.I., A.M. Freedman und B.J. Sadock (Hg.): Comprehensive Textbook of Psychiatry (Vol. II). Baltimore, London: Williams & Wilkins, 3. Aufl.,S. 1980-1985

Evers-Kiesbooms, G., L. Denayer, J. Cassiman und H. van den Berghe (1988): Family planning decisions after the birth of a cystic fibrosis child. The impact of prenatal diagnosis. SCAND J GASTROENTEROL, 43 (Suppl.143): 36-46

Evers-Kiesbooms, G., L. Denayer und H. van den Berghe (1990): A child with cystic fibrosis: II Subsequent family planning decisions, reproduction and use of prenatal diagnosis. CLIN GENET, 37: 207-215

Fischer-Fay, A., S. Goldberg, R. Simmons und H. Levison (1988): Chronic illness and infant-mother attachement: Cystic fibrosis. J DEV BEHAV PEDIATR, 9: 266-270

Folleras, S., H. Michalsen und B.S. Bentsen (1988): Social-medical aspects of cystic fibrosis in Norway. II. Economy and housing situation. SCAND J GASTROENTEROL, 43 (Suppl. 143): 56-59

Fong, S.L.C., R.E. Dales und M.G. Tierney (1990): Compliance among adults with cystic fibrosis. DICP ANN PHARMACOTHER, 24: 689-691

Freidson, E. (1975): Dominanz der Experten. Zur sozialen Struktur medizinischer Versorgung. München: Urban & Schwarzenberg

Freyberger, H. (1985): *Psychodynamisch orientiertes Psychotherapiemodell für Dialysepatienten und ihre Partner*. In: Balck, F., U. Koch und H. Speidel (Hg.): Psychonephrologie. Psychische Probleme bei Niereninsuffizienz. Berlin, Heidelberg, New York: Springer Verlag, S. 528-541

Friedrich, H. (1981): *Familiensoziologische Aspekte von Copingstrategien bei chronischen Krankheiten*. In: Angermeyer, M.C. und O. Döhner (Hg.): Chronisch kranke Kinder und Jugendliche in der Familie. Stuttgart: Enke Verlag, S. 9-19

Friedrich, H. (1988): *Soziologische Bemerkungen zur Liaisonpsychotherapie*. In: Bräutigam, W. (Hg.): Kooperationsformen somatischer und psychosomatischer Medizin. Berlin, Heidelberg, New York, London, Paris, Tokyo: Springer Verlag, S. 98-104

Frydman, M.I. (1979): Implications of cystic fibrosis for health services and the afflicted. SOC SCI MED, 13A: 147-150

Gappa, M. (1989): Langzeit-Tobramycin-Inhalationstherapie bei chronisch Pseudomonas aeruginosa besiedelten Patienten mit Cystischer Fibrose (Dissertation, Med. Hochschule Hannover). (unveröff)

Gayton, W.F., S.B. Friedman, J.B. Tavormina und F. Tucker (1977): Children with Cystic fibrosis: Psychological test findings of patients, siblings, and parents. PEDIATRICS, 59: 888-894

Geddes, D.M. und M.E. Hodson (1989): The role of the heart and lung transplantation in the treatment of cystic fibrosis. J R SOC MED, 82 (Suppl. 16): 49-53

Gerhardt, U. (1986): Patientenkarrieren. Eine medizinsoziologische Studie. Frankfurt a.M.: Suhrkamp Verlag

Goffman, E. (1975): Stigma. über Techniken der Bewältigung beschädigter Identität. Frankfurt a.M.: Suhrkamp Verlag

Griffiths, H. und M. Grimshaw (1988): *Seminars for Adolescents with Cystic Fibrosis*. In: Mellis, C.M. und S. Thompson (Hg.): 10th International Cystic Fibrosis Congress: Sydney, Australia, 5-10 March 1988. Congress Abstracts. Excerpta Medica: Asia Pacific Congress Series 74, S. 151-151

Harris, J., G. Bowes, M. Smith und B. Miller (1988): *A Structure for Transfer from Pediatric to Adult Care in Melbourne*. In: Mellis, C.M. und S. Thompson (Hg.): 10th International Cystic Fibrosis Congress: Sydney, Australia, 5 -10 March 1988. Congress Abstracts. Excerpta Medica: Asia Pacific Congress Series 74, S. 149-150

Haug, M.R. (1973): *Deprofessionalization: An Alternative Hypothesis for the Future*. In: Halmos, P. (Hg.): Professionalization and Social Change. University of Keele: Sociol. Rev. Monogr. No. 20, S. 195-211

Henley, D.L. und I.D. Hill (1990): Errors, gaps, and misconceptions in the disease-related knowledge of cystic fibrosis patients and their families. PEDIATRICS, 85: 1008-1014

Henley, D.L. und I.D. Hill (1990): Global and specific disease-related information needs of cystic fibrosis patients and their families. PEDIATRICS, 85: 1015-1021

Hodson, M.E. (1984): Cystic Fibrosis. POSTGRADUATE MEDICAL JOURNAL, 60: 225-233

Höper, M.M., T.O.F. Wagner, H. von der Hardt und A. Haverich (1989): Indikation zur Transplantation der Lunge. DTSCH MED WSCHR, 114: 1927-1932

Holland, W.W. (1983): *Concepts and Meaning in Evaluation of Health Care*. In: Holland, W.W. (Hg.): Evaluation of Health Care. Oxford: Oxford University Press, S. 3-35

Holsclaw, D.S. (1974): Cystic Fibrosis. A Comprehensive Bibliography of the Medical Literature 1813-1972. Atlanta, 30326 Georgia: Cystic Fibrosis Foundation, 3379 Peachtree Road

Holzkamp, K. (1972): *Zum Problem der Relevanz psychologischer Forschung für die Praxis*. In: Holzkamp, K. (Hg.): Kritische Psychologie. Vorbereitende Arbeiten. Frankfurt a.M.: Fischer TB, S. 9-34

Howe, J. (1987): Das Sterben als Gegenstand psychosozialer Altersforschung. Stuttgart: Enke Verlag

Huang, N.N., D.V. Schidlow, J. Palmer, M.R. Bye und D. Muller (1988): *Cystic Fibrosis*. In: Kinney, J.N., K.N. Jeejeebhoy, G.L. Hill und O.E. Owen (Hg.): Nutrition and Metabolism in Patient Care. Philadelphia: W.B. Saunders, S. 405-428

Huber, G. (1987): Psychiatrie. Stuttgart, New York: Schattauer 4. Aufl.

Hürter, A. (1990): *Psychische und soziale Belastungen und der Wunsch nach professioneller Hilfe bei verschiedenen chronischen Erkrankungen*. In: Seiffge-Krenke, I. (Hg.): Krankheitsverarbeitung bei Kindern und Jugendlichen. (Jahrbuch der Medizinischen Psychologie, Band 4). Berlin, Heidelberg, New York, London, Paris, Tokyo, Hong Kong, Barcelona: Springer Verlag, S. 127-149

Jacque, C.A. (1988): Stress reactions in children with cystic fibrosis. SCAND J GASTROENTEROL, 43 (Suppl. 143): 47-51

Jedlicka-Köhler, I. und M. Götz (1988): *Communicating the CF Diagnosis: The Effect of Cognitive Changes on the Process of Understanding.* In: Mellis, C.M. und S. Thompson (Hg.): 10th International Cystic Fibrosis Congress: Sydney, Australia, 5-10 March 1988. Congress Abstracts. Excerpta Medica: Asia Pacific Congress Series 74, S. 140-141

Jedlicka-Köhler, I. und M. Götz (1989a): Psychologische Betreuung von Patienten und Familien mit Cystischer Fibrose. MONATSSCHR KINDERHEILKD, 137: 62-66

Jedlicka-Köhler, I. und M. Götz (1989b): Reaktionen von Patienten und Familien mit Cystischer Fibrose auf psychologische Betreuung. MONATSSCHR KINDERHEILKD, 137: 75-79

Johansen, H.K., M. Nir, N. Hoiby, C. Koch und M. Schwartz (1991): Severity of cystic fibrosis in patients homozygous and heterozygous for deltaF508 mutation. THE LANCET, 337: 631-634

Joraschky, P. und K. Köhle (1986): *Psychosomatische Konsultations- und Liaisondienste.* In: Uexküll, T.v., R. Adler, J.M. Herrmann, K. Köhle, O.W. Schonecke und W. Wesiack (Hg.): Psychosomatische Medizin. München, Wien, Baltimore: Urban und Schwarzenberg, 3. Aufl.,S. 423-439

Kaschade, H.J. (1982): Sozialarbeiter/Sozialpädagogen in Einrichtungen des Gesundheitswesens. MMG, 7: 225-231

Kastenbaum, R. (1984): *Thanato-Psychologie in den Vereinigten Staaten: Vergangenheit, Gegenwart und Zukunft.* In: Howe, J. und R. Ochsmann (Hg.): Tod-Sterben-Trauer. Bericht über die 1. Tagung zur Thanato-Psychologie vom 4.-6.11.1982 in Vechta. Frankfurt a.M.: , S. 14-26

Kerekjarto, M.v. und S. Schug (1987): Psychosoziale Betreuung von Tumorpatienten im ambulanten und stationären Bereich. Bilanz eines 5jährigen Modellversuchs im Universitäts-Krankenhaus Hamburg-Eppendorf. München: Aktuelle Onkologie, Bd. 37, Zuckschwerdt Verlag

Kerem, B., J.M. Rommens, J.A. Buchanan, D. Markiewicz, T.K. Cox, A. Chakravarti, M. Buchwald und L.C. Tsui (1989): Identification of the cystic fibrosis gene: Genetic analysis. SCIENCE, 245: 1073-1080

Kiesler, D.J. (1977): *Mythen der Psychotherapieforschung und ein Ansatz für ein neues Forschungsparadigma.* In: Petermann, F. (Hg.): Psychotherapieforschung. Ein überblick über Ansätze, Forschungsergebnisse und methodische Probleme. Weinheim und Basel: Belz, S. 7-50

Kleiber, D. (1988): *Handlungsfehler und Mißerfolge in der psychosozialen Praxis: Probleme im Umgang mit komplexen Systemen.* In: Kleiber, D. und A. Kuhr (Hg.): Handlungsfehler und Mißerfolge in der Psychotherapie. Tübingen: Deutsche Gesellschaft für Verhaltenstherapie (DGVT), (Tübinger Reihe;8), S. 73-93

Knafl, K.A. und J.A. Deatrick (1986): How families manage chronic conditions: An analysis of the concept of normalization. RESEARCH IN NURSING & HEALTH, 9: 215-222

Knispel, J., R. Thiel und H. Wallis (1985): Bereiche psychosozialer Betreuung krebskranker Kinder und ihrer Familien. Auswertung eines ganzheitlichen Versorgungsmodells. KLIN PÄDIATR, 197: 183-187

Koch, U., D. Schönwälder, F. Balck und H. Speidel (1985): *Der Bedarf an psychologischen und sozialen Hilfen.* In: Balck, F., U. Koch und H. Speidel (Hg.): Psychonephrologie. Psychische Probleme bei Niereninsuffizienz. Berlin, Heidelberg, New York, Tokyo: Springer Verlag, S. 497-505

Koch, U. und B. Siegrist (1988): *Psychosomatische Dienste in medizinischen Kliniken - die Kooperationsfrage unter forscherischer Perspektive.* In: Bräutigam, W. (Hg.): Kooperationsformen somatischer und psychosomatischer Medizin. Berlin, Heidelberg, New York, London, Paris, Tokyo: Springer Verlag, S. 81-97

Koch, U., B. Siegrist, R. Schmid und B. Wedell-Niemann (1989): Zusammenfassung und Bewertung der Ergebnisse der Evaluation des Modellprogramms "Psychosoziale Betreuung krebskranker Kinder und Jugendlicher". Bonn: Bundesministerium Arbeit und Sozialordnung

Koch, U., U. Jakob, B. Siegrist, M. Härter und M. Eckert (1990): Chronische Niereninsuffizienz, Mukoviszidose und Krebserkrankungen im Kindes- und Jugendalter. Krankheitsübergreifende Evaluation der Modellprogramme des Bundesministeriums für Arbeit und Sozialordnung (BMA). Bonn: Bundesministerium für Arbeit und Sozialordnung

Koletzko, S., F. Majewski und D. Reinhardt (1989): Cystische Fibrose. Neues aus Forschung und Klinik. DER KINDERARZT, 20: 1739-1749

Koos, E.L. (1949): Families in trouble. New York

Korsch, B.M. (1973): *Effects of Chronic Illness on Adolescents and Young Adults.* In: Mangos, J.A. und R.C. Talamo (Hg.): Fundamental Problems of Cystic Fibrosis and Related Diseases. Miami, Florida: Symposia Specialists, S. 371-376

Kraemer, B., A. Rüdeberg, B. Hadorn und E. Rossi (1978): Relative underweight in cystic fibrosis and its prognostic value. ACTA PAEDIATR SCAND, 67: 33-37

Kulczycki, L.L., D. Regal und Ch. Tantisunthorn (1973): *The Impact of Cystic Fibrosis on the Parents and Patients.* In: Patterson, P.R., C.R. Denning und H.A. Kutscher (Hg.): Psychosocial Aspects of Cystic Fibrosis. A Model for Chronic Lung Disease. New York, London: The Foundation of Thanatology (distr. by: Columbia University Press), S. 117-133

Kuzemko, J.A. und A.F. Heeley (1983): *Diagnostic Methods and Screening.* In: Hodson, M.E., A.P. Norman und J.C. Batten (Hg.): Cystic Fibrosis. London: Bailliere Tindall, S. 13-30

La Greca, A.M. (1988): *Adherence to Prescribed Medical Regimens.* In: Routh, D.K. (Hg.): Handbook of Pediatric Psychology. New York: The Guilford Press, S. 229-320

Last, B.F. und A.M.H. van Veldheuzen (1987): *Psychosocial Research in Childhood Cancer.* In: Aaronson, N.K. und J. Beckmann (Hg.): The Quality of Life of Cancer Patients. Monograph Series of the European Organization for Research and Treatment of Cancer (EORTC) Vol. 17. New York: Raven Press, S. 127-134

Lavigne, J.V. (1983): *Psychological Functioning of Cystic Fibrosis Patients.* In: Lloyd-Still, J.D. (Hg.): Textbook of Cystic Fibrosis. Boston, Bristol, London: John Wright

Lefebvre, A. (1973): Problems of patients with cystic fibrosis in adapting to adolescence and adulthood. (Thesis, Univ. of Cleveland, USA). (unveröff)

Levison, H., D.G. Garner, H. MacMillan und L. Cowen (1987): Living with cystic fibrosis: Patient, family, and physician realities. COMPR THER, 13: 38-45

Lewis, B.L. und K.T. Khaw (1982): Family functioning as a mediating variable affecting psychosocial adjustment of children with cystic fibrosis. J PEDIATR, 101: 636-640

Lewiston, N. (1990): The CF 'young adult' comes of age. CHEST, 97: 1282-1283

Lippincott, C., K. Wery und R.T. Stone (1988): *CF Teen Girls Support Group.* In: Mellis, C.M. und S. Thompson (Hg.): 10th International Cystic Fibrosis Congress: Sydney, Australia, 5-10 March 1988. Congress Abstracts. Excerpta Medica: Asia Pacific Congress Series 74, S. 146-147

Lloyd-Still, D.M. und J.D. Lloyd-Still (1983): *The Patient, the Family, and the Community.* In: Lloyd-Still, J.D. (Hg.): Textbook of Cystic Fibrosis. Boston, Bristol, London: John Wright

Lloyd-Still, J.D. (1983): *The Organization of a Cystic Fibrosis Clinic*. In: Lloyd-Still, J.D. (Hg.): Textbook of Cystic Fibrosis. Boston, Bristol, London: John Wright

Lyons, J.S., J.S. Hammer, D.B. Larson, J. Petraitis und J.J. Strain (1988): Treatment opportunities on a consultation/liaison service. AM J PSYCHIATRY, 145: 1435-1437

Mador, J.A. und D.H. Smith (1989): The psychosocial adaptation of adolescents with cystic fibrosis. A review of the literature. J ADOLESC HEALTH CARE, 10: 129-135

Marshall, W.A. und M.J. Tanner (1986): *Puberty*. In: Falkner, F. und M.J. Tanner (Hg.): Human Growth. A Comprehensive Treatise. Vol. 2. New York, London: Plenum Press, 2. Aufl.,S. 141-181

Masek, B.J. und W.R. Jankel (1982): *Therapeutic Adherence*. In: Russo, D.C. und J.W. Varni (Hg.): Behavioral Pediatrics. Research und Practice. New York, London: Plenum Press, S. 375-395

McCartney, C.F., P. Cahill, D.B. Larson, J.S. Lyons, C.Y. Wada und H.A. Pincus (1989): Effect of a psychiatric liaison program on consultation rates and on detection of minor psychiatric disorders in cancer patients. AM J PSYCHIATRY, 146: 898-901

McCrae, W., A. Cull, L. Burton und J. Dodge (1973): Cystic fibrosis. Parents' response to the genetic basis of the disease. THE LANCET, 141-143

McKey Jr., R.M. (1973): *Coping with a Family-Shattering Disease*. In: Patterson, P.R., C.R. Denning und H.A. Kutscher (Hg.): Psychosocial Aspects of Cystic Fibrosis. A Model for Chronic Lung Disease. New York, London: The Foundation of Thanatology (distr. by: Columbia University Press), S. 93-94

Mearns, M.B. (1986): Special problems for the teenager with cystic fibrosis. J R SOC MED, 79 (Suppl. 12): 51-54

Meerwein, F. (1988): *Liaisonpsychiatrie auf einer Abteilung für Onkologie*. In: Bräutigam, W. (Hg.): Kooperationsformen somatischer und psychosomatischer Medizin. Berlin, Heidelberg, New York, London, Paris, Tokyo: Springer Verlag, S. 9-16

Mensing, H. und F. Petermann (1989): Psychosoziale Belastungen bei Kindern mit Mukoviszidose. SOZIALPÄDIATRIE, 11: 536-540

Meyerowitz, J.H. und H.B. Kaplan (1967): Familial responses to stress: the case of cystic fibrosis. SOC SCI MED, 1: 249-266

Meyers, A., T.F. Dolan und D. Müller (1975): Compliance and self-medication in cystic fibrosis. AM J DIS CHILD, 129: 1116-1118

Michaelis, W. und R.K. Silbereisen (1980): *Diskussion: Ist die massive Anwendung der Psychologie verfrüht?* In: Michaelis, W.(im Auftrag der DGP) (Hg.): Bericht über den 32. Kongreß der Deutschen Gesellschaft für Psychologie in Zürich 1980. Göttingen: Hogrefe, S. 587-588

Michalsen, H. (1988a): Cystic Fibrosis in Norway. SCAND J GASTROENTEROL, 23 (suppl 143): 31-33

Michalsen, H., S. Folleras und B.S. Bentsen (1988b): Social-medical aspects of cystic fibrosis in Norway. III. Education and occupation of mothers. SCAND J GASTROENTEROL, 43 (Suppl. 143): 60-64

Michalsen, H., S. Folleras, B.S. Bentsen und A. Heiberg (1988c): Social-medical aspects of cystic fibrosis in Norway. I. Characterization of the material. SCAND J GASTROENTEROL, 43 (Suppl. 143): 52-55

Miller, M.S. (1988): *Role of the Mental Health Professional in Cystic Fibrosis*. In: Mellis, C.M. und S. Thompson (Hg.): 10th International Cystic Fibrosis Congress: Sydney, Australia, 5-10 March 1988. Congress abstracts. Excerpta Medica: Asia Pacific Congress Series 74, S. 124-129

Miller, M.S. und E.M. Mitrany (1987): The waiting room group intervention. (unveröff)

Moore, H. und G. Kleining (1960): Das soziale Selbstbild der Gesellschaftsschichten in Deutschland. KÖLNER ZEITSCHR F SOZIOL SOZIALPSYCHOL, 12: 86-119

Mrazek, D.A. (1985): Cystic fibrosis: A systems analysis of psychiatric consequences. ADV PSYCHOSOM MED, 14: 119-135

Norman, A.P. und M.E. Hodson (1983): *Emotional and Social Aspects of Treatment.* In: Hodson, M.E., A.P. Norman und J.C. Batten (Hg.): Cystic Fibrosis. London: Bailliere Tindall, S. 242-259

Novak, P. und W. Zipp (1981): *Deprofessionalisierungs- und Professionalisierungstendenzen in der psychosozialen Versorgung.* In: Deppe, H.-U., U. Gerhardt und P. Novak (Hg.): Medizinische Soziologie: Jahrbuch 1. Frankfurt a.M.: Campus Verlag, S. 89-124

O'Loane, B.M. (1988): *The CF Transition Clinic: From Pediatric to Adult Care.* In: Mellis, C.M. und S. Thompson (Hg.): 10th International Cystic Fibrosis Congress: Sydney, Australia, 5-10 March. Congress Abstracts. Excerpta Medica: Asia Pacific Congress Series 74, S. 148-148

Olson, R.A., E.W. Holden, A. Friedman, J. Faust, M. Kenning und P.J. Mason (1988): Psychological consultation in a children's hospital: an evaluation of services. J PEDIATR PSYCHOL, 4: 479-492

Palmer, J. und Ch. Windle (1979): *The Use of Unobtrusive Measures in Mental Health Research.* In: Schulberg, H.C. und F. Baker (Hg.): Programm Evaluation in the Health Fields (Vol. II). New York: Human Sciences Press, S. 255-264

Pasnau, R.O. (1975): Consultations-Liaison Psychiatry. Seminars in Psychiatry Series. New York: Grune & Stratton

Pasnau, R.O. (1988): Consultation-Liaison Psychiatry: Progress, Problems, and Prospects. PSYCHOSOMATICS, 29: 4-15

Patterson, P.R., C.R. Denning und A.H. Kutscher (Eds.) (1973): Psychosocial Aspects of Cystic Fibrosis. A Model for Chronic Lung Disease. New York, London: The Foundation of Thanatology (distr. by: Columbia University Press)

Penketh, A.R.L., A. Wise, M.B. Mearns, M.E. Hodson und J.C. Batten (1987): Cystic fibrosis in adolescents and adults. THORAX, 42: 526-532

Petermann, F. und M. Grünthal (1986): Die Bewältigung von Krebserkrankungen bei Kindern und Jugendlichen und deren Familien. GWG-INFO, 62: 3-25

Petermann, F., M. Noecker und U. Bode (1987): Psychologie chronischer Krankheiten im Kindes- und Jugendalter. München, Weinheim: Psychologie Verlags Union

Petermann, F. und H. Mensing (1989): Krankheitsbewältigung in Familien mit einem an Mukoviszidose erkrankten Kind. SOZIALPÄDIATRIE, 11: 622-628

Petrich, Chr. (1990): Psychosoziale Versorgung chronisch kranker Kinder. DER KINDERARZT, 21: 145-146

Phillips, S., W.E. Bohannon, W.F. Gayton und S.B. Friedman (1985): Parent interview findings regarding the impact of cystic fibrosis on families. J DEV BEHAV PEDIATR, 6: 122-127

Pinkerton, P. (1985): Coping with cystic fibrosis (letter). THE LANCET, 14;2 (8468): 1363-1363

Pumariega, A.J., J. Purcell, A. Spock und J.D. Jones (1986): Eating disorders in adolescents with cystic fibrosis. J AM ACAD CHILD PSYCHIAT, 25: 269-275

Raeburn, J.A. (1983): *Genetics and Genetic Counselling*. In: Hodson, M.E., A.P. Norman und J.C. Batten (Hg.): Cystic Fibrosis. London: Bailliere Tindall, S. 1-12

Rappaport, B.S. (1988): Evolution of consultation-liaison services in bone marrow transplantation. GEN HOSP PSYCHIAT, 10: 346-351

Reffert, R. und J. Schweitzer (Berichterstatter) (1988): *Arbeitsgruppe 1: Psychosomatik im Allgemeinkrankenhaus*. In: Bräutigam, W. (Hg.): Kooperationsformen somatischer und psychosomatischer Medizin. Berlin, Heidelberg, New York, London, Paris, Tokyo: Springer Verlag, S. 29-38

Riordan, J.R., J.M. Rommens, B. Kerem, N. Alon, R. Rozmahel, Z. Grzelczak, J. Zielinski, S. Lok, M. Plavsik, J. Chou, M.L. Drumm, M.C. Ianuzzi, F.S. Collins und L.C. Tsui (1989): Identification of the cystic fibrosis gene: Cloning and characterization of complementary DNA. SCIENCE, 245: 1066-1073

Rochholz, E.L. (1857): Almanach der Kinderlieder und Spiele aus der Schweiz (Herausgegeben von J.J. Weber). Leipzig

Rossi, E., U. Bühlmann und R. Kraemer (1981): Social and medical problems of cystic fibrosis in Switzerland. MONOGR PAEDIATR, 14: 192-201

Roth, J.A. (1962): 'Management bias' in social science study medical treatment. HUM ORGAN, 21: 47-50

Sandell, R. (1987): Assessing the effects of psychotherapy. I. Analysis and critique of present conventions of estimating change. PSYCHOTHER PSYCHOSOM, 47: 29-36

Sartorius, N. und T.W. Harding (1983): *Issues in the Evaluation of Mental Health Care*. In: Holland, W.W. (Hg.): Evaluation of Health Care. Oxford: Oxford University Press, S. 226-242

Schade, F.D. (1988): Folgeinanspruchnahme in ambulanten Versorgungseinrichtungen - Versorgungsforschung als notwendige Grundlage für Evaluation. (Unveröff. Vortragsmanuskript; 24. Jahrestagung der Deutschen Gesellschaft für Sozialmedizin und Prävention, 17.9.88 in Hannover). (unveröff)

Schmidt, M.H. (1985): *Sind epidemiologische Längsschnittstudien notwendig?* In: Steinhausen, H.-C. (Hg.): Ergebnisse der Kinder- und Jugendpsychiatrie. Berlin: Abteilung für Psychiatrie und Neurologie der FU Berlin

Schmitt, G.M. (1991): Cystische Fibrose. Leben mit einer chronischen Krankheit. Göttingen, Toronto, Zürich: Hogrefe Verlag

Schubart, W. (1985): Die psychoanalytische Konsultation am Beispiel des unmotivierten (z.B. psychosomatischen) Patienten. PSYCHE, 39: 519-537

Schwartz, F.W. (1990): Aufgaben und Schwerpunkte einer zeitgemäß en Evaluation im Gesundheitswesen. ÖFF GESUNDH-WES, 52: 559-566

Selvini-Palazzoli, M., L. Anolli, P. Di Blasio, L. Giossi, J. Pisano, C. Ricci, M. Sacchi und V. Ugazio (1984): Hinter den Kulissen der Organisation. Stuttgart: Klett-Cotta

Selvini-Palazzoli, M., S. Cirillo, L. D'Ettore, M. Garbellini, D. Ghezzi, M. Lerma, M. Lucchini, C. Martino, G. Mazzoni, F. Mazzucchelli und M. Nichele (1989): Der entzauberte Magier. Zur paradoxen Situation des Schulpsychologen. Stuttgart: Klett-Cotta 2. Aufl.

Shepherd, S.L., M.F. Hovell, I.R. Harwood, L.E. Granger, C.R. Hofstetter, C. Molgaard und R.M. Kaplan (1990): A comparative study of the psychosocial assets of adults with cystic fibrosis and their healthy peers. CHEST, 97: 1310-1316

Sibinga, M.S., J.C. Friedman und N.N. Huang (1973): *The Family of the Cystic Fibrosis Patient*. In: Patterson, P.R., C.R. Denning und H.A. Kutscher (Hg.): Psychosocial Aspects of Cystic Fibrosis. A Model for Chronic Lung Disease. New York, London: The Foundation of Thanatology (distr. by: Columbia University Press), S. 13-18

Simmons, R.J. (1988): *Is My Child Really Ill* ? In: Mellis, C.M. und S. Thompson (Hg.): 10th International Cystic Fibrosis Congress: Sydney, Australia 5-10 March 1988. Congress Abstracts. Excerpta Medica: Asia Pacific Congress Series 74, S. 133-137

Sinnema, G., H.C.J. Boharius, H. van der Laag und J.W. Stoop (1988): The development of independence in adolescents with cystic fibrosis. J ADOLESC HEALTH CARE, 9: 61-66

Spirito, A., D.C. Russo und B.J. Masek (1984): Behavioral interventions and stress management training for hospitalized adolescents and young adults with cystic fibrosis. GEN HOSP PSYCHIAT, 6: 211-218

Spitznagel, A. (1983): *Die diagnostische Situation*. In: Enzyklopädie der Psychologie, Themenbereich B, Serie II, Bd. 1. Göttingen: Hogrefe, S. 248-291

Stabler, B. (1988): *Pediatric Consultation-Liaison*. In: Routh, D.K. (Hg.): Handbook of Pediatric Psychology. New York, London: The Guilford Press, S. 538-566

Stark, L.J., A.M. Bowen, V.L. Tyc, S. Evans und M.A. Passero (1990): A behavioral approach to increasing caloric consumption in children with cystic fibrosis. J PEDIATR PSYCHOL, 15: 309-326

Stark, L.J., S.T. Miller, A.J. Plienes und R.S. Drabman (1987): Behavioral contracting to increase chest physiotherapy. A study of a young cystic fibrosis patient. BEHAV MODIF, 11: 75-86

Statistisches Bundesamt (Hg.) (1989): Statistisches Jahrbuch 1989 für die Bundesrepublik Deutschland. Stuttgart: Metzler-Poeschel Verlag

Steinhausen, H.-C. (1981): *Familiäre Adaptation bei Cystischer Fibrose*. In: Angermeyer, M.C. und O. Döhner (Hg.): Chronisch kranke Kinder und Jugendliche in der Familie. Stuttgart: Enke Verlag, S. 50-58

Steinhausen, H.-C. (1988): Psychische Störungen bei Kindern und Jugendlichen: Lehrbuch der Kinder- und Jugendpsychiatrie. München, Wien, Baltimore: U & S

Steinhausen, H.-C., H. Stephan und H.-P. Schindler-Lembenz (1983): Vergleichende Studien zur Psychopathologie bei Asthma bronchiale und Cystischer Fibrose. MONATSSCHR KINDERHEILKD, 131: 145-149

Steinkamp, G. (1992a): Praktische Aspekte der Diagnostik und Therapie bei Mukoviszidose. Teil I: Ambulante Diagnostik und Therapie. DER KINDERARZT, 23: 186-192

Steinkamp, G. (1992b): Praktische Aspekte der Diagnostik und Therapie der Mukoviszidose. Teil II: Stationäre Therapie und pulmonale Sonderprobleme. DER KINDERARZT, 23: 380-387

Steinkamp, G. (1992c): Praktische Aspekte der Diagnostik und Therapie der Mukoviszidose. Teil III: Gastrointestinale und andere Sonderprobleme. DER KINDERARZT, 23, 601-608

Steinkamp, G., B. Rodeck, J. Seidenberg, I. Rühl und H. von der Hardt (1990): Stabilisierung der Lungenfunktion bei Cystischer Fibrose durch Langzeitsondenernährung über eine perkutane endoskopische Gastrostomie. PNEUMOLOGIE, 44: 1151-1153

Steinkamp, G. und G. Ullrich (1992): *Transfer erwachsener CF-Patienten in die Innere Medizin: Ergebnisse einer Patientenbefragung*. In: Ullrich, G. (Hg.): Beiträge zur psychosozialen Versorgung bei Mukoviszidose. Hannover: CF-Selbsthilfe Bundesverband e.V., S. 139-146

Stephan, U. und H.G. Wiesemann (1985): *Mukoviszidose (zystische Fibrose)*. In: Fenner, A. und H.von der Hardt (Hg.): Pädiatrische Pneumologie. Berlin, Heidelberg, New York, Tokyo: Springer Verlag, S. 363-380

Strauss, G.D., S. Pedersen und D. Dudovitz (1979): Psychosocial support for adults with cystic fibrosis: a group approach. AM J DIS CHILD, 133: 301-305

Strauss, G.D. und D.K. Wellisch (1981): Psychosocial adaptation in older cystic fibrosis patients. J CHRON DIS, 34: 141-146

Swertz, P. (1985): Ehrenamtliche Krankenhaushilfe. MMG, 10: 196-200

Tavormina, J.B., L.S. Kastner, P.M. Slater und S.L. Watt (1976): Chronically ill children. A psychologically and emotionally deviant population? J ABNORM CHILD PSYCHOL, 4: 99-110

Tavormina, J.B., T.J. Boll, N.J. Dunn, R.L. Luscomb und J.R. Taylor (1981): Psychosocial effects on parents of raising a physically handicapped child. J ABNORM CHILD PSYCHOL, 9: 121-131

Teicher, J.D. (1969): Psychological aspects of cystic fibrosis in children and adolescents. CAL MED, 110: 371-374

Turk, J. (1964): Impact of cystic fibrosis on family functioning. PEDIATRICS, 34: 67-71

Tyrell, J. und E.J. Hiller (1988): *Attitudes to Their Disease of Adults with CF in a Geographical Region of England*. In: Mellis, C.M. und S. Thompson (Hg.): 10th International Cystic Fibrosis Congress: Sydney, Australia, 5-10 March 1988. Congress Abstracts. Excerpta Medica: Asia Pacific Congress Series 74, S. 147-148

Uexküll, Th. von (1985): *Geleitwort*. In: Balck, F., Koch, U., Speidel, H. (Hg.): Psychonephrologie. Psychische Probleme bei Niereninsuffizienz. Berlin, Heidelberg, New York: Springer Verlag

Ugazio, V. (1984): *Der Psychologe und das Problem der hierarchischen Ebenen. Organigramm und Programm*. In: Selvini-Palazzoli, M., L. Anolli, P. Di Blasio, L. Giossi, J. Pisano, C. Ricci, M. Sacchi und V. Ugazio (Hg.): Hinter den Kulissen der Organisation. Stuttgart: Klett-Cotta, S. 240-268

Uhlemann, Th. (1990): Stigma und Normalität. Kinder und Jugendliche mit Lippen-Kiefer-Gaumenspalte. Göttingen: Vandenhoeck & Ruprecht

Ullrich, G. (1989): Psychosoziale Arbeit und Mukoviszidose: Auf dem Weg zu einer interdisziplinären Versorgung. DER KINDERARZT, 200: 1096-1099

Ullrich, G. (1990): Psychosoziale Versorgung in der Medizin: Eine Frage des "management bias"? PRAX KINDERPSYCHOL KINDERPSYCHIATR, 39: 249-254

Ullrich, G. (1992a): Psychosoziale Versorgung in der Kinderklink: Anmerkungen zu Auftrag, Stellenwert und Problematik. MENSCH MEDIZIN GESELLSCHAFT (zur Veröffentlichung eingereicht)

Ullrich, G. (1992b): Mukoviszidose im Erwachsenenalter: eine Forschungsübersicht. KINDERÄRZTL PRAX, 60, 75-80

Ullrich, G. und H. von der Hardt (1992): *Psychosoziale Versorgung bei Mukoviszidose. Bericht über die vom Bundesministerium für Arbeit und Sozialordnung geförderte, multizentrische Studie*. In: Ullrich, G. (Hg.): Beiträge zur psychosozialen Versorgung bei Mukoviszidose. Hannover: CF-Selbsthilfe Bundesverband e.V., S. 1-94

U.S.Department of Health, Education, and Welfare (1974): Evaluation of Social Services in Community Health and Medical Care Programs. Rockville, Maryland 20857: DHEW Publication No. (HSA) 78-5205

Vaisman, N., P.B. Pencharz, M. Corey, G.J. Canny und E. Hahn (1987): Energy expenditure of patients with cystic fibrosis. J PEDIATR, 111: 496-500

Vernon, D.T.W., J.M. Foley, R.R. Sipowicz und J.L. Schulman (1965): The Psychological Responses of Children to Hospitalization and Illness. Springfield, Illinois: Charles C. Thomas

Waddell, Ch. (1982): The process of neutralisation and the uncertainties of cystic fibrosis. SOCIOLOGY OF HEALTH AND ILLNESS, 4: 210-221

Waddell, Ch. (1983): Faith,Hope and Luck. A Sociological Study of Children Growing up with a Life-Threatening Illness. Washington: University Press of America

Walker, L.S., M.B. Ford und W.D. Donald (1987): Cystic fibrosis and family stress: effects of age and severity of illness. PEDIATRICS, 79: 239-246

Walton, M.K. (1988): *Educational Outpatient Programme for Parents of Children Recently Diagnosed with Cystic Fibrosis*. In: Mellis, C.M. und S. Thompson (Hg.): 10th International Cystic Fibrosis Congress: Sydney, Australia 5-10 March. Congress Abstracts. Excerpta Medica: Asia Pacific Congress Series 74, S. 143-143

Warner, J. (1991): Heart-lung transplantation: all the facts. ARCH DIS CHILD, 66: 1013-1017

Warwick, W.J. und R.E. Pogue (1977): Cystic fibrosis, an expanding challenge for internal medicine. JAMA, 238: 2159-2162

Webb, A.K. (1987): The difficulties of treating cystic fibrosis adults. J R SOC MED, 80 (Suppl. 15): 47-50

Webb, E.J., D.T. Campbell, R.D. Schwartz und L. Sechrest (1966): Unobtrusive Measures: Non-reactive Research in Social Science. New York: Rand-McNally

Weber-Falkensammer, H. und R. Seidensticker (1983): Notwendigkeit von Sozialdiensten in der stationären Behandlung. MMG, 8: 116-121

Wertz, D.C., J.M. Rosenfield, S.R. Janes und R.W. Erbe (1991): Attitudes toward abortion among parents of children with cystic fibrosis. AM J PUBLIC HEALTH, 81: 992-996

Wirsching, M. (1983): *Familiendynamik und Familientherapie psychosomatischer Krankheiten*. In: Studt, H.H. (Hg.): Psychosomatik in Forschung und Praxis. München: U & S

Wirsching, M. (1986): Krankheit und Familie - Zur Entwicklung einer beziehungsdynamischen Sicht in der Psychosomatik. PRAX KINDERPSYCHOL KINDERPSYCHIATR, 35: 118-123

Wirsching, M. (1987): Möglichkeiten und Grenzen der Familientherapie in der pädiatrischen Onkologie. BLÄTTER ZUR PSYCHOSOZIALEN VERSORGUNG KREBSKRANKER KINDER, 3

Wirth, W. (1982): Inanspruchnahme sozialer Dienste: Bedingungen und Barrieren. Frankfurt/M., New York: Campus

Wolff, G. (1978): Warum schweigen die krebskranken Kinder? KLIN PÄDIATR, 190: 287-292

Wolff, G. (1987): Die Beziehung zwischen chronisch kranken Kindern, ihren Eltern und ihren Behandlern: ein psychobiagrophisches Interaktionsmodell. ZPP, 6, 293-307

Wynn, S. (1988): *Changing from Pediatric to Adult Care - the Role of the CF Nurse*. In: Mellis, C.M. und S. Thompson (Hg.): 10th International Cystic Fibrosis Congress: Sydney, Australia, 5-10 March 1988. Congress Abstracts. Excerpta Medica: Asia Pacific Congress Series 74, S. 147-147

Zach, M.S. (1990): Lung disease in cystic fibrosis - An updated concept. PEDIATR PULMONOL, 8: 188-202

Zeltzer, L., L. Ellenberger und D. Rigler (1980): Psychological effects of illness in adolescents. II. Illness in adolescents - crucial issues and coping styles. J PEDIATR, 97: 132-137

Zepf, S. (1981): *Die Diagnose psychosomatischer Erkrankungen als Problem des ärztlichen Erkennens*. In: Zepf, S. (Hg.): Psychosomatische Medizin auf dem Weg zur Wissenschaft. Frankfurt/New York: Campus Verlag, S. 55-65

Zimin, R., M.S. Miller, Y. Yahav und D. Katznelson (1988): *The 'Panel Discussion Group' - a Paradigm for Psychosocial Intervention in Cystic Fibrosis*. In: Mellis, C.M. und S. Thompson (Hg.): 10th International Cystic Fibrosis Congress: Sydney, Australia 5-10 March 1988. Congress Abstracts. Excerpta Medica: Asia Pacific Congress Series 74, S. 142-143

Anhang

Übersicht über die Tabellen

Tab.1: Alter der Patienten 51
Tab.2: Altersverteilung der Patienten 52
Tab.3: Anteil adoleszenter Patienten (Alter > 15 Jahre) an der jeweiligen Gesamtgruppe männlicher und weiblicher Patienten 53
Tab.4: Rating der sozialen Schicht 54
Tab.5: Durchschnittsalter der Patienten nach sozialer Lage 55
Tab.6: Alter des Patienten zum Zeitpunkt der Diagnose 56
Tab.7: Alter des Patienten bei Behandlungsbeginn im CF-Zentrum 57
Tab.8: Einzugsgebiete der Zentren: Anfahrtswege 59
Tab.9: Umfang der Berufstätigkeit von berufstätigen Müttern 62
Tab.10: Familiengröße und familiäre Belastung 65
Tab.11: Familiäre Belastungen durch weitere CF-kranke oder an CF-verstorbene Kinder 65
Tab.12: Somatische Erkrankungen der Familienmitglieder 67
Tab.13: a) Art der täglichen, häuslichen Therapie 68
Tab.13: b) Durchschnittliche Dauer der täglichen, häuslichen Therapie 68
Tab.14: Anzahl ambulanter Kontakte pro Jahr und Patient je Zentrum 71
Tab.15: Anzahl stationärer Behandlungen pro Patient und Patient je Zentrum .. 72
Tab.16: Dauer stationärer Behandlung pro Aufenthalt 72
Tab.17: Beschulung und Schulabschlüsse für die Gesamtstichprobe aufgeteilt nach Altersklassen 75
Tab.18: Familienscore, Beruf und Ausbildung der Patienten ≥ 20 Jahre 77
Tab.19: Sozialrechtliche Anerkennung der CF 81
Tab.20: Untergewicht im Altersvergleich 84
Tab.21: Längen-Soll-Gewicht im Altersvergleich 85
Tab.22: Körperliche Dysproportion im Altersvergleich 86
Tab.23: Komplikationen der CF 87
Tab.24: Unzureichende Compliance und Nationalität 92
Tab.25: Unzureichende Compliance und soziale Lage 93
Tab.26: Psychosoziale Versorgungsformen 96
Tab.27: Faktorenstruktur psychosozialer Versorgungsformen 97
Tab.28: Faktorenstruktur psychosozialer Versorgungsformen nach Zentren 99
Tab.29: Psychosoziale Versorgungsformen nach sozialer Schicht 102

Tab.30: Adressaten in der Versorgung 105
Tab.31: Prozentualer Anteil der Versorgungsleistungen nach Ort der Versorgung 106
Tab.32: Prozentualer Anteil der Versorgungsleistungen nach
Art und Ort der Versorgung 108
Tab.33: Altersspezifischer Anteil der Patienten in der Versorgung 110
Tab.34: Relativer Anteil der Leistungen des psD nach Altersgruppen 110
Tab.35: Versorgungsformen nach Altersgruppen 110
Tab.36: Psychosoziale Versorgung und sozioökonomische Belastungen 113
Tab.37: Psychosoziale Versorgung neudiagnostizierter Patienten 115
Tab.38: Psychosoziale Versorgung und soziale Schicht 116
Tab.39: Psychosoziale Versorgung und Behandlungsbiographie 117
Tab.40: Auslastung des Psychosozialen Dienstes 118
Tab.41: Soziodemographische Merkmale der Stichprobe
(Retrospektive Dokumentation) 120
Tab.42: Behandlungszeiten und -frequenzen für retrospektiv dokumentierte Fälle 121
Tab.43: Aufnahme und Begründung des psychosozialen Versorgungskontaktes .. 122
Tab.44: Personelle Organisation der Versorgung 125
Tab.45: Bewertung psychosozialer Versorgungsformen 126
Tab.46: Die Rolle der Klinik in der Versorgung 127
Tab.47: Konzeptuelle Schwerpunkte der Versorgung 129
Tab.48: Initialer und aktueller Bedarf für psychosoziale Versorgung 133
Tab.49: Schwierigkeiten in der Psychosozialen Versorgung 134
Tab.50: Belastungen durch "Behandlerfehler" 135
Tab.51: Sicherheit der Einschätzung psychosozialer Aspekte
durch die Mitarbeiter 136

Muster einer "Basisdokumentation"

(Die Basisdokumentation ist eine Dokumentationsvorlage, die als Protokollblatt Angaben der Ärzte, der Betroffenen, Angaben aus den Krankenakten (Diagnosezeitpunkt, Anzahl der Behandlungen) und Angaben psychosozialer Mitarbeiter enthält (vgl. "Datenquellen" im Anhang). Der Dokumentationsbogen für Ärzte sowie der an die Eltern verschickte Teil der Basisdokumentation ist direkt im Anschluß an das Muster der Basisdokumentation aufgeführt)

Basisdokumentation

Datum:_____

1. Daten zum Patienten

1.1. Identität

1.1.1.	Codenummer _____	
1.1.2.	Codenummer _____	(PKZ der BMFT-Studie)
1.1.3.	Geburtsdatum des Patienten ____/____	(Monat/ Jahr)
1.1.4.	Geschlecht O weiblich O männlich	
1.1.5.	Nationalität _____	

1.2. Körperlicher Status

1.2.1. Körpergröße in cm _____ :   O annähernd normal (x > 25er P)
O deutlich kleiner (25erP > x > 3erP)
O Körpergröße unterhalb der 3er Perz.

1.2.2. Körpergewicht in cm _____: O annähernd normal (x > 25ER p)
O deutlich untergewichtig (25erP > x > 3erP)
O Körpergewicht unterhalb der 3er Perz.

1.2.3. Erscheint der Patient im Verhältnis von Körpergröße und Körpergewicht annähernd proportional ?   O Ja   O Nein

1.2.4. Pubertätsentwicklung: O annähernd normal
O verzögert
O deutlich verzögert

1.2.5. Zeitpunkt der Diagnosestellung: ___ Monat ___ Jahr

1.2.6. Körperliche Erkrankungen als Folge-/Begleitsymptomatik der CF ?

O Diabetes mellitus   O Asthma-Syndrom   O Leberzirrhose

O Ruhedyspnoe   O Zyanose

O anderes, nämlich _____

1.2.7. Andere, nicht erkennbar mit CF zusammenhängende Krankheiten, Behinderungen oder Auffälligkeiten bekannt?

O unbekannt   O keine Erkrankungen

O ja, nämlich _____

1.2.8. Sozialadministrative Anerkennung der Behinderung? (s. Frage 12 des Elternfragebogens)
O Ja   O Nein

1.2.8.1. Wenn ja, Merkzeichen?   GdB: _____   Merkzeichen H/ G/ aG/ B/ Bl/ RF

1.3. Medizinische Behandlung

1.3.1. Wurde der Patient von einem anderen Zentrum überwiesen oder kommt er von einem anderen Zentrum?   O Ja   O Nein

1.3.1.1. Wenn ja, von welchem? _____ (s. Frage 10)

1.3.2. Seit wann findet die Behandlung des Patienten im hiesigen Zentrum statt?
___/___ (Monat/Jahr)

1.3.3. Entfernung Zentrum - Wohnort des Patienten? ____km (s. Frage 8 des Elternfragebogens)

1.3.4. Durchschnittlicher Zeitaufwand des Patienten für die Anfahrt zum Zentrum?
____Std. ____Min. (s. Frage 9 des Elternfragebogens)

1.3.5. Anzahl ambulanter Behandlungen des Patienten in den letzten 12 Monaten? (Bitte das Datum des *jeweiligen* Kontaktes notieren; die Anzahl ergibt sich dann indirekt aus der Anzahl der aufgeführten Daten)

_____

_____

1.3.6. Wie kommt der Patient in der Regel in die Sprechstunde?
O alleine   O in Begleitung der Eltern   O mit anderen Personen

1.3.7. Anzahl und Dauer der stationären Behandlungen des Patienten in den letzten 12 Monaten? (Bitte das Datum des *jeweiligen* Kontaktes notieren; die anzahl ergibt sich dann indirekt aus der Anzahl der aufgeführten Daten)

_____

_____

1.3.8. Verteilung von Art und Ausmaß der faktischen täglich durchgeführten Behandlungsmaßnahmen? (s. Frage 11 des Elternfragebogens)

Therapiemaßnahme	Zeit	Mutter	Vater	Patient	Andere	Entfällt
Klopfdrainage/ autogene Drainage Bemerkungen:	--	O	O	O	O	O
Sondenernährung Bemerkungen:	--	O	O	O	O	O

Therapiemaßnahme	Zeit	Mutter	Vater	Patient	Andere	Entfällt
Aufwendungen für Diät Bemerkungen:	--	O	O	O	O	O
Inhalation Bemerkungen:	--	O	O	O	O	O
Sauerstoffgabe Bemerkungen:	--	O	O	O	O	O
Sorge für Medikamentengabe Bemerkungen:	--	O	O	O	O	O
Wege für Medikamente (Zeit/Monat) Bemerkungen:	--	O	O	O	O	O

1.3.9. Unternimmt der Patient sportliche Aktivitäten? (s. Frage 7 des Elternfragebogens)
O Ja   O Nein
1.3.9.1. Wenn ja, welche _____

1.3.10. Wird die häusliche Behandlung vom behandelnden Arzt als ausreichend und angemessen angesehen?
Ausreichend/angemessen   1----2----3----4----5   voll unzulänglich

1.4. Aktuelle soziale Situation

1.4.1. Momentane soziale Situation (Kindergarten, Schule, Berufsausbildung, Berufstätigkeit; Angaben bitte aus dem Elternfragebogen übernehmen)

_____

1.4.2. Wovon lebt der Patient? ____ (Chiffrenantwort laut Elternfragebogen Frage 5)
1.4.3. Wie lebt der Patient? ____ (Chiffrenantwort laut Elternfragebogen Frage 6)

2. Angaben zur Familie
2.1. Vater
2.1.1. Nationalität _____ (s. Frage 16 Elternfragebogen)
2.1.2. Verwandtschaftsverhältnis zum Patienten? ____ (Chiffrenantwort laut Elternfragebogen Frage 15)
2.1.3. Alter des Vaters ____ Jahre (s. Frage 17 des Elternfragebogens)
2.1.4. Art der Berufsausbildung? _____
(s. Frage 18 des Elternfragebogens)
2.1.5. Art der Berufstätigkeit? _____
(s. Frage 18 des Elternfragebogens)

2.1.6.	Umfang der Berufstätigkeit (s. Frage 18 des Elternfragebogens)	
	O ganztags O halbtags O stundenweise O arbeitslos	

2.2. Mutter

2.1.1.	Nationalität _____ (s. Frage 14 Elternfragebogen)	
2.1.2.	Verwandtschaftsverhältnis zum Patienten? ____ (Chiffrenantwort laut Elternfragebogen Frage 13)	
2.1.3.	Alter der Mutter ____ Jahre (s. Frage 17 des Elternfragebogens)	
2.1.4.	Art der Berufsausbildung? _____	
	(s. Frage 18 des Elternfragebogens)	
2.1.5.	Art der Berufstätigkeit? _____	
	(s. Frage 18 des Elternfragebogens)	
2.1.6.	Umfang der Berufstätigkeit (s. Frage 18 des Elternfragebogens)	
	O ganztags O halbtags O stundenweise O arbeitslos	

2.3. Geschwisterkinder

2.3.1.	Position des Patienten in der Geschwisterreihe? ____
	(s. Frage 19 des Elternfragebogens)
2.3.2.	Anzahl der Geschwister ____
2.3.3.	Sind Geschwister des Patienten auch an CF erkrankt?
	O unbekannt O ja O nein
2.3.3.1.	Sind Geschwister des Patienten bereits an CF verstorben?
	O unbekannt O ja O nein
2.3.3.2.	Wenn ja, wann? ____ (Todesjahr)
2.3.4.	Sind besondere soziale/ökonomische Belastungen der Familie bekannt, z.B. Verschuldung, andere schwere Erkrankung und/oder Pflegefall in der Familie?
	O unbekannt O ja O nein
2.3.4.1.	Wenn ja, welche _____
2.3.5.	Sind in der Familie psychosomatische oder psychiatrische Erkrankungen bekannt?
	O Ja O Nein
2.3.5.1.	Wenn ja,
	bei wem? welche? seit wann? noch akut?
	1.
	2.
	3.
2.3.6.	Sind außer beim Patienten chronische körperliche Erkrankungen oder Behinderungen bekannt? O Ja O Nein

2.3.6.1. Wenn ja,
    bei wem?   welche?   seit wann?   noch akut?
    1.
    2.
    3.

3. Psychosoziale Betreuung

3.1. Hat seit Beginn des Projekts bis zum jetzigen Dokumentationszeitpunkt (mindestens) ein Kontakt mit dem psychosozialen Dienst stattgefunden?

O Nein   O Ja, nämlich (Mehrfachantworten möglich)

O Kontaktgespräch   O Anamnesegespräch
O Spielangebot   O Diagnostik
O Sozialberatung   O Psychotherapie
O Psychol. Beratung   O Behandlergespräch
O Krisenintervention   O Institutionskontakt

Ärztlicher Dokumentationsbogen [als Teil der Basisdokumentation]

Erläuterung zum Ärztlichen Dokumentationsbogen
Der Ärztliche Dokumentationsbogen dient als Hilfsmittel zur Beschaffung der für die "Basisdokumentation" im BMA-Projekt benötigten Daten.
In vielen Fällen werden Sie, als behandelnder Arzt, am ehesten in der Lage sein, Informationen zum Patienten und seiner Behandlung geben zu können. In einigen Fällen werden *ausschließlich* Sie solche Fragen beantworten können, weshalb Ihre Mitarbeit hier so wichtig ist.
Vorgesehen ist die Verwendung des Bogens im Rahmen ambulanter oder stationärer Visiten, um eine zusätzliche Belastung für Sie infolge der Dokumentationsaufgaben möglichst gering zu halten. Die Fragen sollen erfassen, *was über den Patienten bekannt ist*. Sie sollten sich also durch die Fragen *nicht* gedrängt fühlen, zur vollständigeren Beantwortung gezielt beim Patienten *nachzufragen*.
Die Nummerierung dieses Fragebogens ist identisch mit jener der Basisdokumentation

1.2.1. Körpergröße in cm _____ :
O annähernd normal
(Alle Werte oberhalb der 25er P)
O deutlich kleiner
(Werte im Bereich zwischen 25er P und 3er P)
O Körpergröße unterhalb der 3er Perzentile

1.2.2. Körpergewicht in cm _____ :
O annähernd normal
(Alle Werte oberhalb der 25er P)
O deutlich untergewichtig
(Werte im Bereich zwischen 25er P und 3er P)
O Körpergewicht unterhalb der 3er Perzentile

1.2.3. Erscheint Ihnen der Patient im Verhältnis von Körpergröße und Körpergewicht annähernd proportional ?   O Ja   O Nein

1.2.4. Pubertätsentwicklung:
O annähernd normal (nach klinischem Eindruck)
O verzögert (nach klinischem Eindruck)
O deutlich verzögert (bei Patienten zwischen dem 14. und 16. Lebensjahr, wenn das Stadium I G/B und PH nach TANNER noch nicht überschritten ist. Bei allen älteren Patienten, wenn das Stadium III G/B und PH nach TANNER noch nicht überschritten ist.

1.2.6. Körperliche Erkrankungen als Folge-/Begleitsymptomatik der CF ?

O Diabetes mellitus   O Asthma-Syndrom   O Leberzirrhose

O Ruhedyspnoe   O Zyanose

O anderes, nämlich _____

1.2.7. Sind Ihnen andere, nicht erkennbar mit CF zusammenhängende Krankheiten, Behinderungen oder Auffälligkeiten bekannt?

O unbekannt   O keine Erkrankungen

O ja, nämlich _____

1.3.6. Wie erscheint der Patient in der Regel in Ihrer Sprechstunde?

O alleine   O in Begleitung der Eltern   O mit anderen Personen
(Mehrfachbeantwortung in unentscheidbaren Einzelfällen möglich)

1.3.10.	Schätzen Sie die häusliche Behandlung als ausreichend und angemessen ein? (Gefragt ist hier kein objektives Kriterium für diese Beurteilung, sondern Ihr persönlicher Eindruck, wie er sich als Synthese unterschiedlicher und unterschiedlich verläßlicher auch objektiver Daten als "klinischer Gesamteindruck" ergibt)

Ausreichend/angemessen   1----2----3----4----5   voll unzulänglich

2.3.3.	Sind Geschwister des Patienten auch an CF erkrankt?
	O unbekannt O ja O nein
2.3.3.1.	Sind Geschwister des Patienten bereits an CF verstorben?
	O unbekannt O ja O nein
2.3.3.2.	Wenn ja, wann? _____ (Todesjahr)
2.3.4.	Sind besondere soziale/ökonomische Belastungen der Familie bekannt, z.B. Verschuldung, andere Schwere Erkrankung und/oder Pflegefall in der Familie?
	O unbekannt O ja O nein
2.3.4.1.	Wenn ja, welche _____
2.3.5.	Sind in der Familie psychosomatische oder psychiatrische Erkrankungen bekannt?
	O Ja O Nein
2.3.5.1.	Wenn ja,

bei wem?   welche?   seit wann?   noch akut?

1.

2.

3.

2.3.6.	Sind außer beim Patienten chronische körperliche Erkrankungen oder Behinderungen bekannt? O Ja O Nein
2.3.6.1.	Wenn ja,

bei wem?   welche?   seit wann?   noch akut?

1.

2.

3.

[Elternfragebogen (als Teil der Basisdokumentation)

Psychosoziale Basiserhebung: Daten zur Person und Familie

Datum:_____

Angaben zum Patienten

1 Name des Patienten: _____

2 Geburtsdatum:_____

3 Nationalität:_____

4 Der Patient besucht zur Zeit oder ist zur Zeit

    O den Kindergarten, wenn ja: O Regelkindergarten (01)
                                           O Sonderkindergarten (02)

    O die Schule, wenn ja: O Grundschule (03)
                                           O Sonderschule (04)
                                           O Hauptschule (05)
                                           O Realschule (06)
                                           O Gymnasium (07)
                                           O Integrierte Gesamtschule (08)
                                           O sonstige (09)

    O in Berufsausbildung
        wenn ja, Schulabschluß ist   O kein Abschluß (10)
                                                  O Hauschulabschluß (11)
                                                  O Mittlere Reife (12)
                                                  O Abitur (13)
        wenn ja, welcher Art ist die Berufsausbildung? (Genaue Bezeichnung)

        _____

    O berufstätig
        wenn ja, Schulabschluß ist   O kein Abschluß (10)
                                                 O Hauschulabschluß (11)
                                                  O Mittlere Reife (12)
                                                  O Abitur (13)
        wenn ja, welcher Art ist die Berufsausbildung? (Genaue Bezeichnung)

        _____

        wenn ja, welcher Art ist die Berufstätigkeit? (Genaue Bezeichnung)

        _____

        wenn ja, Berufstätigkeit seit ___(Monat)___(Jahr)

    O arbeitslos, wenn ja seit ___(Monat)___(Jahr)
        wenn arbeitslos, Arbeitslosigkeit infolge der Erkankung?   O Ja (14)   O Nein (15)

    O Sonstiges _____ (16)

5   Wovon lebt der Patient?   O von elterlichem Unterhalt/ bei seinen Eltern (17)
　　　　　　　　　　　　　　O von Rente (18)
　　　　　　　　　　　　　　O von Sozialhilfe (19)
　　　　　　　　　　　　　　O von eigenem Einkommen (20)

6   Wie lebt der Patient?   O in der Familie (21)
　　　　　　　　　　　　　O bei einem Elternteil:
　　　　　　　　　　　　　　O Vater (22)
　　　　　　　　　　　　　　O Mutter (23)
　　　　　　　　　　　　　O selbständig (24)
　　　　　　　　　　　　　O mit einem Lebenspartner (25)
　　　　　　　　　　　　　O in eigener Familie (26)
　　　　　　　　　　　　　O in Institutionen (z.B. Berufsbildungswerk) (27)
　　　　　　　　　　　　　O sonstiges (28)
　　　　　　　　　　　　　　nämlich _____

7   Unternimmt der Patient sportliche Aktivitäten?   O Ja   O Nein
　　Wenn ja, welche? _____

Angaben zur Behandlung

8   Wie groß ist die Entfernung zwischen Wohnort und Behandlungszentrum? ____km
9   Wie hoch ist die durchschnittliche Anfahrtszeit zum Behandlungszentrum? ___Std.___Min.
10 Wurde der Patient vorher von einer anderen CF-Ambulanz betreut?   O Ja   O Nein
　　Wenn ja, in welcher? _____

11 Mit den folgenden Fragen wird danach gefragt, durch wen und in welchem zeitlichen Umfang die jeweils genannten Behandlungsmaßnahmen durchgeführt werden, sofern sie notwendig sind. Es kommt also bei der Beantwrotung darauf an, den *tatsächlichen* Aufwand zu erfassen. Es geht bei dieser Frage *nicht* darum, zu kontrollieren, ob die ärztlichen Empfehlungen ausreichend befolgt werden. Vielmehr bezieht sich die Frage darauf, auf wen und in welchem Ausmaß sich die krankheitsbedingten Belastungen in der Familie verteilen.

a) Wer wendet Zeit auf um die Durchführung der Klopfdrainage/ autogene Drainage sicherzustellen und wieviel Zeit nimmt dies *in der Regel* pro Tag in Anspuch?   Täglich_____Minuten
　　O Mutter   O Vater   O Patient   O andere Personen   O entfällt
　　Anmerkungen: _____

b) Wer kümmert sich um die Sondenernährung (einschließlich Säuberung der Geräte) und wieviel Zeit nimmt dies *in der Regel* pro Tag in Anspruch?   Täglich_____Minuten
　　O Mutter   O Vater   O Patient   O andere Personen   O entfällt
　　Anmerkungen: _____

c) Wer unternimmt besondere Aufwendungen für Ernährung (damit ist z.B. die Vorbereitung für eine besondere Diät gemeint, aber auch z.B. das "gute Zureden" usw.) und wieviel Zeit nimmt dies *in der Regel* pro Tag in Anspuch? Täglich_____Minuten

O Mutter O Vater O Patient O andere Personen O entfällt

Anmerkungen: _____

d) Wer wendet Zeit auf, um die Durchführung der Inhalation (einschließlich der Säuberung der Geräte) sicherzustellen und wieviel Zeit nimmt dies *in der Regel* pro Tag in Anspuch?

Täglich_____Minuten

O Mutter O Vater O Patient O andere Personen O entfällt

Anmerkungen: _____

e) Wer kümmert sich um die Sauerstoffgabe und wieviel Zeit nimmt dies *in der Regel* pro Tag in Anspuch? Täglich_____Minuten

O Mutter O Vater O Patient O andere Personen O entfällt

Anmerkungen: _____

f) Wer kümmert sich darum, daß die richtigen Medikamente jeweils in der richtigen Dosis auch tatsächlich eingenommen werden und wieviel Zeit nimmt dies *in der Regel* pro Tag in Anspuch?

Täglich_____Minuten

O Mutter O Vater O Patient O andere Personen O entfällt

Anmerkungen: _____

g) Wer besorgt die Medikamente und wieviel Zeit nimmt dies *in der Regel pro Monat* in Anspuch?

Täglich_____Minuten

O Mutter O Vater O Patient O andere Personen O entfällt

Anmerkungen: _____

12 Ist die CF als Behinderung durch das zuständige Versorgungsamt anerkannt worden?

O Ja   O Nein

wenn ja, welche Nachteilsausgleiche sind zuerkannt worden?

GdB: _____ % Merkzeichen H/ G/ aG/ B/ Bl/ RF (Zutreffendes bitte ankreuzen)

Angaben zur Familie

13 Die Mutter des Patienten ist die O leibliche Mutter (29)

O Adoptivmutter (30)

O Pflegemutter (31)

O sonstiges (32)

14 Nationalität der Mutter: _____

15 Der Vater des Patienten ist der   O leibliche Vater   (33)
                                          O Adoptivvater   (34)
                                          O Pflegevater   (35)
                                          O sonstiges   (36)

16 Nationalität des Vaters: _____

17 Alter der Eltern?   Mutter: ____ Jahre   Vater: _____ Jahre

18 Im folgenden Teil des Fragebogens wird danach gefragt, welchen Ausbildungsstand und welche Berufstätigkeit die *Eltern* des Patienten haben. Diese Frage hat natürlich keinen unmittelbaren Bezug zu der Erkrankung. Informationen über Art und Umfang von Ausbildung und Beruf sind aber dann sinnvoll und notwendig, wenn man sich ein Bild davon verschaffen will, ob zum Beispiel Familien, in denen beide Eltern erwerbstätig sind, die neuen Versorgungsangebote im gleichen Maße nutzen wie andere, oder ob zum Beispiel der Anteil solcher Mütter CF-kranker Kinder, die eine Berufsausbildung haben, aber nicht erwerbstätig sind, größer ist als sonst bei Frauen mit Kindern üblich, usw.

    Art der Berufsausbildung der Eltern?

        Berufsausbildung der Mutter: _____

        Berufsausbildung des Vaters: _____

Berufstätigkeit *der Mutter*? (Bitte möglichst genaue Bezeichnung des Berufs)

_____

      Ausübung: O ganztags   O halbe Tage   O stundenweise   O arbeitslos

Berufstätigkeit *des Vaters*? (Bitte möglichst genaue Bezeichnung des Berufs)

_____

      Ausübung: O ganztags   O halbe Tage   O stundenweise   O arbeitslos

19 Hat der Patient Geschwister?   O Ja   O Nein
    Wenn ja, wieviele? _____
    Wenn ja, das wievielte Kind ist der Patient? _____

Übersicht über Datenquellen (Informanten für die Basiserhebung)

1. Von den Eltern oder vom Patienten stammen alle Angaben, über die sie am verläßlichsten und genauesten Auskunft geben konnten und nach denen ohne eine Verletzung ihrer Integrität gefragt werden konnte. Die Daten wurden in zwei Zentren (München, Hannover) nahezu ausschließlich postalisch erfragt (Fragebogen), in zwei Zentren (Frankfurt, Essen) zu einem erheblichen Teil anhand des Fragebogens mit den Eltern im direkten Gespräch erfragt.

   Im einzelnen stammen von ihnen Angaben
   - zum Patienten (Alter, Geschlecht, Nationalität, *schulisch-berufliche Situation*[1], *Lebensform, Lebensunterhalt, Behindertenstatus* und Anerkennung von Merkzeichen, Position in der Geschwisterreihe,)
   - zu den Eltern (Alter, Nationalität, Verwandtschaftsverhältnis, Berufsausbildung und Berufstätigkeit)
   - zu den Geschwistern (Anzahl)
   - zur häuslichen Therapie (wer?, was?, wie lange?)
   - zur klinischen Behandlung (*Weg und Zeit zum Zentrum*; frühere medizinische Behandlungen wegen CF)

2. Von den behandelnden Ärzten erfragt wurden Angaben
   - zur allgemeinen körperlichen Entwicklung (Körpergewicht, -länge, -proportion, Pubertätsentwicklung)
   - zu CF-Begleiterkrankungen
   - zu anderen, nicht mit der CF zusammenhängenden Erkrankungen des Patienten (somatische und/oder *psychiatrische Auffälligkeiten*)
   - zur Therapie-Compliance des Patienten/der Familie
   - zu *sozio-ökonomischen Belastungen der Familie* (finanzielle, berufliche Probleme, Eheprobleme usw.)
   - zu Belastungen der Familie durch Vorliegen somatischer oder *psychosomatisch-psychiatrischer* Erkrankungen oder Behinderungen bei einem oder mehreren Angehörigen
   - zu Belastungen der Familie durch zusätzlich erkrankte oder *an CF verstorbene* Geschwister des Patienten

3. Aus den Patientenakten der jeweiligen CF-Ambulanz stammen Angaben
   - zum Zeitpunkt der Diagnosestellung
   - zum Behandlungsbeginn im dokumentierenden Zentrum
   - zur Anzahl stationärer Behandlungen innerhalb von 12 Monaten vor dem Dokumentationszeitpunkt
   - zur jeweiligen Dauer stationärer Aufnahmen
   - zur Anzahl ambulanter Kontakte innerhalb von 12 Monaten vor dem Dokumentationszeitpunkt

4. Von den psychosozialen Mitarbeitern stammen sämtliche Angaben zur psychosozialen Versorgung der Familien

---

[1] Kursiv gesetzte Merkmale bedeuten, daß die jeweiligen Angaben in Einzelfällen durch Angaben der psychosozialen Mitarbeiter ergänzt wurden, sofern sie genauere Angaben machen oder fehlende Angaben ergänzen konnten.

Definitionen und Erläuterungen zu den Signaturen des Screening und der Verlaufsdokumentation

'A' Anamnese Die Anamnese ist wie das Beratungsgespräch vom Kontaktgespräch abgegrenzt und kann sowohl den Beginn eines nachfolgenden Beratungskontaktes, einer Sozialberatung als auch einer Therapie darstellen. Charakteristisch ist die Anerkennung des im weiteren Sinne helfenden Kontaktes durch den Hilfesuchenden und damit die Anerkennung der vom Helfer zu strukturierenden Exploration. Damit sind solche Kontakte aus der Signierung ausgeschlossen, die zwar anamnestisch relevante Informationen enthalten oder erbringen, in denen dies jedoch eher beiläufig im Sinne von nicht-intentional erfolgt.

Der Anwendungsbereich der Kategorie 'A' entspricht dem der Kategorie 'K'.

'B' Psychologisches Beratungsgespräch Vom Kontaktgespräch abzugrenzen ist das Beratungsgespräch durch die größere Bezogenheit des Kontaktes. Das heißt, die in Kontakt Tretenden führen diese Handlung bewußter durch und/oder konzentrieren sich im Gespräch auf einen gemeinsam als relevant anerkannten Focus. Neben dem Kontaktgespräch sind vom Beratungsgespräch auch abzugrenzen alle Gespräche, die in ihrer Entstehung zufällig und ihrem jeweiligen Charakter nach beiläufig gehalten sind, also z.B. Begegnungen auf dem Stationsflur u.ä., denen im atmosphärischen Gesamtzusammenhang zweifellos eine große Bedeutung zukommen kann.

Der Anwendungsbereich der Kategorie 'B' entspricht dem der Kategorie 'K'.

'Bg' Behandlergespräch Als Behandlergespräch werden alle klinikintern mit medizinischen Behandlern geführten Gespräche signiert, die als gezielte und problemorientierte Auseinandersetzung analog der Unterscheidung von 'K' und 'B' erfolgen. Als "Schwellenwert" ist die eingehende, patientorientierte Besprechung anzusehen, die im Kontakt mit dem Patienten dem Beratungsgespräch entspäche, während kurze, wechselseitig informierende Hinweise, wie sie im Kontakt mit Patienten als Kontaktgespräche zu signieren wären, hierzu nicht zählen, selbst wenn ihnen im Gesamtzusammenhang der Behandlung eine große Rolle zukommen kann.
Eine Unterscheidung, von wem die Gespräche ausgehen bzw. wer wen informiert, findet nicht statt.

Die Anwendung der Kategorie 'Bg' umfaßt also die klinikintern in die Behandlung involvierten medizinischen Behandler, wobei nach Ärzten und anderen medizinischen Behandlern unterschieden werden.

'D' Psychologische Diagnostik Als psychologische Diagnostik soll nur die Anwendung testpsychologischer Instrumente und/oder projektiver Verfahren signiert werden. Nicht einbezogen sind demnach alle indirekten Maßnahmen oder Situationen analog zu der Unterscheidung von Anamnese und anamnestisch relevanter Information (s.u. Anamnese).

Die Kategorie 'D' bezieht sich vornehmlich auf den Patienten und/oder nahe Familienangehörige.

'Inst' Institutionskontakt Als Institutionskontakt werden alle Gespräche signiert, in denen der jeweilige psychosoziale Mitarbeiter mit dem Ziel einer besseren Gestaltung der Patientenversorgung (patientorientiert) extern in Kontakt tritt mit: auswärtigen Institutionen, Ärzten, anderen medizinischen Behandlern, anderen professionell mit dem Patienten und/oder der Familie betrauten oder sonst als professionelle Ansprechpartner nutzbaren Personen. Die dabei ausgetauschten Informationen können anamnestisch, diagnostisch oder für den Beratungsprozeß relevant sein, ohne daß dieser inhaltliche Charakter die Signierung beeinflußt.
Diese Kategorie ist demnach parallel zur Kategorie 'Bg' zu verstehen und bezieht sich auf alle externen Kontakte (Versorgungsämter, externe medizinische Behandler, Beratungsstellen u.a.).
Insofern alle hier zu signierenden Kontakte patientenbezogen sind entsprechen sie dem schon unter 'B' und 'Bg' genannten Kriterien und erfüllen damit den dort genannten "Schwellenwert".

Insofern die Kategorie 'Inst' als Anwendungsbereich den Austausch mit Fachleuten in auswärtigen Institutionen impliziert und eine Unterscheidung nach Berufsgruppen unzweckmäßig erscheint, entfällt bei ihr eine entsprechende Kennzeichnung.

'K' Kontaktgespräch Als Kontaktgespräch soll ein Gespräch signiert werden, daß vielleicht beiläufig oder auch gezielt, aber in der Regel auf die Initiave des Mitarbeiters erfolgt und in der Hauptsache dazu dient, sich als psychosozialer Mitarbeiter vorzustellen (Angebot) und zugleich vorsichtig die Notwendigkeit und die Möglichkeit einer psychosozialen Betreuung zu eruieren. Dabei verläuft das Gespräch nicht als gerichtete und planmäßige Exploration, sondern hat eher "informellen" Charakter und einen anerkennenden Grundtenor. Als Kontaktgespräche gelten auch solche Kontakte, in denen zwar für eine bestimmte Problematik eine intensive Betreuung notwendig wäre, aus Rücksicht auf die Widerstände des Betroffenen und/oder auf die Brüchigkeit des Kontaktes aber nur ein loses, den Kontakt aufrechterhaltendes Angebot praktiziert wird. Das Kontaktgespräch ist so mit dem in der psychosomatischen Medizin geläufigen supportiven Kontakt resp. der "supportiven Therapie" verwandt. Als unterer "Schwellenwert", der überschritten sein sollte, damit ein Gespräch als Kontaktgespräch im definierten Sinne signiert werden kann, gilt dessen zeitliche Dauer von wenigstens 10 Minuten.

Der Anwendungsbereich der Kategorie 'K' erstreckt sich nur auf Kontakte mit dem Patienten, dessen Familienangehörigen und anderen Personen, zu denen der Patient eine persönliche Bindung hat.

'Ki' Krisenintervention Als Krisenintervention sind jene i.d.R. psychotherapeutischen Maßnahmen zu signieren, die auf den Patienten und/oder einen Familienangehörigen und/oder eine andere, ihm nahestehende Person bezogen sind, und die anläßlich einer plötzlichen und dramatischen Zuspitzung eines emotionalen oder interpersonellen Konfliktes mit dem Ziel erfolgen, eine unmittelbare Beruhigung und Absicherung in der akuten Krise zu erreichen.

Die Krisenintervention kann auf eigene Initiative des PSD oder im Auftrag Betroffener oder eines medizinischen Behandlers erfolgen.

'SB' Sozialberatung Von der Grundstruktur (Bezogenheit des Kontaktes) mit dem psychologischen Beratungsgespräch vergleichbar, unterscheidet sich die Sozialberatung von der Beratung primär über die inhaltliche Bestimmung des Kontaktes, dessen Hauptanliegen und -inhalt in der Abklärung und Ausarbeitung der sozialrechtlichen und sozialadministrativen Aspekte gelegen ist.

Obgleich im Prinzip auch auf medizinische Behandler u.a. (als Adressaten) beziehbar, berücksichtigt die Kategorie 'SB' den unter 'K' genannten Personenkreis.

'Sp' Spielangebot Die als Spielangebot zu signierenden Kontakte berücksichtigen alle unverbindlichen und auch alle therapieanbahnenden Spielkontakte, die zwar als wichtige Elemente der "Beziehungsarbeit" angesehen werden können, nicht aber spezifische (und spezifisch i.S.v. therapeutisch qualifizierte) Handlungen darstellen oder beinhalten. Das Spielangebot ist demnach als Kategorie mit dem Kontaktgespräch 'K' vergleichbar und gemeinsam mit diesem von spezifischeren Kontakten, z.B. den unter Therapie 'Th' zu signierenden spiel- und gestaltungstherapeutischen Kontakten zu unterscheiden.

Die Kategorie 'Sp' bezieht sich vornehmlich auf den Patienten.

'Th' Therapiesitzung Als Therapiesitzung sind solche Kontakte zu signieren, die verbindlich, d.h. beiderseitig gewollt und anerkannt als helfende Kontakte stattfinden, i.d.R. eine deutliche oder explizite Motivation des Hilfesuchenden beinhalten und erkennen lassen, und die darüber hinaus dem Helfenden ermöglichen und zugestehen, eine ihm angemessene und/oder notwendig erscheinende (therapeutische) Haltung einzunehmen.

Von Beratungen sind Therapiesitzungen zusätzlich über den Gegenstand des Kontaktes abgegrenzt. Die

Therapiesitzung ist expliziter auf eine Veränderung des Erlebens und/oder Verhaltens sowie durchweg stärker auf die (emotionale) Krankheitsverarbeitung bezogen.

Im Unterschied zur Beratung liegt der Focus, sofern ein solcher in Therapiesitzungen existiert, "innerhalb" der Person (resp. ihrer Verhaltensorganisation), was für die Beratung ebenso gelten kann, aber nicht muß.

Analog zur Abgrenzung der Therapiesitzung von der Beratung können das Kontaktgespräch, die Sozialberatung oder das Spielangebot davon unterschieden werden.

Der Anwendungsbereich der Kategorie 'Th' entspricht dem der Kategorie 'D'.

PSYCHOSOZIALER BEHANDLUNGSBERICHT

PKZ:_____

Geb.datum:_____(Monat/Jahr)

Geschlecht: O   männlich   O   weiblich

Betreuungszeitraum: Beginn_____ (Monat/Jahr)   Abschluß_____ (Monat/Jahr)
(Wenn zum Zeitpunkt der Berichterstattung noch Betreuung erfolgt, bitte das "Abschluß"-Feld freilassen. Als *"Abschluß"* zählt hier lediglich das *Ausscheiden* eines Patienten aus der Betreuung durch Tod, durch Umzug oder durch eine explizite Bekundung des Ausscheidens. In allen anderen Fällen wird man auch bei monatelanger Nicht-Inanspruchnahme wohl kaum von einem "Abschluß" der Betreuung sprechen dürfen. Der *Behandlungsbeginn* ist frühestens 1/1988 !)

I. Auftrag und Erstkontakt

[Als Erstkontakt ist in dieser Dokumentation der erste Kontakt, der zwischen den psychosozialen Mitarbeitern und dem Patienten/ der Familie stattgefunden hat, zu verstehen.
Im Prinzip finden nach dem ersten Kontakt mit irgendeinem Mitglied der Familie immer auch *weitere* Erstkontakte statt (die man darüber hinaus auch noch zwischen den einzelnen Behandlern differenzieren könnte). Diese weiteren Erstkontakte lassen sich aus auswertungs-praktischen Gründen nicht berücksichtigen.
Also: Erstkontakt meint den ersten Anknüpfungspunkt zwischen PSD und Familie(nmitglied).]

1. Wer gab den Auftrag für die Kontaktaufnahme bzw. wer befand diese für notwendig ?
   (Wenn die Betreuung faktisch schon vor dem o.g. Zeitraum begonnen hatte, sollte der *damalige* Auftrag benannt werden, sofern dieser in Erfahrung gebracht werden kann)

   O   Überweisung durch **Arzt**
   O   Überweisung durch **andere med. Behandler**
   O   Überweisung durch **anderen PSD**
   O   Überweisung durch **andere**

   O   Anfrage i.S. spontaner Inanspruchnahme seitens **Patient**
   O   Anfrage i.S. spontaner Inanspruchnahme seitens **Familie**
   O   Anfrage i.S. spontaner Inanspruchnahme seitens **Angehöriger**
   O   Anfrage i.S. spontaner Inanspruchnahme seitens **anderer**

   O   **"Aushandeln"** (Kontakt ergab sich i.S.v. "K" oder "Sp" bzw. auf die Initiative des PSD hin)

2. Wie wurde von o.g. Person die Kontaktaufnahme begründet ? (s. Hinweis zu Frage 1)

   O   entfällt, da Kontakt über "Aushandeln" (K,Sp) stattfand
   O   kein umschriebener Anlaß (sondern unspezifische Wahrnehmung "irgendwelcher" Schwierigkeiten bzw.: "Kümmern Sie sich doch mal um...")

   O   spezifische Begründung, nämlich_____

   _____

3. Wer oder was galt zunächst als Problem/Auftrag der psychosozialen Intervention ? ("Indexproblematik/ Indexpatient") (s. Hinweis zu Frage 1)

   O "Routine-Kontakt", keine hervortretende Problematik

   O anderes, nämlich_____

II. Verlaufsbericht

4. Wieviel Kontakte haben insgesamt für den Patienten und/oder dessen Familie stattgefunden ? (ungefähre Anzahl reicht, da genaue Zahl durch evtl. ungenau dokumentierte Kategorien K, Sp, Bg i.d.R. nicht angebbar)

   _____

5. Welche Familienmitglieder wurden im Verlauf der Betreuung erreicht bzw. berücksichtigt ? (Mehrfachbeantwortung möglich)

   O Patient   O Mutter   O Vater

   O Geschwisterkind(er)   O andere (Angehörige)

6. Welche Bereiche/Berufssparten waren in die Betreuung involviert ? (Mehrfachbeantwortung möglich)

   O Heilpädagogik/Musiktherapie
   O Projekt-Kinderkrankenschwester
   O Psychologie und Psychotherapie
   O Sozialarbeit und Sozialpädagogik

7. Welchen Umfang an der Gesamtversorgung nehmen im Behandlungszeitraum die verschiedenen psychosozialen Versorgungsformen ein ?
   (1 = regelmäßig/vorrangig genutzt; 2 = häufig genutzt; 3 = sporadisch/gelegentlich bedeutsam; 4 = selten/ausnahmsweise genutzt; 5 = keine Bedeutung)

Kontaktgespräche	1---2---3---4---5
Spielangebote	1---2---3---4---5
Sozialberatungen	1---2---3---4---5
Beratungsgespräche	1---2---3---4---5
Psychotherapie	1---2---3---4---5
Kriseninterventionen	1---2---3---4---5
Diagnostik/Anamnese	1---2---3---4---5
Institutionenkontakte	1---2---3---4---5
Behandlergespräche	1---2---3---4---5

8. Wie war die Betreuung der Familie/des Patienten *überwiegend* personell organisiert ?

    O   ein Mitarbeiter war der feste Ansprechpartner, andere Mitarbeiter wurden ggf. nur für Einzelfragen hinzugezogen
    O   mehrere Mitarbeiter waren Ansprechnpartner für jeweils verschiedene Familienmitglieder
    O   mehrere Mitarbeiter gleichermaßen für die Familie zuständig

    O   anderes, nämlich_____

9. Wenn es im Rahmen der Betreuung zu intensiveren, *nicht notwendig kontinuierlich* intensiven Kontakten gekommen ist, sei dies im Sinne spielerischer Angebote oder in Gesprächen (Kategorien K, Sp, B, Th, Ki), mit wem war dies der Fall bzw. möglich ?

    (Mehrfachbeantwortung möglich)
    O   kam nicht vor
    O   Patient
    O   Mutter
    O   Vater
    O   gesundes Geschwisterkind

    O   andere Person, nämlich_____

10. War die psychosoziale Versorgung auf das "sozio-ökonomische coping" der Familie bezogen ?
    ("sozio-ökonomisches coping" meint Krankheitsbewältigung im Hinblick auf die Familie als eine ökonomisch-materielle Einheit; gefragt ist hier also danach, ob durch die Versorgung solche Probleme bearbeitet und/oder gelöst wurden, die z.B. den Unterhalt der Familie oder die materielle Grundlage der Familie und ihre ökonomische Sicherung betreffen (z.B. auch die berufliche Situation der Eltern). Es bezieht sich also auf Krankheitsbewältigung durch Auseinandersetzung mit der sozial-ökonomischen Realität.)

    O   diese Aspekte spielten nur eine **untergeordnete** oder gar keine Rolle
    O   diese Aspekte waren **wichtig** innerhalb der Gesamtversorgung
    O   diese Aspekte nahmen einen **erheblichen** oder vordringlichen Raum ein

11. War die psychosoziale Versorgung auf das "psychosoziale coping" der Familie bezogen?
    ("psychosoziales coping" meint hier Bewältigung der Krankheit i.S. von management der CF als *inter*personelles Problem und betrifft z.B. Aspekte der Integration der CF in das Familienleben, Kontakte nach außen usw., wobei Krankheitserleben und -verarbeitung hier *nicht* inbegriffen sind. Es bezieht sich also auf Bewältigung der Krankheit durch Auseinandersetzung mit der sozialen Umwelt.)

    O   diese Aspekte spielten nur eine **untergeordnete** oder gar keine Rolle
    O   diese Aspekte waren **wichtig** innerhalb der Gesamtversorgung
    O   diese Aspekte nahmen einen **erheblichen** oder vordringlichen Raum ein

12. War die psychosoziale Versorgung auf das "psychologische coping" des Patienten und/oder der Familienmitglieder bezogen ?
 ("psychologisches coping" meint hier Krankheitsbewältigung im Sinne der Vertiefung und Bearbeitung von Krankheitserleben, Selbstwahrnehmung und -akzeptanz usw. Es meint also Bewältigung der Krankheit durch Auseinandersetzung mit sich selbst.)

   O   diese Aspekte spielten nur eine **untergeordnete** oder gar keine Rolle
   O   diese Aspekte waren **wichtig** innerhalb der Gesamtversorgung
   O   diese Aspekte nahmen einen **erheblichen** oder vordringlichen Raum ein

13. Mit welcher (welchen) auswärtigen Institution(en) o.ä. wurde im Rahmen der Betreuung Kontakt aufgenommen ? (Mehrfachantworten möglich)

   (a)-----Sozialamt
   (b)-----Jugendamt
   (c)-----Schule/Ausbildungseinrichtungen
   (d)-----Arbeitsamt
   (e)-----Versorgungsamt
   (f)-----Krankenkasse
   (g)-----Kureinrichtungen
   (h)-----beratend-therapeutische Einrichtungen (EB o.ä.)
   (i)-----Hausarzt
   (k)-----niedergelassener Psychotherapeut

   (l)-----andere, nämlich_____

14. War der auswärtige Gesprächspartner *in der Regel*

   O   mit der CF-Problematik **vertraut**
   O   mit der CF-Problematik **nicht vertraut** (und mußte erst detailliert für die Besonderheiten und Erfordernisse sensibilisiert werden)

15. Traten bei der Umsetzung der Ziele in der Kooperation mit auswärtigen Institutionen *Schwierigkeiten* auf, die sich durch diese Institution ergaben ?

   O   nein   O ja, nämlich bei (welcher/welchen) ?

              a   b   c   d   e   f   g   h   i   k   l   (bitte ankreuzen)

16. Welche Rolle spielte die Klinik *überwiegend* in der psychosozialen Versorgung ?

   O   **große Rolle**, da enge Anbindung an Station/Ambulanzarzt durch regelmäßige Anfragen von dort bzw. durch regelmäßige **Rücksprachen**
   O   **nachrangig**, da psychosozialer Kontakt überwiegend vom Betroffenen selbst ausgeht bzw. zwischen PSD und Gesprächspartner vereinbart wird, während die Klinik eher "**nebenher**" läuft
   O   **unwesentlich**, da die Klinik diese psychosoziale Betreuung entweder nicht kennt oder zumindest in diesem Fall nicht nennenswert registriert (da sie selbst in diesem Fall kein Anliegen zur psychosozialen Betreuung hat)

   O   **anderes**, nämlich_____

III. Resultate und Resultatbeurteilungen

17. In welchen der nachfolgend genannten Bereichen/Dimensionen hat ein psychosozialer *Handlungsbedarf* vorgelegen ? (Mehrfachbeantwortung möglich)

    O **soziale Situation** des Patienten und/oder der Familie (Ausbildg., Beruf, materielle und soziale Absicherung etc.)

    O **Krankheitsverständnis** (Wissen über CF bei Patient und/oder Familie)

    O **Krankheitsverarbeitung** (Akzeptanz der CF bei Patient und/oder Familie, behandlungs- und krankheitsbezogene Ängste, NonCompliance, Selbständigkeit des Managements)

    O **persönliche Entwicklung** des Patienten (Selbstakzeptanz, soziale Kontakte und soziale Expansion, Ich-Identität, Sexualität usw.)

    O **familiäre Atmosphäre** (familiäre Beziehungen, persönliche Entwicklung von Familienmitgliedern)

    O **Behandlungsatmosphäre** (Kommunikation mit Behandlern, Kooperationsfähigkeit und -bereitschaft)

    O **anderes,** _____

18. In welchen der nachfolgend genannten Bereichen/Dimensionen haben Veränderungen stattgefunden, *die Sie auf Ihre Bemühungen zurückführen bzw. mit diesen in einen engen Zusammenhang bringen* ? (Mehrfachantworten möglich) (Bitte Stichworte zur Kurz-Charakterisierung)

    O soziale Situation (vgl. Frage 19)

    O Krankheitsverständnis (vgl. Frage 19)

    O Krankheitsverarbeitung (vgl. Frage 19)

    O persönliche Entwicklung (vgl. Frage 19)

    O familiäre Atmosphäre (vgl. Frage 19)

    O Behandlungsatmosphäre (vgl. Frage 19)

    O anderes

19. Worin bestehen/bestanden die hauptsächlichen Schwierigkeiten und Hindernisse bei der Umsetzung betreuungsrelevanter Ziele ? (Mehrfachbeantwortung möglich)

- O keine bedeutsamen Schwierigkeiten
- O mangelnde Kooperation des unmittelbar Betroffenen
- O mangelnde Unterstützung seitens Familie/unmittelbares soziales Umfeld (sog. "social support")
- O eigene Schwierigkeiten, die Probleme des Betroffenen angemessen zu erfassen bzw. erfolgreich damit umzugehen
- O Kooperation und Resonanz auswärtiger Stellen (vgl. Frage 16.2.)
- O Vereitelung kontinuierlicher Arbeit mit dem Patienten/der Familie durch "Zerstückelung" des Kontakts infolge großer Entfernung zwischen Zentrum und Wohnort der Familie (externe Vereitelung ambulanter, nachgehender Versorgung)
- O Kooperation und Resonanz (interner) medizinischer Behandler
- O mangelnde Absprache und Organisation des PSD
- O soziale Realität (z.B. Ausbildungs- und Arbeitsmarkt)

- O anderes,_____

20. Wie beurteilen Sie selbst den *relativen* Erfolg der Versorgungsbemühungen auf *den* Dimensionen, *die* in der Versorgung relevant wurden ?
(1 = gut, 2 = zufriedenstellend, 3 = unzulänglich)

1------2------3------soziale Situation (vgl. Frage 19)

1------2------3------Krankheitsverständnis (vgl. Frage 19)

1------2------3------Krankheitsverarbeitung (vgl. Frage 19)

1------2------3------persönliche Entwicklung vgl. Frage 19)

1------2------3------familiäre Atmosphäre (vgl. Frage 19)

1------2------3------Behandlungsatmosphäre (vgl. Frage 19)

1------2------3------anderes

21. Welche "Behandler-Fehler" sind Ihnen im Rahmen der Betreuung vor allem aufgefallen?
(Zu berücksichtigen sind hier nur solche Verhaltensweisen oder Konstellationen, die nach Ihrem klinischen Eindruck eine effektive Belastung des copings von Patient und/oder Familie darstellten. Individuelle Verhaltensweisen einzelner *medizinischer Behandler* sind hier ebenso wie system(at)ische, institutionelle Aspekte denkbar)
(Mehrfachbeantwortung möglich)

O keine gravierenden Belastungen aufgefallen
O Belastung vor allem durch vorwurfsvolles Reagieren bei NonCompliance oder anderen Behandlungskrisen
O Belastung durch unverständliche oder unzureichende Erklärungen
O Belastung durch Entmündigung/Bevormundung
O Belastung durch "zu wenig Zeit"
O Belastung durch mangelhafte Absprachen und Koordination

O andere Belastungen, nämlich_____

22. Wo sehen Sie jetzt *noch Handlungsbedarf*? (Ist-Zustand des Patienten/der Familie)
(Mehrfachbeantwortung möglich)

O soziale Situation (vgl. Frage 19)
O Krankheitsverständnis (vgl. Frage 19)
O Krankheitsverarbeitung (vgl. Frage 19)
O persönliche Entwicklung (vgl. Frage 19)
O familiäre Atmosphäre (vgl. Frage 19)
O Behandlungsatmosphäre (vgl. Frage 19)
O anderes,_____

23. Welche Probleme wurden von Ihnen ausgespart, obwohl aus Ihrer Sicht deutliche Zeichen dafür bestehen, daß Sie von hoher Relevanz für den Patienten/ die Familie sind ?
(Hierzu kann z.B. gerechnet werden, daß man vermeidet, die Schuld-Thematik anzusprechen, da man sie noch für zu "heikel" bzw. ein Bearbeiten für noch verfrüht erachtet. *Nicht* gemeint sind dagegen solche Themen, die nicht eigentlich ausgespart, sondern lediglich nicht im Kontakt vorgekommen sind und die einen selbst vielleicht bzgl. des Patienten *interessieren*, ohne daß man begründetermaßen davon ausgehen kann, daß diese Themen auch für den Gesprächspartner bedeutsam oder zentral sind !)

O keine Aussparungen

24. Wie werden die sozialrechtlich möglichen Angebote von dem Betroffenen/der Familie genutzt?

O Angebote werden entsprechend dem individuellen/familiären Bedarf genutzt
   (Dies muß nicht bedeuten, daß *alle* möglichen Angebote genutzt werden. Im Kontrast zur nächsten Antwort-Alternative besteht jedoch kein erkennbares Spannungsverhältnis zwischen familiärem/materiellem Bedarf und *anderen* Motiven)
O Angebote werden nicht in vollem Umfang genutzt: es kollidieren sehr deutlich familiär-individueller Bedarf mit anderen wichtigen Motiven (z.B. Stigmatisierung vermeiden)
O Nutzung der Angebote unbekannt

25. Haben Sie sich darum bemüht, daß der Patient/die Familie *vor Ort* (zusätzliche) psychosoziale Hilfen in Anspruch nimmt ?

O nein, nicht erforderlich
O nein, da bislang noch unentschieden bzw. Bedenken, ob dies sinnvoll oder aussichtsreich ist
O ja, mit Erfolg (welche Hilfen ?)_____
O ja, ohne Erfolg (welche Hilfen ?)_____

26. Ist Ihnen bekannt, ob der Patient/die Familie vor oder während der psychosozialen Betreuung aus eigener Initiative (jedenfalls nicht auf Ihre Initiative hin) *andere* psychosoziale Angebote (vor Ort) in Anspruch genommen hat ?

O nicht bekannt
O nein, keine vorherige oder parallele Inanspruchnahme

O ja, nämlich_____

27. Wie sicher bzw. vertraut fühlen Sie sich hinsichtlich Ihrer Einschätzung der nachfolgend genannten Bereiche bzw. wie genau wissen Sie darüber Bescheid ? (Anzukreuzen ist jeweils der "beste" Wert, den einer der in der Betreuung beteiligten Mitarbeiter bzgl. der jeweiligen Fragestellung angeben kann. Es müssen *alle* Items eingeschätzt werden !)

sicher 1---2---3---4---5 unsicher

1. Soziale Situation des Patienten   1---2---3---4---5

2. Krankheitswissen des Patienten   1---2---3---4---5

3. Umgang des Patienten mit Prognose
   und Progression der Krankheit   1---2---3---4---5

4. Verhältnis des Patienten zum
   eigenen Körper   1---2---3---4---5

5. Verhältnis des Patienten zur eigenen
   Sexualität (beantworten bei Patienten *ab
   dem 14.* Lebensjahr)   1---2---3---4---5

6. Familiäres Management der CF (wer
   kümmert sich ?; welche Aufgabenverteilung ?; welche Probleme ?)   1---2---3---4---5

7. Familiäre Situation (Familienklima und
   familiäre Probleme; Stellung des
   Patienten innerhalb der Familie)   1---2---3---4---5

8. Situation der Geschwister (emotionale
   Belastungen, Entwicklungsproblematik)   1---2---3---4---5

9. Erfahrungen und Umgang der Eltern mit
   der Diagnosestellung (Diagnose-Schock,
   prädiagnostische Unruhe,Trauer usw.)   1---2---3---4---5

(eventuelle Anmerkungen zum Behandlungsbericht bitte auf der Rückseite notieren)

STUDIEN ZUR JUGEND- UND FAMILIENFORSCHUNG

Herausgegeben von Prof. Dr. Franz Petermann

Band 1 Planungsgruppe Petra.: Analyse von Leistungsfeldern der Heimerziehung. Ein empirischer Beitrag zum Problem der Indikation. 3. Aufl. 1991.

Band 2 Ulrike Petermann: Sozialverhalten bei Grundschülern und Jugendlichen. 2., durchges. Aufl. 1992.

Band 3 Franz Petermann, Meinolf Noeker, Frank Bochmann, Udo Bode: Beratung von Familien mit krebskranken Kindern: Konzeption und empirische Ergebnisse. 2., überarb. Auflage. 1990.

Band 4 Thomas Steinke: Stationäres Training mit aggressiven Kindern. Die Implementation eines verhaltenstheoretisch orientierten Behandlungsprogramms in stationäre psychosoziale Organisationen. 1990.

Band 5 Thomas Brüninghaus: Psychiatriegemeinde. Soziale Netzwerke, Beziehungen, Kontakte ehemaliger Psychiatriepatienten. 1990.

Band 6 Hermann Wilmert: Autistische Störungen. Aspekte der kognitiven Entwicklung autistischer Kinder. 1991.

Band 7 Meinolf Noeker: Subjektive Beschwerden und Belastungen bei Asthma bronchiale im Kindes- und Jugendalter. 1991.

Band 8 Forschungsgruppe Jugendhilfe Klein-Zimmern: Familiengruppen in der Heimerziehung. Eine empirische Studie zur Entwicklung und Differenzierung von Betreuungsmodellen. 2., durchgeseh. Auflage. 1992.

Band 9 Birgit Renate Greger: Intergenerative Gruppenarbeit mit alten Menschen und Kindern. 1992.

Band 10 Frank Bochmann: Subjektive Beschwerden und Belastungen bei Neurodermitis im Kindes- und Jugendalter. 1992.

Band 11 Planungsgruppe PETRA: Bestand, Entwicklung und Leistungsmöglichkeiten von Tagesgruppen. 1992.

Band 12 Gerald Ullrich: Psychosoziale Versorgung bei Mukoviszidose. Ergebnisse einer multizentrischen Studie. 1993.